ひと目でわかる方剤学

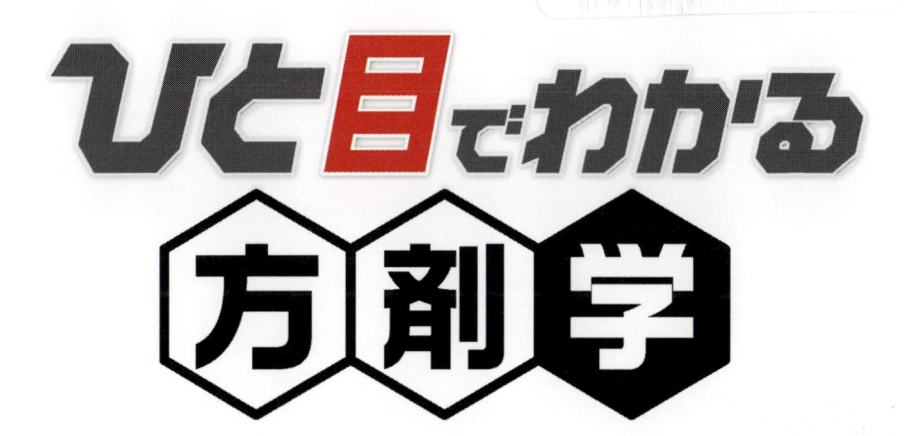

森 由雄 著

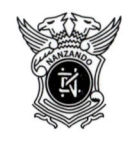

南山堂

序

　漢方の魅力に取りつかれて，循環器内科医から漢方医に「転身」した．独学で漢方を勉強した時期から師匠に付いて修行した時代に，さまざまな漢方の書籍を学んだ．「どのように診断し，どのように方剤を選択し，どのように治療するか」ということが，臨床医としては常に頭を悩ませてきた事柄である．内科医として患者を診療する時，ハリソン内科書を読み，常に病態生理を考え治療に臨んできた．漢方診療を行う時も，このようなスタイルを維持し，漢方的な病態生理を考慮して診断を下し治療するよう心がけてきた．ここでの漢方的病態生理とは，傷寒論の六病位の理論であり，金匱要略や気血水の理論などである．漢方の講演や講義において，漢方治療や方剤の理解のために，可能な限りこのような漢方的病態生理に基づいた説明をしてきた．本書は，講演原稿や自身の勉強用にまとめたノートを基にして執筆した．多くの方剤学の名著がある中で，「屋上屋を架す」ことになるかもしれないが，「方剤の意味」や「方剤のウエイト」を理解していただくように，漢方的病態生理を意識して著したものである．「方剤のウエイト」とは，方剤の中には，たいへん重要な基本方剤と基本方剤から派生した重要性の低い方剤があり，方剤の重要性が異なるわけである．本書では，この処方の「重み」を意識して記載した．また，図は，一見して漢方的病態生理や「方剤の意味」が理解できるように心がけた．すでにある多くの方剤学の名著に並ぶことは到底できないが，今までと少し異なる切り口で方剤を解説しようと試みたものである．本書が漢方初学者の方のお役に立てば望外の幸せである．

　なお，今日まで漢方の道を導いて下さいました，山田光胤先生，寺師睦宗先生，丁 宗鐵先生に深く感謝申し上げます．

2014年5月

森　由雄

目　次

総　論
1. 方剤の分類 …………………………… 2
2. 治療法について …………………… 3
3. 『傷寒論』六病位 ………………… 4
4. 気，血，水 ………………………… 6
5. 君臣佐使 …………………………… 8
6. 剤形 ………………………………… 8

各　論
1. **表　剤** ……………………………… 11
   - 麻黄湯 …………………………… 14
   - 葛根湯 …………………………… 16
   - 小青竜湯 ………………………… 18
   - 桂枝湯 …………………………… 20
   - 麻黄附子細辛湯 ………………… 22
   - 麻杏甘石湯 ……………………… 24
   - 大青竜湯 ………………………… 26
   - 桂麻各半湯 ……………………… 28
   - 香蘇散 …………………………… 29
   - 葛根湯加川芎辛夷 ……………… 30
   - 桂枝加葛根湯 …………………… 31
   - 参蘇飲 …………………………… 32
   - 升麻葛根湯 ……………………… 32
   - 川芎茶調散 ……………………… 33
   - 五虎湯 …………………………… 34

2. **和　剤** ……………………………… 37
   - 小柴胡湯 ………………………… 40
   - 柴胡桂枝湯 ……………………… 42
   - 柴胡桂枝乾姜湯 ………………… 44
   - 大柴胡湯 ………………………… 46
   - 半夏瀉心湯 ……………………… 48
   - 黄連湯 …………………………… 50
   - 芍薬甘草湯 ……………………… 52
   - 小柴胡湯加桔梗石膏 …………… 54
   - 柴朴湯 …………………………… 54
   - 柴陥湯 …………………………… 55
   - 柴苓湯 …………………………… 55
   - 竹筎温胆湯 ……………………… 56
   - 神秘湯 …………………………… 57

3. **下　剤** ……………………………… 59
   - 大黄甘草湯 ……………………… 62
   - 調胃承気湯 ……………………… 64
   - 大承気湯 ………………………… 66
   - 麻子仁丸 ………………………… 68
   - 桂枝加芍薬大黄湯 ……………… 70
   - 潤腸湯 …………………………… 72
   - 防風通聖散 ……………………… 72

4. **涼　剤** ……………………………… 75
   - 黄連解毒湯 ……………………… 78
   - 辛夷清肺湯 ……………………… 80

- 桔梗湯 ……………………… 82
- 黄芩湯 ……………………… 84
- 白虎加人参湯 ……………… 86
- 猪苓湯 ……………………… 88
- 茵蔯蒿湯 …………………… 90
- 十味敗毒湯 ………………… 92
- 清上防風湯 ………………… 94
- 消風散 ……………………… 96
- 三黄瀉心湯 ………………… 98
- 温清飲 ……………………… 99
- 清肺湯 ……………………… 100
- 荊芥連翹湯 ………………… 102
- 清心蓮子飲 ………………… 103
- 五淋散 ……………………… 105
- 猪苓湯合四物湯 …………… 106
- 三物黄芩湯 ………………… 107
- 竜胆瀉肝湯 ………………… 108
- 柴胡清肝湯 ………………… 110
- 治頭瘡一方 ………………… 111

5 温剤 ………………………… 113
- 桂枝加芍薬湯 ……………… 116
- 小建中湯 …………………… 118
- 大建中湯 …………………… 120
- 人参湯 ……………………… 122
- 当帰四逆加呉茱萸生姜湯 … 124
- 呉茱萸湯 …………………… 126

- 八味地黄丸 ………………… 128
- 真武湯 ……………………… 130
- 当帰建中湯 ………………… 132
- 黄耆建中湯 ………………… 133
- 当帰湯 ……………………… 135
- 安中散 ……………………… 136
- 温経湯 ……………………… 137
- 五積散 ……………………… 139
- 桂枝人参湯 ………………… 141
- 牛車腎気丸 ………………… 142

6 気剤 ………………………… 145

補気剤
- 四君子湯 …………………… 148
- 六君子湯 …………………… 150
- 補中益気湯 ………………… 152
- 清暑益気湯 ………………… 155
- 啓脾湯 ……………………… 155

理気剤
- 半夏厚朴湯 ………………… 158
- 四逆散 ……………………… 160
- 抑肝散 ……………………… 162
- 加味逍遙散 ………………… 164
- 抑肝散加陳皮半夏 ………… 166
- 女神散 ……………………… 166
- 釣藤散 ……………………… 167

安神剤
- 酸棗仁湯 …………………… 168
- 甘麦大棗湯 ………………… 170
- 桂枝加竜骨牡蛎湯 ………… 172
- 柴胡加竜骨牡蛎湯 ………… 174

気血双補剤
- 炙甘草湯 …………………… 176
- 十全大補湯 ………………… 178
- 人参養栄湯 ………………… 180
- 帰脾湯 ……………………… 181
- 加味帰脾湯 ………………… 181

7 血 剤 …………………… 183

補血剤
- 芎帰膠艾湯 ………………… 186
- 四物湯 ……………………… 188
- 当帰飲子 …………………… 190
- 七物降下湯 ………………… 190

駆瘀血剤
- 当帰芍薬散 ………………… 192
- 桃核承気湯 ………………… 194
- 桂枝茯苓丸 ………………… 196
- 治打撲一方 ………………… 198
- 通導散 ……………………… 198
- 疎経活血湯 ………………… 199

8 水 剤 …………………… 201

治痰飲剤
- 五苓散 ……………………… 206
- 木防已湯 …………………… 208
- 越婢加朮湯 ………………… 210
- 桂枝加朮附湯 ……………… 212
- 苓姜朮甘湯 ………………… 214
- 苓桂朮甘湯 ………………… 216
- 小半夏加茯苓湯 …………… 218
- 二陳湯 ……………………… 220
- 半夏白朮天麻湯 …………… 222
- 茵陳五苓散 ………………… 224
- 平胃散 ……………………… 225
- 茯苓飲 ……………………… 226
- 胃苓湯 ……………………… 227
- 苓甘姜味辛夏仁湯 ………… 228

治関節剤
- 桂枝芍薬知母湯 …………… 230
- 薏苡仁湯 …………………… 232
- 防已黄耆湯 ………………… 234
- 二朮湯 ……………………… 236
- 麻杏薏甘湯 ………………… 237
- 大防風湯 …………………… 238

滋陰剤
- 六味丸 ……………………… 240
- 麦門冬湯 …………………… 242

- 滋陰降火湯 …………… 244
- 滋陰至宝湯 …………… 245

9 皮膚外科剤 ………………………
- 大黄牡丹皮湯 ………… 248
- 排膿散及湯 …………… 250
- 乙字湯 ………………… 252
- 立効散 ………………… 254
- 桂枝加黄耆湯 ………… 256

コラム
- 印象に残る治験例 …………… 157

用語解説 ……………………… 258
参考文献 ……………………… 262
漢方方剤索引 ………………… 263

凡 例

それぞれの方剤については，〔方意〕，〔構成〕，〔分析〕，〔薬方の由来〕，〔症状〕，〔古典〕，〔口訣〕，〔解説〕の順に方剤の解説を行い，〔分析〕では，構成生薬の君，臣，佐，使を明らかにし，薬能について，神農本草経（神農と略す）と，名医別録（別録）を基本として，一本堂薬選（薬選），本草備要（備要），珍珠嚢（珍珠嚢），本草綱目（綱目）などから引用した．〔古典〕，〔口訣〕で，漢文は，筆者が訳出し，難解なものは，現代的な表現に改めた．

総論

方剤の分類

『傷寒論』の成立した漢の時代から，今日まで，数多くの方剤が存在する．どのように，この多数の方剤を分類し理解するかについて，さまざまな方剤の教科書が作られてきた．金の時代，成無己は『傷寒明理方論』を著し，桂枝湯から抵当湯までの，『傷寒論』の20の方剤を分析し君臣佐使を明らかにした．その後，許宏著『金鏡内台方議』，明代の呉崑著『医方考』，清代の汪昂著『医方集解』，羅美著『古今名医方論』，張秉成著『成方便読』などの方剤の専門書が著された．

方剤の分類は，治療法と密接な関係がある．現代の方剤の教科書は，分類が複雑であり，数が多過ぎるという印象がある．程鐘齢の『医学心悟』の八法（汗，吐，下，和，清，温，消，補）は簡素であるが，実際に使用する場合には不便である．そこで，本書では日本の実情を考慮して，簡素な分類を目指し，『傷寒論』の治療法と気血水理論を基本にして分類することにした．実際には，表剤，和剤，下剤，涼剤，温剤，気剤，血剤，水剤，皮膚外科剤とした．

以下，分類の説明を述べる．

① **表剤**：体表に病邪が存在する時，発汗させることにより病邪を体外に排除させる方剤である．
② **和剤**：半表半裏にある病邪を取り除く方剤である．和解剤と同じ意味であり，少陽病（傷寒論）の治療法である．
③ **下剤**：大便を排出することにより，大便とともに病邪を体外に排除させる方剤である．
④ **涼剤**：体を冷やす薬を用いて，体内の熱の病邪を除く方剤である．
⑤ **温剤**：体を温める薬を用いて，体内の寒の病邪を除く方剤である．
⑥ **気剤**：気に関係する病気（気虚，気滞，気の上衝，気血両虚）を治療する方剤である．補気剤，理気剤，安神剤，気血双補剤などに細分される．
⑦ **血剤**：血に関する病気（血虚，瘀血）を治療する方剤である．補血剤，駆瘀血剤などに細分される．
⑧ **水剤**：水に関する病気（水毒，痰飲，津液の欠乏）を治療する方剤である．利水剤，治痰飲剤，治関節剤，滋陰剤などに細分される．
⑨ **皮膚外科剤**：皮膚病，外科疾患に用いる方剤である．

治療法について

　漢方における治療の要点は，体内にある病邪をどのように排除するかということである．清代の程鐘齢は『医学心悟』の中で，8つの治療法について述べている．8つの治療法は，八法と言われ，汗法，吐法，下法，和法，清法，温法，消法，補法である．八法は，たいへん有益なものであり，本書では，基本的に八法の考えを応用しているので，八法について概略を簡単に紹介する．

1 汗法

　汗法とは，皮膚にある汗腺を開いて発汗させることにより，汗とともに病邪を体外に排出して取り除く治療法である．『素問・陰陽応象大論』に「其の皮に在る者は，汗して之を発す」とあり，病邪が皮膚に存在する時は，発汗させて病邪を体外へ出す，という意味である．これは汗法の治療の原則を述べたものである．例えば，感冒やインフルエンザの初期において，発熱，頭痛，悪寒，無汗，脈浮緊がある時には，太陽病の実証と診断することができる．病邪は体表に存在するので，麻黄湯で発汗させて汗とともに病邪を体外に排出して治癒へと導くのである．

2 吐法

　吐法とは嘔吐の作用を持つ薬を用いて，病人に嘔吐させ，病邪を除く治療法である．この場合，病邪が横隔膜より上にあって，胃や胸部にあることが重要な条件となる．実際は，胃に食べた物が停まって病気を引き起こしている場合や，胸中に痰飲が存在して病気を引き起こしている場合などに，吐法の適応となるが，現在は，ほとんど行われていない．漢方のエキス製剤も存在しないので，治療法の紹介にとどめる．

3 下法

　下法は瀉下作用を有する薬によって，大便を出させ，大便とともに病邪や身体にとって有害なものを排出させる治療法である．瀉下薬には，大黄，アロエ，センナ，麻子仁，乾燥硫酸ナトリウム（硫酸マグネシウム）などがある．

4 和法

　和法は，発汗や嘔吐，瀉下などの方法では邪気を除くことができず，和法という治療法によって邪気を除くのである．和は，調和という意味を持ち，少陽病の半表半裏の邪を治療したり，脾胃を調和する治療法を含んでいる．

5 清法

清法とは熱邪を冷まして除く治療方法である．『素問・至真要大論』には，「熱を治すは，寒を以ってす」とあり，これは，熱病を治するには寒の性質の薬で治療するという意味である．

6 温法

温法は，寒の邪気を温めて除く治療方法である．『素問・至真要大論』には，「寒はこれを熱す」とあり，寒の病気を治するには熱の性質を持つ薬で治療する，という意味である．

7 消法

消法とは，邪気により，膿瘍や塊となった病変を，消散する治療法である．虫垂炎などの治療に応用される．

8 補法

補法は，気血や，臓腑の虚状を補う薬を用いて治療する方法である．『素問・三部九候論』に「虚すればこれを補う」とあり，虚証の病気は補う薬で治療できる，という意味である．

『傷寒論』六病位

『傷寒論』は，後漢の時代，急性熱性病の治療書として張仲景によって著された．『傷寒論』では，急性熱性病（傷寒病）の病気の進行に伴って現れる病期（病位，病気の段階）を太陽病から厥陰病（太陽病，陽明病，少陽病，太陰病，少陰病，厥陰病）まで6の病期（段階）に分類しそれぞれの病位の症状と治療法を述べ，治療を施した場合の変化とその対処法について詳細に説明がなされている．はじめの太陽病，陽明病，少陽病は，陽の病期であり，太陰病，少陰病，厥陰病は陰の病期である．陽の病期では，外からの邪気が体内に侵入し，生体の抵抗力（免疫力）と盛んに戦って，活発な発熱の反応を引き起こしている．太陰病，少陰病，厥陰病などの陰の病期では，生体の抵抗力（免疫力）が低下し，身体が弱ってきて（虚証）下痢や腹痛，冷えなどの症状が出現する（表1）．

6つの「病位」は，具体的にどのようなものかは，『傷寒論』の太陽病篇，陽明病篇，少陽病篇，太陰病篇，少陰病篇，厥陰病篇の冒頭に定義されている．

太陽病とは，「太陽の病は，脈浮，頭項強痛して悪寒する病気である」．太陽病は，病気を引き起こす邪が身体の表面（表）にあり，発汗させて邪を汗とともに

表1 六病位の症状

太陽病	脈が浮で頭や後頸部が強ばって痛みを伴い，悪寒がある
陽明病	胃家実（便秘）
少陽病	口苦，咽乾，眩暈
太陰病	腹が張って嘔吐し，食べ物が咽を通過せず，下痢，腹痛がある
少陰病	脈微細，ただ寝ていたい
厥陰病	口渇，胸中が熱い，飢えているのに食べたくない，蚘虫を吐く，下痢

身体の外へ排除してしまう治療法（発汗法）を行う．

　陽明病は，「陽明病は，便秘して，体内に実邪がある病気である」とある．陽明病は，病気の原因である邪が身体の内部（裏）にあり，発熱や便秘があるので下剤を用いて，邪を大便とともに身体の外へ排除する治療法（瀉下法）を行う．

　少陽病は，「少陽病は，口が苦くなったり，咽が乾いたり，眩暈がする病気である」とある．少陽病は，病気の原因である邪が身体の表面（表）と身体の内部（裏）の間（半表半裏）にあり，柴胡剤（小柴胡湯など）によって半表半裏にある邪を取り除く治療法（和法）を行う．

　太陰病は「太陰病は，腹が張って嘔吐し，食べ物が咽を通過せず，下痢がひどくて，時々腹痛があり，下剤で下せば，必ず胸の下（心窩部）が硬くなる」とある．太陰病は，身体の内部（裏）の胃腸が弱って（虚）冷えて（寒）嘔吐，下痢，腹満の症状が起こるので，小建中湯などで胃腸（裏）を温め補う治療（温補法）を行う．

　少陰病は，「少陰病は，脈が微細で，ただ寝ていたい」とある．少陰病も，身体の内部（裏）の胃腸が弱って（虚）冷えて（寒）下痢の症状が起こるので，真武湯などで胃腸（裏）を温め補う治療（温補法）を行う．

　厥陰病は，「厥陰病は，口渇がひどく，気が上って心を突き上げて，胸の中が熱く耐えられない，飢えているのに食べたくない，食べるとすぐに回虫を吐き，下剤を与えれば下痢が止まらない」とある．厥陰病は，陰証の極致で，最も寒が強く重篤な状態である．厥陰病の治療も身体の内部（裏）が弱って（虚）冷えて（寒）いるので，烏梅丸や当帰四逆加呉茱萸生姜湯などで身体の内部（裏）を温め補う治療（温補法）を行う．

気, 血, 水

　漢方医学の世界では，病気の成り立ちを説明する概念として，気，血，水という独特の尺度を考えて病気のメカニズムを説明している（表2）．気，血，水の3つの言葉は漢方医学において，病気の原因を考える上で重要な考え方である．古代人は，気や血や水が人の体内をめぐっていると考えて，気，血，水の流れが調和が取れていれば健康と考え，気，血，水の流れが乱れると病気になると考えていた（表3）．

1 気

　気とは，形がなくて働きのあるものである．気とは生きていくパワー，活力である．

a 気虚

　気虚とはこの「生きる活力が少なくなる状態」のことで，元気のない状態である．症状としては，疲れやすい，言葉に力がない，脈にも力がないという状態がある．気虚の時には，朝鮮人参を主薬とする補気の効能を有する四君子湯や補中益気湯などが治療に用いられる．慢性胃炎などが気虚に相当する病気である．

b 気滞

　気滞とは気のめぐりが悪くなった状態である．気が咽のあたりに停滞して，咽が詰まっている感じがすることがある．また，あぶった肉片が咽につかえている感じとも表現される．紫蘇葉や厚朴は気のめぐりを改善する作用があり，これらの生薬の配剤された半夏厚朴湯や香蘇散などが治療に用いられる．現代医学的には，うつ病，神経症に相当する状態であると言える．

c 気の上衝

　気の上衝とは，気のめぐりが障害されて，気が上に衝き上がって，のぼせ，ほてりの症状が起きてくることを言う．桂皮の配剤された桂枝加桂湯や苓桂甘棗湯が用いられる．

2 血

　血とは西洋医学的でいう血液とほぼ同じと考えてよい．血の病態には瘀血と血虚がある．

a 瘀血

　瘀血とは，血液の循環障害と類似した病態である．全身を正常にめぐるべき血液が局所にうっ滞して病的な状態になるという概念である．

表2 気, 血, 水とは

気	形がなくて働きのあるもの. 生きる活力
血	血液とほぼ同じ
水	血液以外の体液のこと

表3 気, 血, 水の病態

気虚	「生きる活力が少なくなる状態」のこと
気滞	気のめぐりが悪くなった状態
気の上衝	気が上に衝き上がること
瘀血	血液の循環障害, 血液の局所のうっ滞
血虚	血が足りなくなった病態
水毒	病的な体液偏在によるもの

　瘀血の症状としては, 口渇, 下腹部痛, 肌荒れ, 皮膚のしみ, 月経異常などがある. 現代医学的には, 血管の閉塞性病変である脳梗塞や心筋梗塞は瘀血の一種と考えられ, また, 打撲, 外傷, 皮下出血, 腫瘍, 脂質異常症, 子宮内膜症, 子宮筋腫などの疾患が瘀血に関係があると考えられている. 瘀血を治療する薬は駆瘀血剤と呼ばれ, 当帰芍薬散, 桂枝茯苓丸, 桃核承気湯などがある.

b 血虚

　血虚とは, 出血や血の生成障害により血が足りなくなった病態であり, 眩暈や顔面蒼白などの症状がある. 四物湯が血虚の治療には用いられる.

3 水

　水とは漢方医学では血液以外の体液のことを言い, 水の異常の病態を水毒または痰飲と言う. 水毒は, 病的な体液（血液以外の）偏在によるものである. 具体的な病態としては, 浮腫, うっ血性心不全, 胃下垂, 腎炎, 胸膜炎などがある. 代表的な処方としては, 五苓散や越婢加朮湯がある.

君臣佐使

　方剤の組成は，君臣佐使という一定の枠組みにおいてなされる．君臣佐使については，『素問』や『神農本草経』にその記載がみられるが，明代の『医学管見』では，君臣佐使について次のように明確に説明している．「病を治するものは君であり，君を助けるものは臣であり，君と相反するか，相助けるのは佐である．薬を病変部に導くのは使である」と．

　君臣佐使により，方剤の中での生薬の役割を定めている．方剤の中で何が最も治療する上で重要なものか（君薬），君薬を補助する生薬はどれか（臣薬），君臣薬をさらに補助するのはどれか（佐薬），また，君臣薬の激しい作用を緩和するのはどれか（佐薬），薬を病変部位に導く薬はどれか（使薬），諸薬を調和させるのはどれか（使薬）などである．

剤形

　剤形について，湯剤，散剤，丸剤などが日本では広く使用されている．

1 湯剤

　薬物の配合された方剤に水を加えて，薬を水に煮出して湯液としこれを服用するのを湯剤と言う．葛根湯，麻黄湯などである．湯剤は吸収がよく，作用も速い．通常の病気の治療にまず用いられる．

2 散剤

　生薬を末にして混合したものである．内服の散剤は，すぐに服用することができて，携帯に便利である．外用の散剤は，患部に直接散布したり，鼻の中に吹きつけたりする．五苓散などがある．

3 丸剤

　丸剤は，生薬を粉末にし，水，蜂蜜，米や麦の糊で混ぜて丸を作り，長期の服用を目的とする．緩やかな効果を期待する．吸収が緩やかで，服用，携帯に便利である．八味地黄丸，麻子仁丸などがある．

各論

1 表剤

　表剤とは，病邪が表（体表）にある時に用い，発汗させることにより，汗とともに病邪を体外に排出して取り除く方剤である．『傷寒論』の太陽病を治療する方剤である．『素問・陰陽応象大論』に「其の皮に在る者は，汗して之を発す」とあり，病邪が皮膚に存在する時は発汗させて病邪を体外へ出す，という意味である．これは汗法の治療の原則を述べたものである．例えば，感冒やインフルエンザの初期において，発熱，頭痛，悪寒，無汗，脈浮緊がある時には，太陽病の実証と診断することができる．病邪は体表に存在するので，麻黄湯で発汗させて汗とともに病邪を体外に排出して治癒へと導くのである．

　表剤には，麻黄湯，葛根湯，小青竜湯，桂枝湯，桂麻各半湯，香蘇散，麻黄附子細辛湯，葛根湯加川芎辛夷，桂枝加葛根湯，参蘇飲，升麻葛根湯，川芎茶調散，麻杏甘石湯，五虎湯，大青竜湯などがある．次のような，〔主要方剤〕と〔副方剤〕に分ける．〔主要方剤〕は，重要な方剤であり，〔副方剤〕は，〔主要方剤〕から派生した方剤，重要性のやや低い方剤である．

主要方剤	麻黄湯，葛根湯，小青竜湯，桂枝湯，麻黄附子細辛湯，麻杏甘石湯，大青竜湯
副方剤	桂麻各半湯，香蘇散，葛根湯加川芎辛夷，桂枝加葛根湯，参蘇飲，升麻葛根湯，川芎茶調散，五虎湯

● **主要方剤の関連図** ●

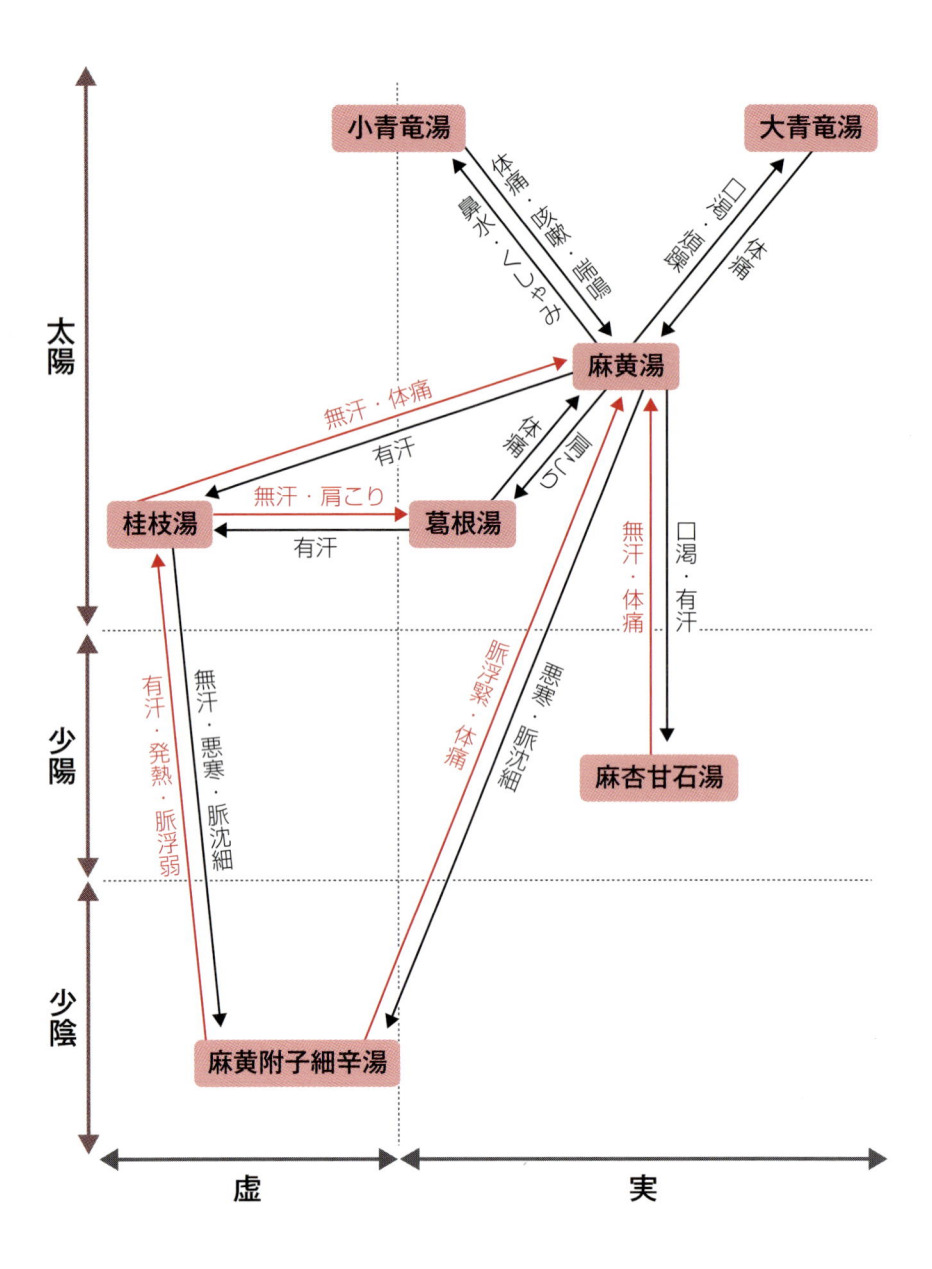

太陽

小青竜湯 ← 体痛・咳嗽・喘鳴・鼻水・くしゃみ → 麻黄湯 ← 煩躁・口渇・体痛 → 大青竜湯

桂枝湯 ← 無汗・体痛 / 有汗 → 麻黄湯
桂枝湯 ← 無汗・肩こり / 有汗 → 葛根湯 → 体痛 → 麻黄湯

麻黄湯 ← 無汗・体痛 / 口渇・有汗 → 麻杏甘石湯

少陽

桂枝湯 ↓ 無汗・悪寒・脈沈細 / 有汗・発熱・脈浮弱 ↕ 麻黄湯 ↕ 脈浮緊・体痛 / 悪寒・脈沈細

少陰

麻黄附子細辛湯

虚 —— 実

1 表剤

● 副方剤の関連図 ●

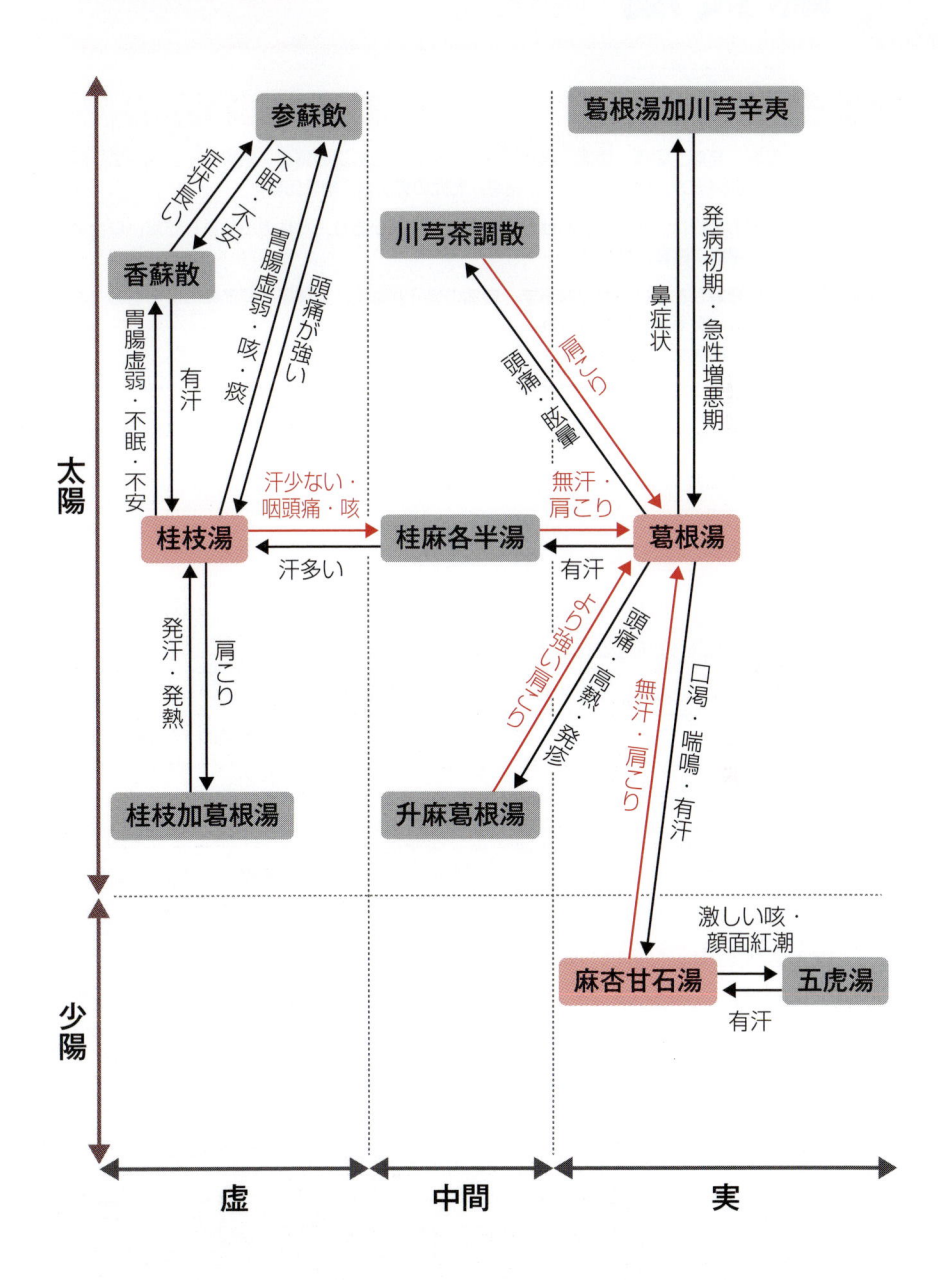

太陽

- 参蘇飲
- 香蘇散
- 川芎茶調散
- 葛根湯加川芎辛夷
- 桂枝湯
- 桂麻各半湯
- 葛根湯
- 桂枝加葛根湯
- 升麻葛根湯

少陽

- 麻杏甘石湯 ⇔ 五虎湯

虚 — 中間 — 実

関連ラベル：
- 症状長い
- 不眠・不安
- 胃腸虚弱・咳・痰
- 頭痛が強い
- 胃腸虚弱・不眠・不安
- 有汗
- 汗少ない・咽頭痛・咳
- 汗多い
- 発汗・発熱
- 肩こり
- 頭痛・眩暈
- 肩こり
- 無汗・肩こり
- より強い肩こり
- 有汗
- 頭痛・高熱・発疹
- 無汗・肩こり
- 鼻症状
- 発病初期・急性増悪期
- 口渇・喘鳴・有汗
- 激しい咳・顔面紅潮
- 有汗

13

表 麻黄湯（まおうとう）（傷寒論）

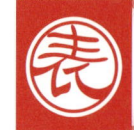

適応

- **ツムラ**：悪寒，発熱，頭痛，腰痛，自然に汗の出ないものの次の諸症：感冒，インフルエンザ（初期のもの），関節リウマチ，喘息，乳児の鼻閉塞，哺乳困難
- **クラシエ**：風邪のひきはじめで，さむけがして発熱，頭痛があり，身体のふしぶしが痛い場合の次の諸症：感冒，鼻かぜ
- **コタロー**：高熱悪寒があるにもかかわらず，自然の発汗がなく，身体痛，関節痛のあるもの，あるいは咳嗽や喘鳴のあるもの
  - 感冒，鼻かぜ，乳児鼻づまり，気管支喘息

方意 太陽病実証で，発汗して表を解し，喘を止める方剤である．

構成 麻黄5g，桂皮4g，甘草1.5g，杏仁5g

分析

君薬	麻黄	表（身体表面）を発し，汗を出させる．欬逆上気（激しい咳）を止める（神農）．邪悪の気を排出する（別録）．
臣薬	桂皮	中（胃腸）を温め，筋や骨を堅くし，血脈を通ず（別録）．
佐薬	杏仁	欬逆上気を治す（神農）．
使薬	甘草	気力を倍にする（神農）．百薬の毒を解す（別録）．

（『金鏡内台方議』による）

症状 発熱，頭痛，悪寒，無汗，喘鳴，全身の関節痛，浮脈，緊脈．

古典 太陽病，頭痛，発熱，身疼，腰痛，骨節疼痛，悪風，汗無くして喘する者は，麻黄湯之を主る（太陽病で，頭痛，発熱，身体が痛み，腰痛，関節の痛みがあり，寒け，無汗で，喘々する者は，麻黄湯の主治である）『傷寒論・太陽病中篇』．

口訣 麻黄湯は，太陽傷寒，無汗の者に用う．桂麻の辯，仲景氏厳然たる規則あり，犯すべからず．また喘家風寒に感じて発するもの，此方を用うれば速に癒ゆ．朝川善庵終身この一方にて喘息を防ぐという（麻黄湯は太陽病の傷寒で無汗の状態に用いる薬である．桂枝湯と麻黄湯の区別において，張仲景は厳然たる規則を記載している．この規則を犯してはならない．また喘息を持病として有する者が風寒に感じて症状を発する者は，麻黄湯を用いれば速に癒ゆ．朝川善庵は生涯，麻黄湯を服用して喘息を予防したという）『方函・口訣』．

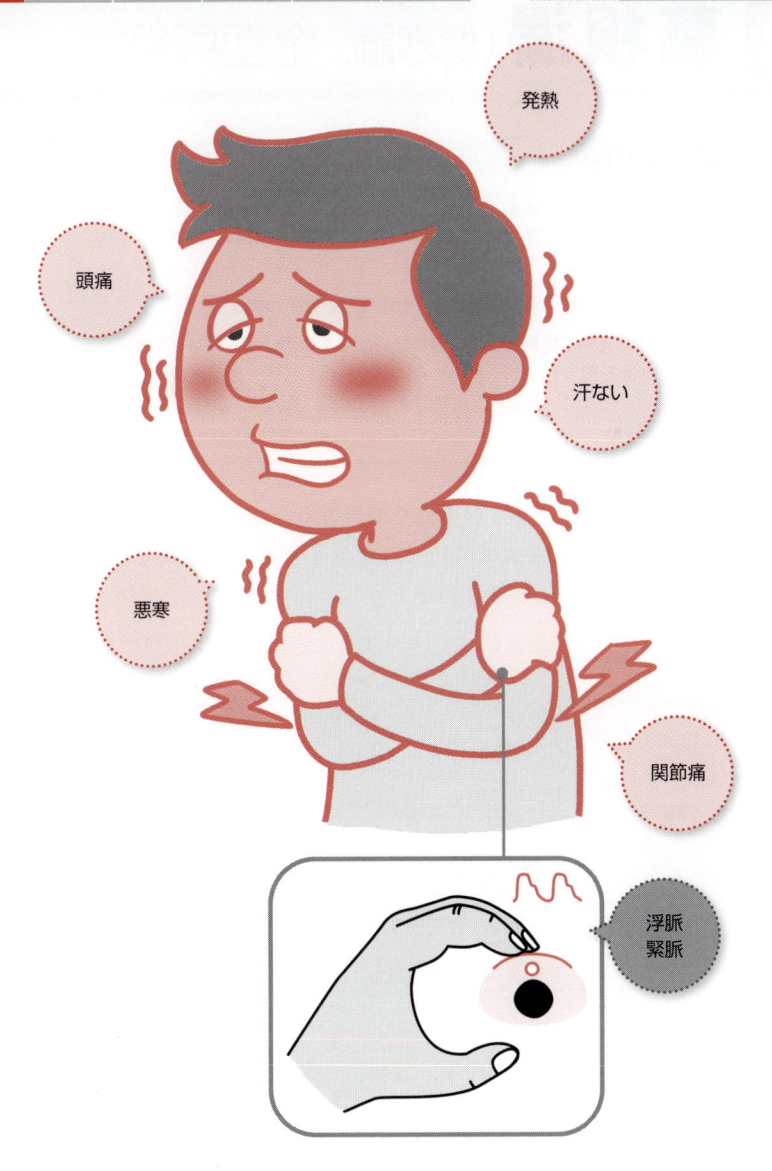

1 表剤

| 太陽 | 少陽 | 陽明 | 太陰 | 少陰 | 厥陰 | | 実 | 中間 | 虚 |

発熱
頭痛
汗ない
悪寒
関節痛
浮脈
緊脈

解説 麻黄湯は，急性熱病の太陽病の実証に用いる薬である．李時珍は，「麻黄湯は太陽発汗の重剤と言われているが，実は，肺経の火鬱を発散する（呼吸器の激しい症状を治療する）薬である」と述べている．上気道炎，インフルエンザ，気管支炎などに用いられる．

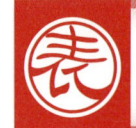

葛根湯（傷寒論，金匱要略）

適応

ツムラ
- 自然発汗がなく頭痛，発熱，悪寒，肩こり等を伴う比較的体力のあるものの次の諸症：感冒，鼻かぜ，熱性疾患の初期，炎症性疾患（結膜炎，角膜炎，中耳炎，扁桃腺炎，乳腺炎，リンパ腺炎），肩こり，上半身の神経痛，じんましん

クラシエ
- 感冒，鼻かぜ，頭痛，肩こり，筋肉痛，手や肩の痛み

コタロー
- 頭痛，発熱，悪寒がして，自然発汗がなく，項，肩，背などがこるもの，あるいは下痢するもの
- 感冒，鼻かぜ，蓄膿症，扁桃腺炎，結膜炎，乳腺炎，湿疹，蕁麻疹，肩こり，神経痛，片頭痛

方意 太陽病の実証で頸部や肩の凝りのあるものに用いる方剤である．

構成 葛根4（8）g，麻黄3（4）g，桂皮2（3）g，芍薬2（3）g，甘草2g，大棗3（4）g，生姜2（1）g

分析

君薬	葛根	肌を解し，表（身体表面）を発し，汗を出させ，腠理（汗腺）を開く（別録）．
臣薬	麻黄	表を発し，汗出させる．欬逆上気（激しい咳）を止める（神農）．邪悪の気を排出する（別録）．
佐薬	芍薬	血脈を通順し，中（胃腸）を緩にす（別録）．
	桂皮	中を温め，筋骨を堅くし，血脈を通ず（別録）．
使薬	甘草	気力を倍にする（神農）．百薬の毒を解す（別録）．
	大棗	中を補い，気を益す（別録）．
	生姜	嘔吐を止め，痰を去り，気を下す（別録）．

（『金鏡内台方議』による）

薬方の由来 桂枝湯（桂皮，芍薬，甘草，大棗，生姜）に，麻黄と葛根を加えたものである．

症状 頭痛，発熱，首肩のこわばり，脈浮緊．

古典 太陽病，項背強ばること几几，汗無く，悪風するは，葛根湯之を主る（太陽病で首や肩が凝り，無汗，寒けがある者は，葛根湯の主治である）『傷寒論・太陽病中篇』．

口訣 葛根湯，外感の項背強急に用うることは，三尺の童子も知ることなれど

1 表剤

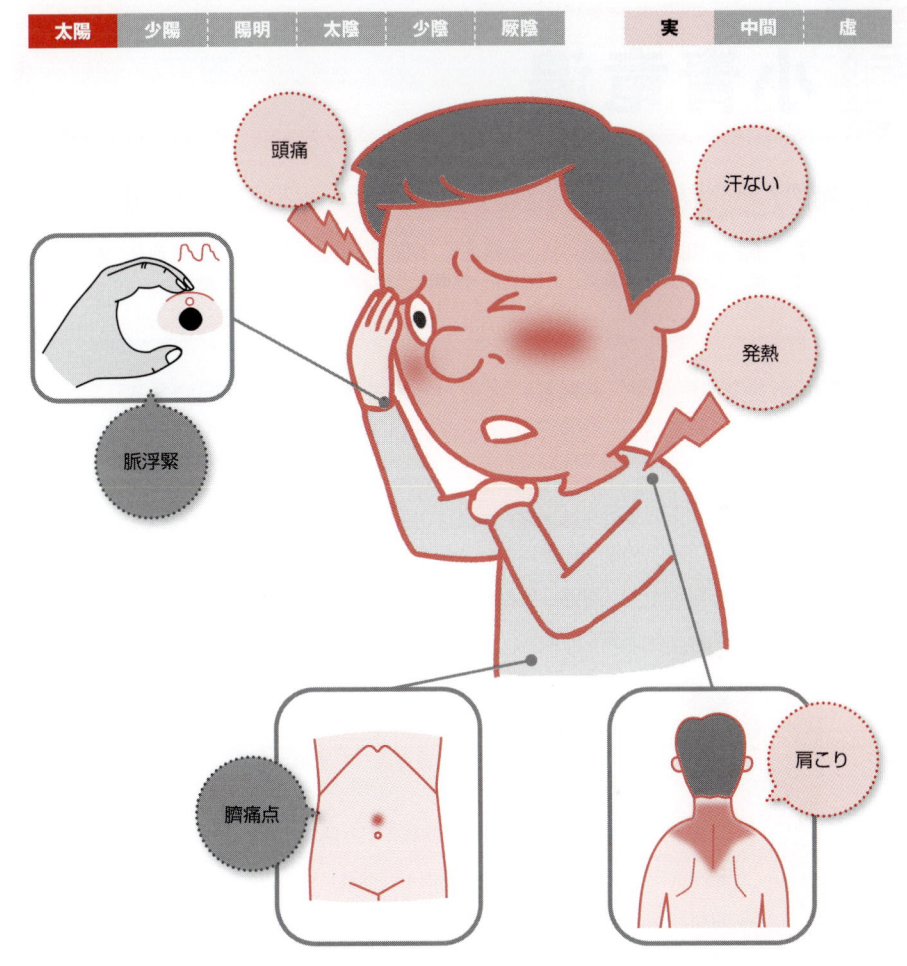

| 太陽 | 少陽 | 陽明 | 太陰 | 少陰 | 厥陰 | | 実 | 中間 | 虚 |

- 頭痛
- 汗ない
- 発熱
- 脈浮緊
- 臍痛点
- 肩こり

　も，この方の妙用種々ありて思議すべからず．たとへば積年肩背に凝結ありて，その痛み時々心下にさしこむ者，この方にて一汗すれば忘るるが如し（葛根湯を肩こりのある感冒に用いることは，子どもでも知っていることであるが，巧みな用い方があり，例えば，長年肩背にしこりがあって，時々心窩部にさしこむ痛みがある者は，葛根湯を用いて発汗させると苦痛を忘れてしまうほど改善する）『方函・口訣』．

解説 葛根湯は，急性熱病の実証（無汗）以外に，頭痛や神経疾患，下痢などの消化器疾患など様々な病気に応用される．「葛根湯医者」という言葉が存在し，多くの疾患に応用される．腹診では腹部の筋肉は充実して，臍痛（臍直上のしこりと圧痛）がみられることがある．

小青竜湯
しょうせいりゅうとう

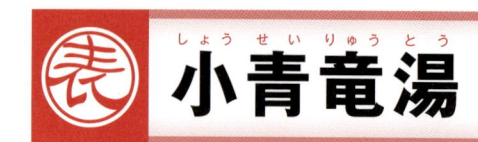

適応

- **ツムラ** ・下記疾患における水様の痰，水様鼻汁，鼻閉，くしゃみ，喘鳴，咳嗽，流涙：気管支
- **クラシエ** 炎，気管支喘息，鼻炎，アレルギー性鼻炎，アレルギー性結膜炎，感冒
- **コタロー**

方意 傷寒で表が解せず，心窩部に水毒がある場合に用いる方剤である．

構成 麻黄3g，桂皮3g，芍薬3g，乾姜3g，甘草3g，半夏6g，細辛3g，五味子3g

分析

君薬	麻黄	表（身体表面）を発し，汗を出させる．欬逆上気（激しい咳）を止める（神農）．
臣薬	桂皮	中（胃腸）を温め，筋骨を堅くし，血脈を通じる（別録）．
佐薬	芍薬	血脈を通順し，中を緩にす（別録）．
	乾姜	中を温め，血を止め，汗を出させ，風湿痺（関節リウマチ様疾患）を逐う（神農）．
	細辛	中を温め，気を下し，痰を破り，水道を利す（水のめぐりをよくする）（別録）．
	半夏	気を下す（神農）．心腹胸膈の痰と熱が結合したものを消す（別録）．
	五味子	気を益し，欬逆上気を治す（神農）．
使薬	甘草	気力を倍にする（神農）．百薬の毒を解す（別録）．

（『金鏡内台方議』を参考にした．使薬は，諸薬を調和するので，甘草とした）

薬方の由来 小青竜湯は，麻黄湯（麻黄，桂皮，甘草，杏仁）から杏仁を抜き，芍薬，乾姜，半夏，細辛，五味子を加えたものである．

症状 発熱，頭痛，咳嗽，喘鳴．

古典 傷寒，表解せず，心下に水気あり，乾嘔し，発熱して欬し，或いは渇し，或いは噎し，或いは小便不利し，或いは喘する者は，小青竜湯之を主る（傷寒で，表証が残っていて，心窩部に水毒があり，からえずきや発熱して咳があり，あるいは喉が渇き，あるいはむせて，あるいは小便が少なくなり，あるいは喘々する者は，小青竜湯の主事である）『傷寒論・太陽病中篇』．

1 表　剤

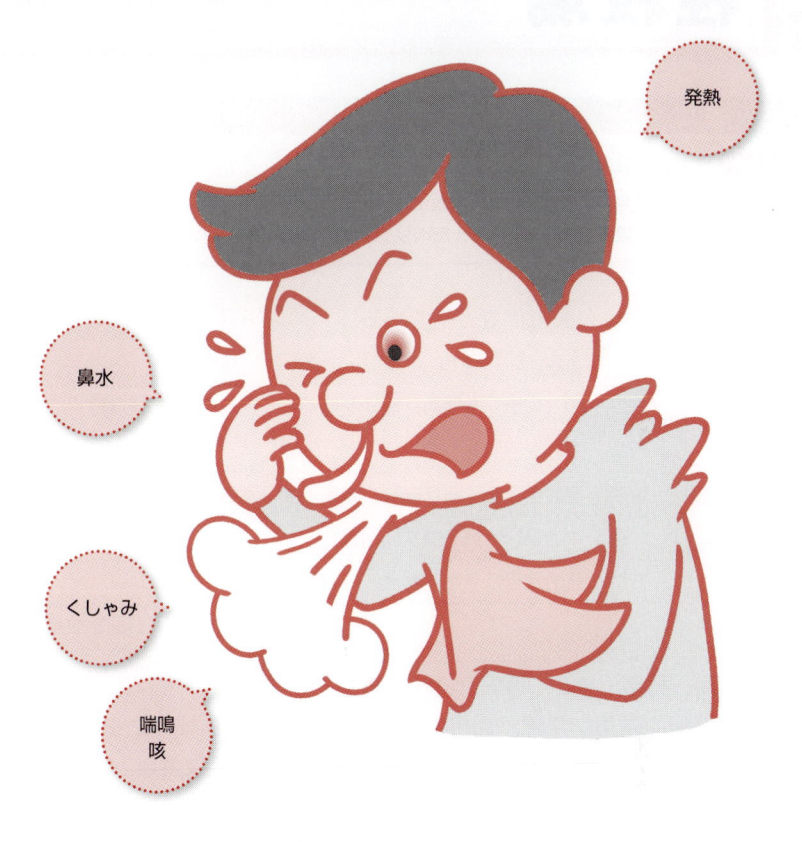

| 太陽 | 少陽 | 陽明 | 太陰 | 少陰 | 厥陰 | 　 | 実 | 中間 | 虚 |

発熱

鼻水

くしゃみ

喘鳴
咳

口訣　小青竜湯は，表解せず，而して心下水気ありて，咳喘する者を治す．また溢飲（水毒）の咳嗽にも用う．その人，咳嗽，喘急，寒暑（冬と夏）に至れば必ず発し，痰沫を吐いて臥すること能はず，喉中しはめくなど心下に水飲あればなり．この方に宜し．もし上気，煩躁あれば石膏を加うべし（小青竜湯は，感冒の初期症状が治癒しないで，心窩部に水毒があり喘々咳する者や，水毒による咳嗽を治すことができる．病人が，咳嗽，喘々する呼吸困難が冬と夏に生じ，痰沫を吐いて横になることができなくなり喉が喘々するなどの症状があれば小青竜湯がよい．もしも，呼吸困難や煩躁があれば，石膏を加えるとよい）『方函・口訣』．

解説　小青竜湯は，急性熱病の太陽病実証に，水毒が加わったものである．上気道炎，気管支炎，気管支喘息，花粉症などに用いる．

19

桂枝湯（けいしとう）

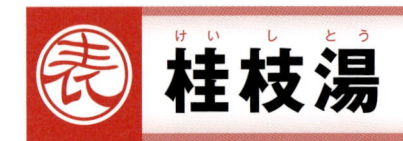

適応

ツムラ
- 体力が衰えたときの風邪の初期

コタロー
- 自然発汗があって，微熱，悪寒するもの
- 感冒，頭痛，神経痛，関節・筋肉リウマチ，神経衰弱

方意 太陽病の虚証の薬の代表方剤である．

構成 桂皮 4 g，芍薬 4 g，甘草 2 g，生姜 1.5（1）g，大棗 4 g

分析

君薬	桂皮	中（胃腸）を温め，筋骨を堅くし，血脈を通ず（別録）．
臣薬	芍薬	血脈を通順し，中を緩にす（別録）．
佐薬	生姜	嘔吐を止め，痰を去り，気を下す（別録）．
	大棗	中を補い，気を益す（別録）．
使薬	甘草	気力を倍にする（神農）．百薬の毒を解す（別録）．

（『医宗金鑑』による）

症状 頭痛，発熱，発汗，悪風（発汗が重要）．

古典 太陽病，頭痛，発熱，汗出で，悪風する者は，桂枝湯之を主る（太陽病で，頭痛，発熱があり自汗と悪風がある者は，桂枝湯の主治である）『傷寒論・太陽病上篇』．

解説 桂枝湯は，感冒の初期の表証で虚証の場合に用いる方剤である．傷寒論で最も基本となる薬であり，さまざまな加減方が存在する．桂枝湯には，強壮作用，陰陽を調和する作用がある．妊婦の上気道炎に多く用いられる．

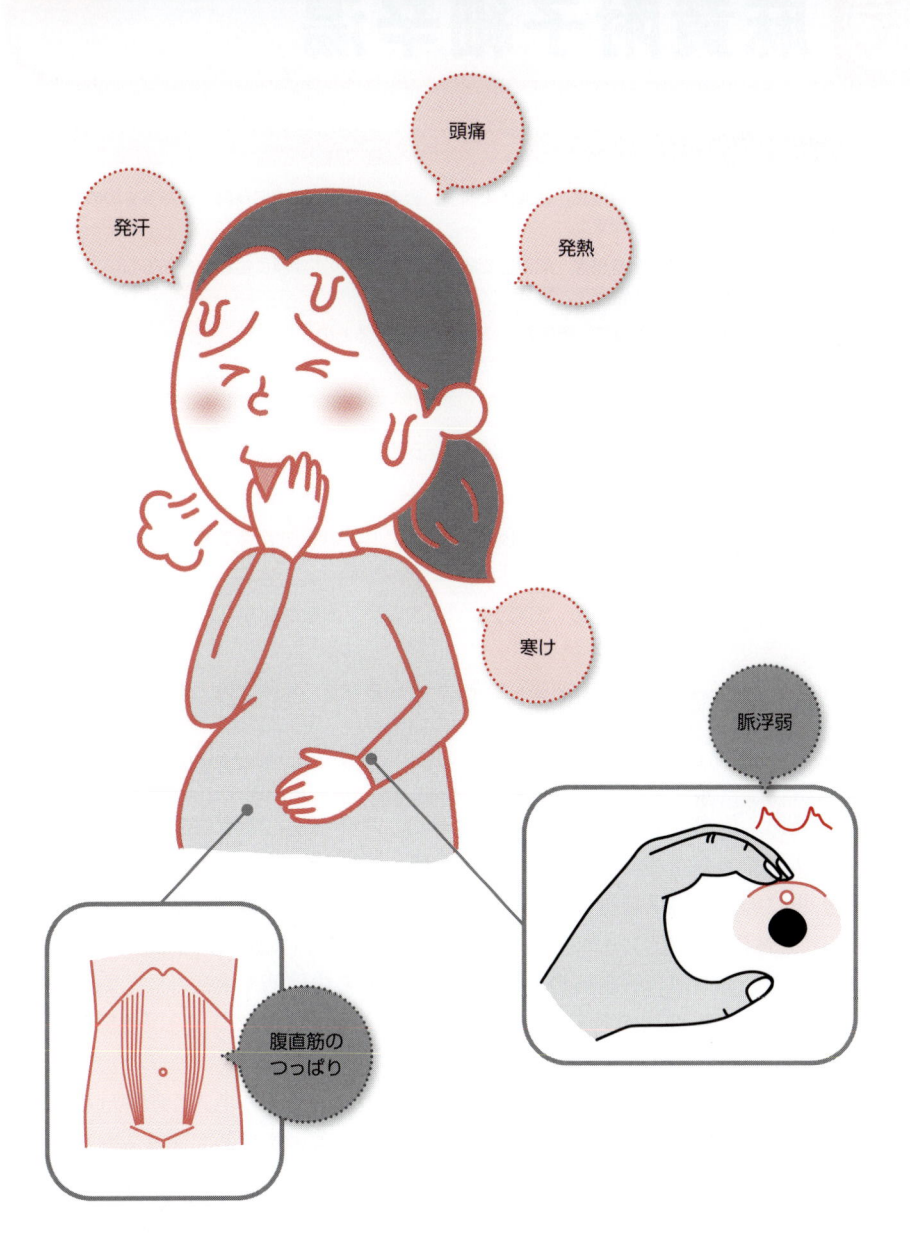

1 表 剤

| 太陽 | 少陽 | 陽明 | 太陰 | 少陰 | 厥陰 | | 実 | 中間 | 虚 |

- 頭痛
- 発汗
- 発熱
- 寒け
- 脈浮弱
- 腹直筋のつっぱり

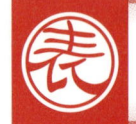

麻黄附子細辛湯

適応

- **ツムラ**：悪寒，微熱，全身倦怠，低血圧で頭痛，めまいあり，四肢に疼痛冷感あるものの次の諸症：感冒，気管支炎
- **クラシエ**：悪感，微熱，全身倦怠，低血圧で頭痛，めまいあり，四肢に疼痛冷感あるものの次の諸症：感冒，気管支炎，咳嗽
- **コタロー**：全身倦怠感があって，無気力で，微熱，悪寒するもの
  ・感冒，気管支炎

方意 少陰病の感冒（直中の少陰）に用いる方剤である．

構成 麻黄4g，附子1g，細辛3g

分析

君薬	附子	中（胃腸）を温める（神農）．脚の疼んで冷えて弱くなったもの，心腹が冷えて痛むものを治す（別録）．
臣薬	細辛	中を温め，気を下し，痰を破り，水道を利す（水のめぐりをよくする）（別録）．
佐薬	麻黄	表（身体表面）を発し，汗出させる．欬逆上気（激しい咳）を止む（神農）．

（『金鏡内台方議』による）

症状 発熱，悪寒，咽頭痛，遅脈，顔面蒼白，身体虚弱，ただ寝ていたい，脈は沈微である．

古典 少陰病，始め之を得て，反って発熱，脈沈の者，麻黄細辛附子湯之を主る（急性熱性疾患にかかって，太陽病から少陽病，太陰病，少陰病へと伝わっていくのが普通の経過であるが，始めから少陰病で発症して，かえって発熱して脈が沈である者は，麻黄細辛附子湯の主治である）『傷寒論・少陰病篇』．

口訣 麻黄附子細辛湯は，少陰の表熱を解するのである．一老人が咳嗽吐痰，午後，背，洒淅悪寒し，後に微しく汗に似たるものを発して止まらない，ある医師は，陽虚の悪寒とし医王湯を与えたが効なし．この方を服して僅か五貼にして癒ゆした．すべて感冒の初期治療を失敗して，労状をなす者，この方及び麻黄附子甘草湯にて治することあり（麻黄細辛附子湯は，少陰病の体表の熱を治療する薬である．ある老人が咳嗽，痰を吐し午後に背中

1 表剤

| 太陽 | 少陽 | 陽明 | 太陰 | **少陰** | 厥陰 | | 実 | 中間 | **虚** |

> ただ寝ていたい

> 強い寒け

> 発熱

> 脈は沈微

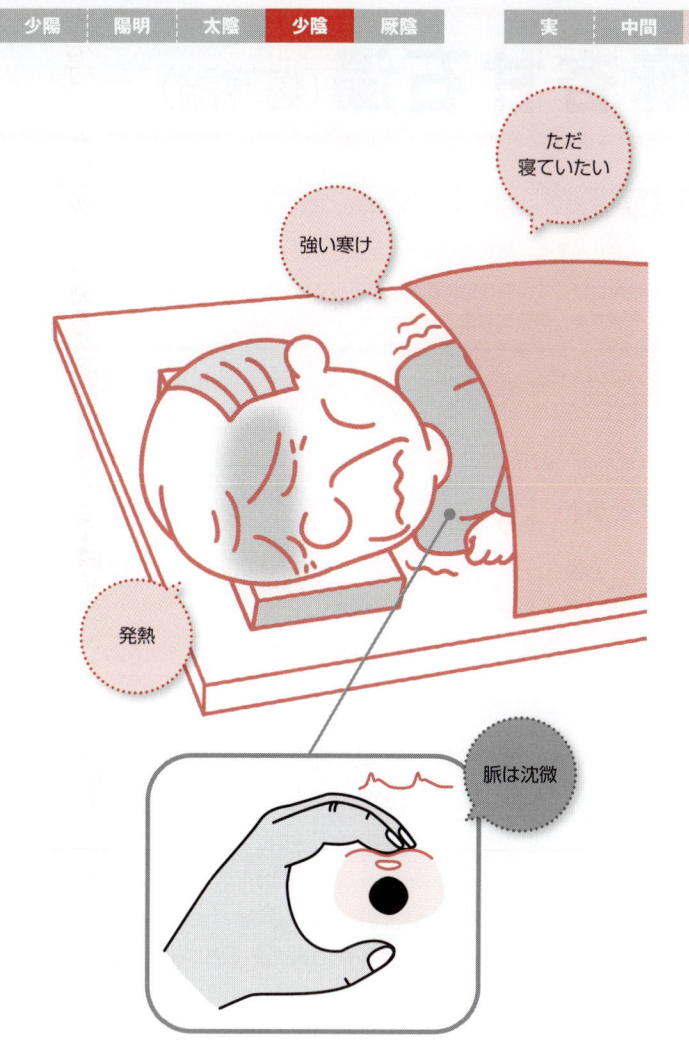

がぞくぞくと悪寒して，微熱と汗が出現して止まらない．ある医師は陽虚の悪寒として，補中益気湯を与えたが効果はない．麻黄細辛附子湯を服して，5剤で治癒した．寒の邪気による病気の初期に，治療を失敗した場合に麻黄附子細辛湯や麻黄附子甘草湯で治癒することがある）『方函・口訣』．

解説 麻黄附子細辛湯は，もともと冷え症で体の陽気が不足している者が感冒になった場合に，用いる薬方である．発熱がみられない場合もあり，悪寒が強く，ただ寝ていたいという症状がみられる．

麻杏甘石湯（傷寒論）

適応

- **ツムラ**：・小児ぜんそく，気管支ぜんそく
- **コタロー**：・咳嗽はげしく，発作時に頭部に発汗して喘鳴を伴い，咽喉がかわくもの
  ・気管支炎，気管支喘息

方意 肺の熱を冷まし，咳嗽や喘を除く方剤である．

構成 麻黄4g，杏仁4g，甘草2g，石膏10g

分析

君薬	麻黄	表（身体表面）を発し，汗を出させる．欬逆上気（激しい咳）を止める（神農）．
臣薬	石膏	三焦（体全体）の大熱を治す．肌を解し，汗を発す（別録）．
佐薬	杏仁	欬逆上気を治す（神農）．
使薬	甘草	気力を倍にする（神農）．百薬の毒を解す（別録）．

（君臣佐便は高山宏世による）

薬方の由来 麻黄湯より，桂枝を除き，石膏を加えたものである．

症状 発汗，咳嗽，発熱，喘鳴，口渇．

古典 発汗後，更に桂枝湯を行うべからず．汗出でて喘し大熱無き者は，麻黄杏仁甘草石膏湯与うべし．之を主る（太陽病で，発汗した後には，さらに桂枝湯を投与すべきではない．汗が出て，喘々して，体表の熱がない者は，麻黄杏仁甘草石膏湯を与えるべきである）『傷寒論・太陽病中篇』．

口訣 麻杏甘石湯は，麻黄湯の裏面の薬にて，汗出でて喘すというのが目的である．熱が内裏に沈淪（深く沈む）して，上肺部に薫蒸する者を麻黄石膏の力にて解するのである（麻杏甘石湯は，麻黄湯の裏面の薬であり，汗出でて喘すというのが目標である．熱が体内に沈んで，肺をいぶして蒸す時は，麻黄と石膏の力で治療するのである）『方函・口訣』．

解説 麻杏甘石湯は，急性熱病の太陽病実証を治す薬である．肺熱，咳嗽，喘が症状の要点である．上気道炎，気管支炎，気管支喘息，肺炎などに用いられる．気管支喘息の発作薬としても使用される．気管支喘息の長期管理薬として，小柴胡湯や半夏厚朴湯と合方して使用される．

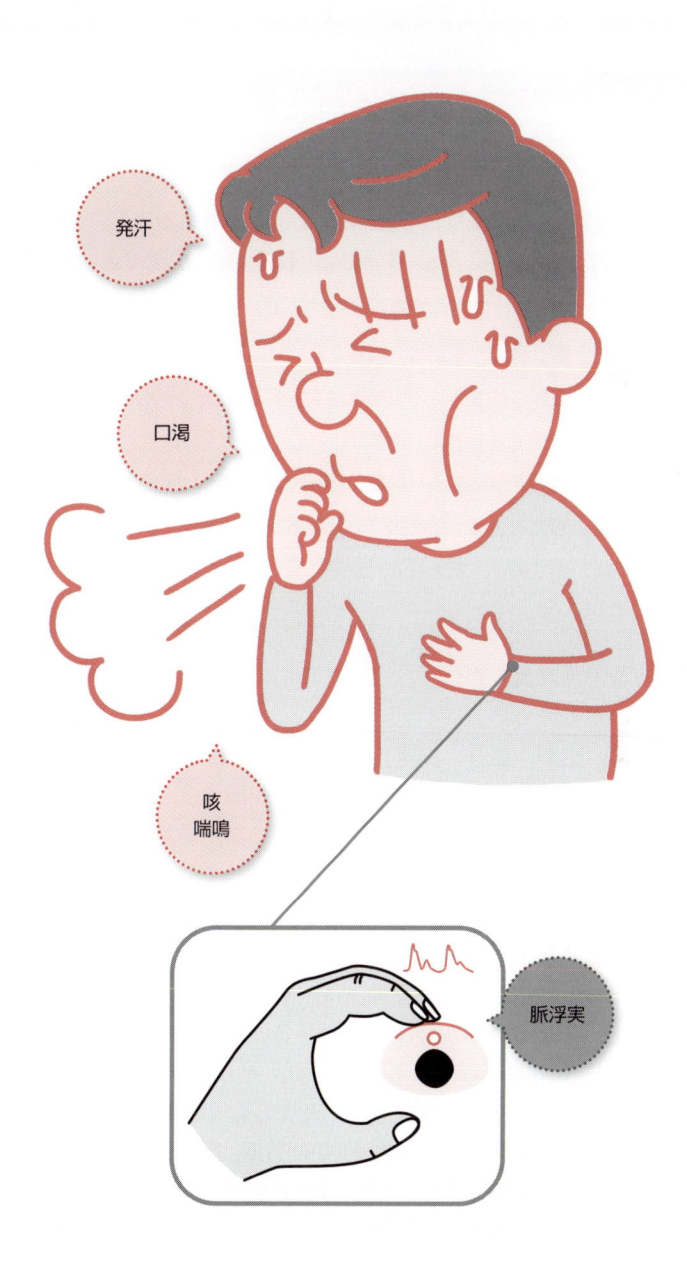

| 太陽 | 少陽 | 陽明 | 太陰 | 少陰 | 厥陰 | | 実 | 中間 | 虚 |

1 表剤

- 発汗
- 口渇
- 咳 喘鳴
- 脈浮実

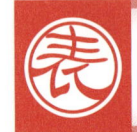

大青竜湯（傷寒論，金匱要略）

適応
※医療用製品なし

方意 急性熱病の太陽病の実証で，煩躁のあるものに用いる方剤である．

構成 麻黄6g，杏仁5g，桂皮3g，甘草2g，石膏10g，生姜2g，大棗3g

分析

君薬	麻黄	表（身体表面）を発し，汗出づ．欬逆上気（激しい咳）を止む．（神農）．
臣薬	桂皮	中（胃腸）を温め，筋骨を堅くし，血脈を通ず（別録）．
佐薬	石膏	三焦（体全体）の大熱を治す．肌を解し，汗を発す（別録）．
使薬	杏仁	欬逆上気を治す（神農）．
	甘草	気力を倍にする（神農）．百薬の毒を解す（別録）．
	生姜	嘔吐を止め，痰を去り，気を下す（別録）．
	大棗	中を補い，気を益す（別録）．

（『金鏡内台方議』による）

薬方の由来 麻黄湯（麻黄，杏仁，桂皮，甘草）に石膏，生姜，大棗を加え，麻黄を増量したものである．

症状 頭痛，発熱，悪寒，無汗，口渇，煩躁，浮緊脈．

古典 太陽中風，脈浮緊，発熱，悪寒，身疼痛，汗出でずして煩躁する者は，大青竜湯之を主る（太陽病の実証で，脈が浮で緊，発熱と，悪寒，身体が痛み，汗は出ないで，胸苦しく手足をばたばたして悶えるのは，大青竜湯の主治である）『傷寒論・太陽病中篇』．

口訣 大青竜湯，喘及び咳嗽し，渇して水を飲まんと欲し，上衝し，或いは身疼し，悪風寒ある者を治す（大青竜湯は，喘々して咳し，口渇があり水を飲みたがり，のぼせて身体が痛み，寒けがある者を治療する）『方極』．大青竜湯は，発汗峻発の剤はもちろんにして，その他，溢飲（水毒），或いは肺脹（気管支喘息），その脈緊，大．表症盛んなる者に用いて効あり．また天行赤眼或いは風眼（流行性結膜炎）の初期，此の方に車前子を加えて大発汗する時は奇効あり．蓋し，風眼は目の疫熱なり．故に峻発にあらざれば効なし．方位は麻黄湯の一等重きを此の方とするなり（大青竜湯は，強

1 表 剤

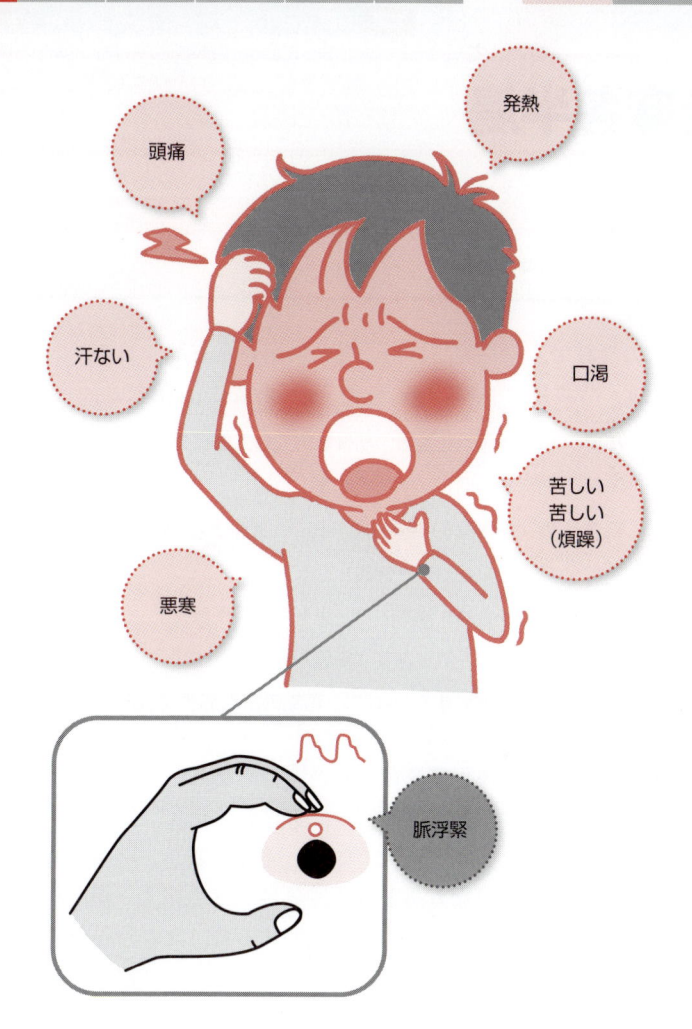

| 太陽 | 少陽 | 陽明 | 太陰 | 少陰 | 厥陰 | | 実 | 中間 | 虚 |

- 頭痛
- 発熱
- 汗ない
- 口渇
- 苦しい苦しい（煩躁）
- 悪寒
- 脈浮緊

い発汗剤であるが，そのほか，水毒や気管支喘息で，脈が緊で，身体の表面の症状が盛んである者に用いて効果がある．また，流行性結膜炎の初期に，大青竜湯に車前子を加えて強く発汗させると驚くべき効果がある．流行性結膜炎には，強い薬でなければ効果はない．方意は，麻黄湯証の一段重い場合に用いる）『方函・口訣』．

解説 大青竜湯は，エキス製剤はないので，麻黄湯＋麻杏甘石湯で代用する．麻黄湯で効果のないインフルエンザ，強膜炎，花粉症などに用いる場合がある．

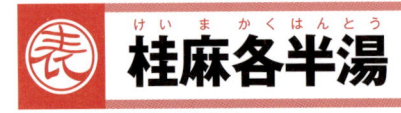

太陽 少陽 陽明 太陰 少陰 厥陰　　**実** 中間 **虚**

桂麻各半湯 (けいまかくはんとう)

適応

東洋薬行 ・感冒，せき，かゆみ

方意	太陽病の虚証で，やや実証に傾く場合に用いる方剤である．
構成	桂皮3.5g，芍薬2g，甘草2g，生姜1g，大棗2g，麻黄2g，杏仁2.5g

分析

君薬	桂皮	中（胃腸）を温め，筋骨を堅くし，血脈を通ず（別録）．
臣薬	芍薬	血脈を通順し，中を緩にす（別録）．
	麻黄	表（身体表面）を発し，汗出づ．欬逆上気（激しい咳）を止む（神農）．
佐薬	杏仁	欬逆上気を治す（神農）．
	生姜	嘔吐を止め，痰を去り，気を下す（別録）．
	大棗	中を補い，気を益す（別録）．
使薬	甘草	気力を倍にする（神農）．百薬の毒を解す（別録）．

薬方の由来 桂枝湯と麻黄湯を等分に混ぜたものである．

症状 発汗，頭痛，悪風，発熱，熱多寒少，身痒し，脈浮，顔色が赤い．

古典 太陽病，之を得て八九日，瘧状の如く，発熱悪寒し，熱多く寒少なし，其の人嘔せず，清便自可ならんと欲す，一日二三度発す．脈微緩の者は，癒えんと欲すと為すなり．脈微にして悪寒する者，此れ陰陽倶に虚，更に発汗，更に下し，更に吐す可からざるなり．面色反って熱色有る者，未だ解せんと欲せざるなり．其の小しく汗出づるを得る能はざるを以て，身必ず痒し，桂枝麻黄各半湯に宜し（太陽病で8～9日たってマラリアの病気のように発熱し，少陽病のような吐き気はなく大便も普通であり陽明病ではない場合は，桂枝麻黄各半湯がよい．桂麻各半湯を服薬した後に，脈が微緩の者は，じきに治る状態にあり，桂麻各半湯を服薬した後に，脈が弱くて悪寒する者は，陰陽がともに虚しているので，さらに発汗や吐下を行うべきではなく，温める治療をすべきである．顔色が赤い時は，熱の邪気が体内に残っているので身体が痒いのである．さらに桂麻各半湯を与えて少

1 表剤

し発汗させるのがよいだろう）『傷寒論・太陽病上篇』．

口訣 桂枝麻黄各半湯は，外邪の壊症に陥った者に活用すべきである．類瘧（マラリア）の者はもちろん，その他，風疹（蕁麻疹）を発して痒痛する者に宜し．一男子，風邪の後に腰痛止まらず，ある医師は，疝として治療したが，その痛みますます劇し．ある夕，この薬を服用させたところ，発汗して脱然として治癒した（桂麻各半湯は，壊病になった者に活用すべきである．マラリアや蕁麻疹の患者によい．一男子が，感冒の後に腰痛が止まない時に，医師は疝として治療したが，痛みはますますひどくなり，ある夕方この薬を服用させたところ，発汗してたいへん気持ちよく治癒した）『方函・口訣』．

解説 桂枝麻黄各半湯は，桂枝湯証と麻黄湯証の中間に位置する薬である．太陽病で発汗しているが，脈は浮で有力の場合に用いる．太陽病で壊症になった者に用いる．桂枝二麻黄一湯は，桂枝麻黄各半湯証で発汗が多い時に用い，桂枝二越婢一湯は，桂枝麻黄各半湯証で，口渇がある場合に用いる．

太陽 少陽 陽明 太陰 少陰 厥陰 　実 中間 **虚**

香蘇散（こうそさん）

適応

ツムラ	・胃・腸虚弱で神経質の人の風邪の初期
コタロー	・神経質で，頭痛がして，気分がすぐれず食欲不振を訴えるもの，あるいは頭重，めまい，耳鳴を伴うもの ・感冒，頭痛，ジンマ疹，神経衰弱，婦人更年期神経症，神経性月経困難症

方意 太陽病の虚証で胃腸虚弱があり軽症に用いる方剤である．
構成 香附子4g，蘇葉2（1）g，陳皮2（2.5）g，甘草1.5（1）g，生姜1（0.8）g
分析

君薬	蘇葉	汗を発し，肌を解し，血を和し，気を下す（備要）．
臣薬	香附子	気を調え，鬱を開く（備要）．
佐薬	陳皮	逆気を治す．水穀を利す（神農）．
使薬	甘草	気力を倍にする（神農）．百薬の毒を解す（別録）．
	生姜	嘔吐を止め，痰を去り，気を下す（別録）．

（君臣佐便は高山宏世による）

症状	頭痛，発熱，悪寒，無汗，食欲不振，心窩部のつかえ．
古典	四時温疫，傷寒を治す（香蘇散は，四季に発生する急性伝染病や，通常の急性熱病を治す）『太平恵民和剤局方・巻之二 治傷寒』．
口訣	香蘇散は，気剤の中でも，揮発の効がある．故に男女とも気滞で，胸中や心下痞塞で黙々として飲食を欲せず，脇下苦満するため，大柴胡湯や小柴胡湯などを用いたが，反って増悪する者や，或は鳩尾（心窩部）がひどく痛み，昼夜に悶乱して建中湯や瀉心湯の類を用いたが，無効である者に与えて，意外の効を奏する（香蘇散は，気剤の中にても，発散の効果がある，気滞で，胸中や心窩部がつかえ，塞がり食欲がなく，動作がゆっくりで，脇の下の苦満感があるために，大柴胡湯や小柴胡湯などを用いるが，かえって症状が増悪する者，心窩部がひどく痛み，昼夜悶え乱れて小建中湯や半夏瀉心湯などを用いるが全く効果がない者に投与して意外に効果を示す場合がある）『方函・口訣』．
解説	香蘇散は，老人，妊婦，胃腸虚弱な人の感冒に用いる．浅田宗伯は，食毒魚毒より生じた腹痛や喘息に紫蘇を多量に用いると即効があると述べている．

葛根湯加川芎辛夷
（かっこんとうかせんきゅうしんい）

太陽 / 実

適応	
ツムラ クラシエ	・鼻づまり，蓄膿症，慢性鼻炎
コタロー	・蓄膿症，慢性鼻炎，鼻閉

方意	実証の副鼻腔炎，慢性鼻炎に用いる方剤である．
構成	葛根4g，麻黄3（4）g，桂皮2g，芍薬2g，甘草2g，大棗3g，生姜1g，川芎2（3）g，辛夷2（3）g

分析			
君薬	葛根	肌を解し，表（身体表面）を発し，汗を出し，腠理（汗腺）を開く（別録）．
臣薬	麻黄	表を発し，汗出づ．欬逆上気（激しい咳）を止む（神農）．
佐薬	芍薬	血脈を通順し，中を緩にす（別録）．
	桂皮	中を温め，筋骨を堅くし，血脈を通ず（別録）．

佐薬	川芎	湿気頭に在るを治す．男婦一切の血症を治す（備要）．
	辛夷	中を温め，肌を解し，九窮（人体の９つの穴）を利し，鼻塞涕出を通ず（別録）．
使薬	甘草	気力を倍にする（神農）．百薬の毒を解す（別録）．
	大棗	中を補い，気を益す（別録）．
	生姜	嘔吐を止め，痰を去り，気を下す（別録）．

（『金鏡内台方議』を参考にした）

薬方の由来 葛根湯に川芎，辛夷を加えたものである．
症状 鼻汁，頭重，鼻閉．
解説 葛根湯加川芎辛夷は，葛根湯の適応症で慢性鼻炎，副鼻腔炎などに用いられる．

太陽 少陽 陽明 太陰 少陰 厥陰　実 中間 **虚**

桂枝加葛根湯（けいしかかっこんとう）

適応

東洋薬行 ・身体虚弱なものの風邪の初期で，肩こりや頭痛のあるもの

方意 桂枝湯証に首や肩の凝りを伴うものに用いる方剤である．
構成 桂皮4g，芍薬4g，甘草2g，生姜1g，大棗4g，葛根6g

分析			
君薬	桂皮	中（胃腸）を温め，筋骨を堅くし，血脈を通ず（別録）．
臣薬	芍薬	血脈を通順し，中を緩にす（別録）．
佐薬	生姜	嘔吐を止め，痰を去り，気を下す（別録）．
	大棗	中を補い，気を益す（別録）．
	葛根	肌を解し，表（身体表面）を発し，汗を出し，腠理（汗腺）を開く（別録）．
使薬	甘草	気力を倍にする（神農）．百薬の毒を解す（別録）．

薬方の由来 桂枝湯に葛根を加えたものである．

| 症状 | 頭痛，発熱，発汗，悪風，首肩こり．
| 古典 | 太陽病，項背強ばること几几，反って汗出で，悪風する者は，桂枝加葛根湯之を主る（太陽病で，項や背中が強ばり，発汗して寒けがあるのは，桂枝加葛根湯の主治である）『傷寒論・太陽病上篇』．
| 解説 | 桂枝加葛根湯は，葛根湯の虚証に用いられる．

太陽 **少陽** 陽明 太陰 少陰 厥陰　　実 中間 **虚**

参蘇飲（じんそいん）

適応

ツムラ ・感冒，せき

| 方意 | 胃腸虚弱で虚証の感冒に用いる方剤である．
| 構成 | 半夏3g，陳皮2g，茯苓3g，甘草1g，大棗1.5g，人参1.5g，葛根2g，桔梗2g，枳実1g，蘇葉1g，生姜0.5g，前胡2g
| 薬方の由来 | 六君子湯から蒼朮を去り，葛根，桔梗，枳実，蘇葉，生姜，前胡を加えたものである．
| 症状 | 咳嗽，胃もたれ．
| 古典 | 参蘇飲，感冒，発熱，頭疼を治す．或は痰飲凝節に因り，兼ねて以て熱となす．並に宜しく之を服すべし（参蘇飲は，感冒，発熱，頭痛を治す．あるいは水毒が固まり熱を持つ状態の時に服用するとよい）『太平恵民和剤局方・巻之二 治傷寒』．
| 解説 | 胃内停水のある胃腸虚弱な者の感冒に用いる．

太陽 少陽 陽明 太陰 少陰 厥陰　　実 **中間** 虚

升麻葛根湯（しょうまかっこんとう）

適応

ツムラ ・感冒の初期，皮膚炎

|方意| 麻疹などの発疹性疾患の初期に用いる方剤である．
|構成| 葛根5g，芍薬3g，升麻2g，甘草1.5g，生姜0.5g
|分析|

君薬	升麻	百毒を解く（神農）．
臣薬	葛根	肌を解し，表（身体表面）を発し，汗を出し，腠理（汗腺）を開く（別録）．
佐薬	芍薬	血脈を通順し，中（胃腸）を緩にす（別録）．
使薬	甘草	気力を倍にする（神農）．百薬の毒を解す（別録）．
	生姜	嘔吐を止め，痰を去り，気を下す（別録）．

（君臣佐便は高山宏世による）

|症状| 頭痛，発熱悪寒，鼻乾燥，四肢痛，不眠．
|古典| 升麻葛根湯　傷寒頭痛，時疫，寒を増し壮熱あり，肢体痛，発熱悪寒，鼻乾，睡るを得ざるを治す．兼ねて治寒暄時ならず，人多く疫を病み，乍ち暖かにして衣を脱ぐ及び瘡疹已に発し，未だ発せざるの疑いに之に似た間，宜く服す（升麻葛根湯は，急性熱性疾患で頭痛，流行性熱病，悪寒，高熱があり四肢の疼痛，発熱悪寒，鼻の乾き，不眠を治す．季節はずれの気温の変化により，流行性熱病になり，天然痘を発症したり，発症しないが疑いの時に服用するとよい）『万病回春・傷寒』．
|解説| 麻疹などの発疹性疾患で，いまだ十分に発疹が出現していない時期に，十分に発疹を出させる目的で投与する．

| 太陽 | 少陽 | 陽明 | 太陰 | 少陰 | 厥陰 | | 実 | 中間 | 虚 |

川芎茶調散
せんきゅうちゃちょうさん

適応

ツムラ　・かぜ，血の道症，頭痛

|方意| 風熱による頭痛に用いる方剤である．
|構成| 香附子4g，川芎3g，荊芥2g，薄荷2g，白芷2g，防風2g，甘草1.5g，羌活2g，茶葉1.5g

分析	君薬	薄荷	風熱を消散し，頭目を清利する（備要）．
	臣薬	川芎	湿気頭に在るを治す．男婦一切の血症を治す（備要）．
		荊芥	風熱を散じ，頭目を清くし，咽喉を利す（備要）．
	佐薬	羌活	風湿相搏ち（風と湿の邪気が相い集まること），本経（太陽膀胱経，足少陰腎経，足厥陰肝経）の頭痛を治す（備要）．
		防風	上焦（横隔膜より上部）の風邪，頭痛，目眩を治す（備要）．
		白芷	陽明の頭痛を治す（備要）．
	使薬	香附子	気を調え，鬱を開く（備要）．
		甘草	気力を倍にする（神農）．百薬の毒を解す（別録）．
		茶葉	気を下し，食を消し，痰熱を去り，煩渇（いらいらして口渇すること）を除き，頭目を清す（備要）．

（君臣佐便は高山宏世による）

症状 頭痛，発熱．

古典 川芎茶調散　丈夫，婦人，諸風，上攻して，頭目昏重，偏正頭疼，鼻塞り声重く，傷風壮熱，肢体煩疼，肌内蠕動，膈熱痰盛，婦人の血風攻痃，太陽の穴，疼くを治す（川芎茶調散は，諸々の風の邪気が，身体の上部を攻めて，頭痛，眩暈，鼻閉，声重く，高熱，四肢疼痛，筋肉がぴくぴくして熱や水毒が盛んとなり，婦人の血の病と風の邪気のために痙攣を生じたり，太陽膀胱経の穴が疼くのを治す）『太平惠民和剤局方・巻之二 治傷寒』．

解説 川芎茶調散は，感冒に伴う頭痛，眩暈，鼻閉などの症状や，風熱による頭痛に用いる．

太陽　少陽　陽明　太陰　少陰　厥陰　　実　中間　虚

五虎湯
ごことう

適応

ツムラ **クラシエ** ・せき，気管支ぜんそく

方意 麻杏甘石湯よりも咳嗽や炎症症状が強いものに用いる方剤である．

構成 麻黄 4 g，石膏 10 g，杏仁 4 g，甘草 2 g，桑白皮 3 g

1 表剤

分析			
君薬	麻黄		表（身体表面）を発し，汗出づ．欬逆上気（激しい咳）を止む（神農）．
臣薬	石膏		三焦（体全体）大熱を治す．肌を解し，汗を発す（別録）．
佐薬	杏仁		欬逆上気を治す（神農）．
	桑白皮		肺を瀉し（肺の病邪を取り除くこと），水を行らす（備要）．
使薬	甘草		気力を倍す（神農）．百薬の毒を解す（別録）．

（君臣佐便は高山宏世による）

薬方の由来 麻杏甘石湯に桑白皮を加えたものである．

症状 咳嗽，呼吸困難，喘鳴．

古典 五虎湯は傷寒喘急を治す（五虎湯は，急性熱性疾患で喘々する呼吸困難の者を治す）『万病回春・喘急』．

口訣 五虎湯は，麻杏甘石湯の変方にして喘急を治す．小児に最も効あり（五虎湯は，麻杏甘石湯の変方であり喘々する呼吸困難の者を治す．小児に最も効果がある）『方函・口訣』．

解説 五虎湯は，小児の気管支炎，気管支喘息などによく用いられる．

2 和剤

　和剤は少陽病（傷寒論）や心下痞などを治療する方剤である．『傷寒明理方論』（成無己）には，「傷寒の邪気が表にあれば発汗させ，邪気が裏にあれば下剤で下し，外でも内でもなく半表半裏にあれば和解により邪を除く」とあり，半表半裏の邪を除くことを和解と定義している．本書では，和解などの治療に用いる方剤を和剤とし，少陽病（傷寒論），心下痞などを治療する方剤とする．

　すなわち，①少陽病（傷寒論）の治療薬としての和剤があり，半表半裏にある病邪を取り除く治療である．主に柴胡剤を用い，方剤では小柴胡湯，大柴胡湯，柴胡桂枝乾姜湯などが代表である．また，②心下痞に対する治療薬としての和剤があり，黄連，黄芩などを含む方剤であり，半夏瀉心湯，黄連湯，黄芩湯などが代表である．

　和剤に含まれる方剤としては，小柴胡湯，柴胡桂枝湯，柴胡桂枝乾姜湯，大柴胡湯，半夏瀉心湯，黄連湯，芍薬甘草湯，小柴胡湯加桔梗石膏，柴朴湯，柴陥湯，柴苓湯，竹筎温胆湯，神秘湯などがあり，重要な〔主要方剤〕と，比較的重要性の低い〔副方剤〕に分ける．

主要方剤	小柴胡湯，柴胡桂枝湯，柴胡桂枝乾姜湯，大柴胡湯，半夏瀉心湯，黄連湯，芍薬甘草湯
副方剤	小柴胡湯加桔梗石膏，柴朴湯，柴陥湯，柴苓湯，竹筎温胆湯，神秘湯

● 主要方剤の関連図 ●

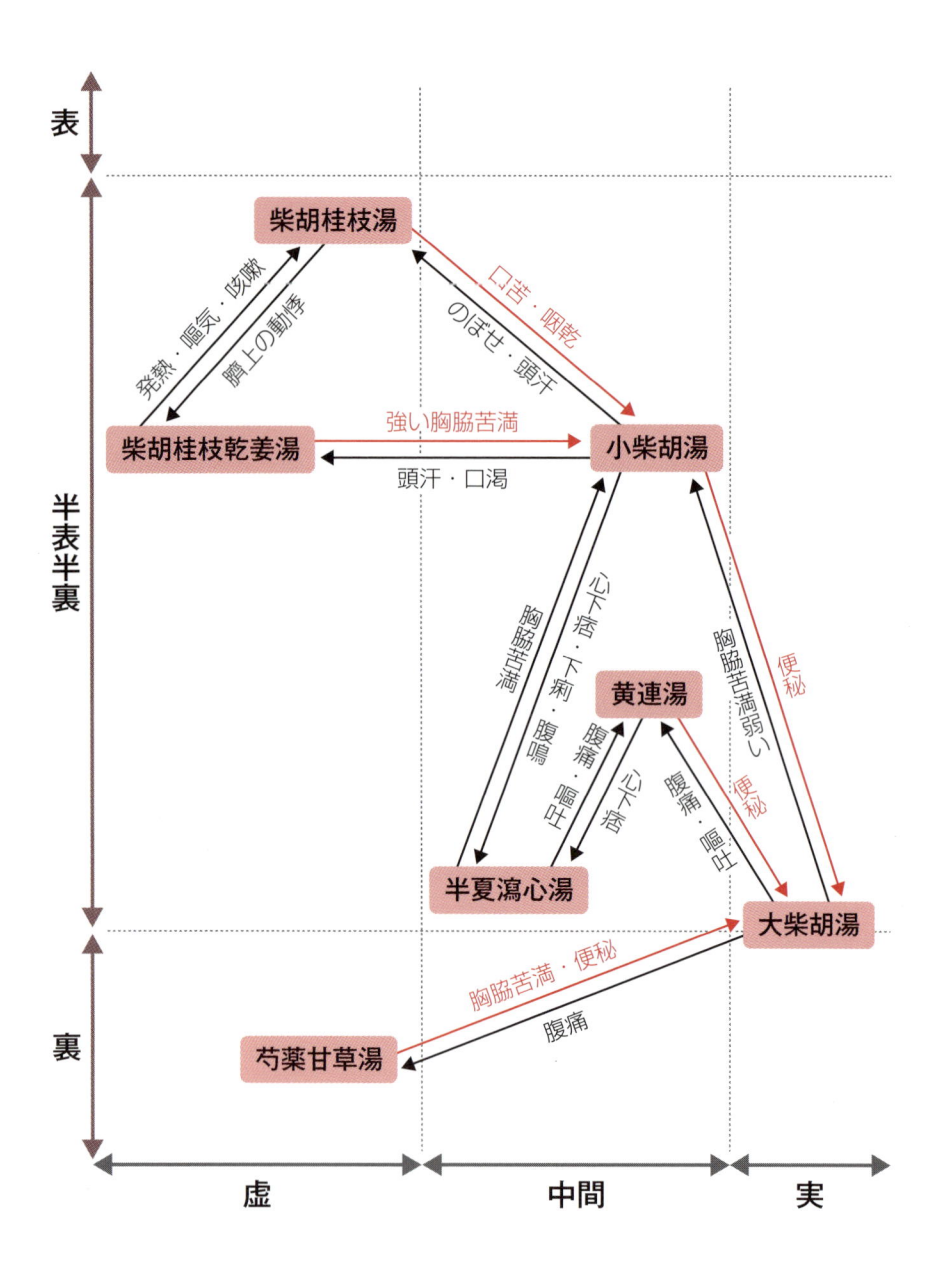

表

半表半裏

裏

虚　　　中間　　　実

- 柴胡桂枝湯
- 柴胡桂枝乾姜湯
- 小柴胡湯
- 黄連湯
- 半夏瀉心湯
- 大柴胡湯
- 芍薬甘草湯

柴胡桂枝湯 ⇔ 柴胡桂枝乾姜湯：発熱・嘔気・咳嗽／臍上の動悸

柴胡桂枝湯 ⇔ 小柴胡湯：口苦・咽乾／のぼせ・頭汗

柴胡桂枝乾姜湯 ⇔ 小柴胡湯：強い胸脇苦満／頭汗・口渇

小柴胡湯 ⇔ 半夏瀉心湯：胸脇苦満／心下痞・下痢・腹痛・腹鳴・吐嘔

小柴胡湯 ⇔ 黄連湯：心下痞／腹痛・嘔吐

小柴胡湯 ⇔ 大柴胡湯：便秘／胸脇苦満弱い

黄連湯 ⇔ 半夏瀉心湯：心下痞

黄連湯 ⇔ 大柴胡湯：便秘

大柴胡湯 ⇔ 芍薬甘草湯：胸脇苦満・便秘／腹痛

38

● 副方剤の関連図 ●

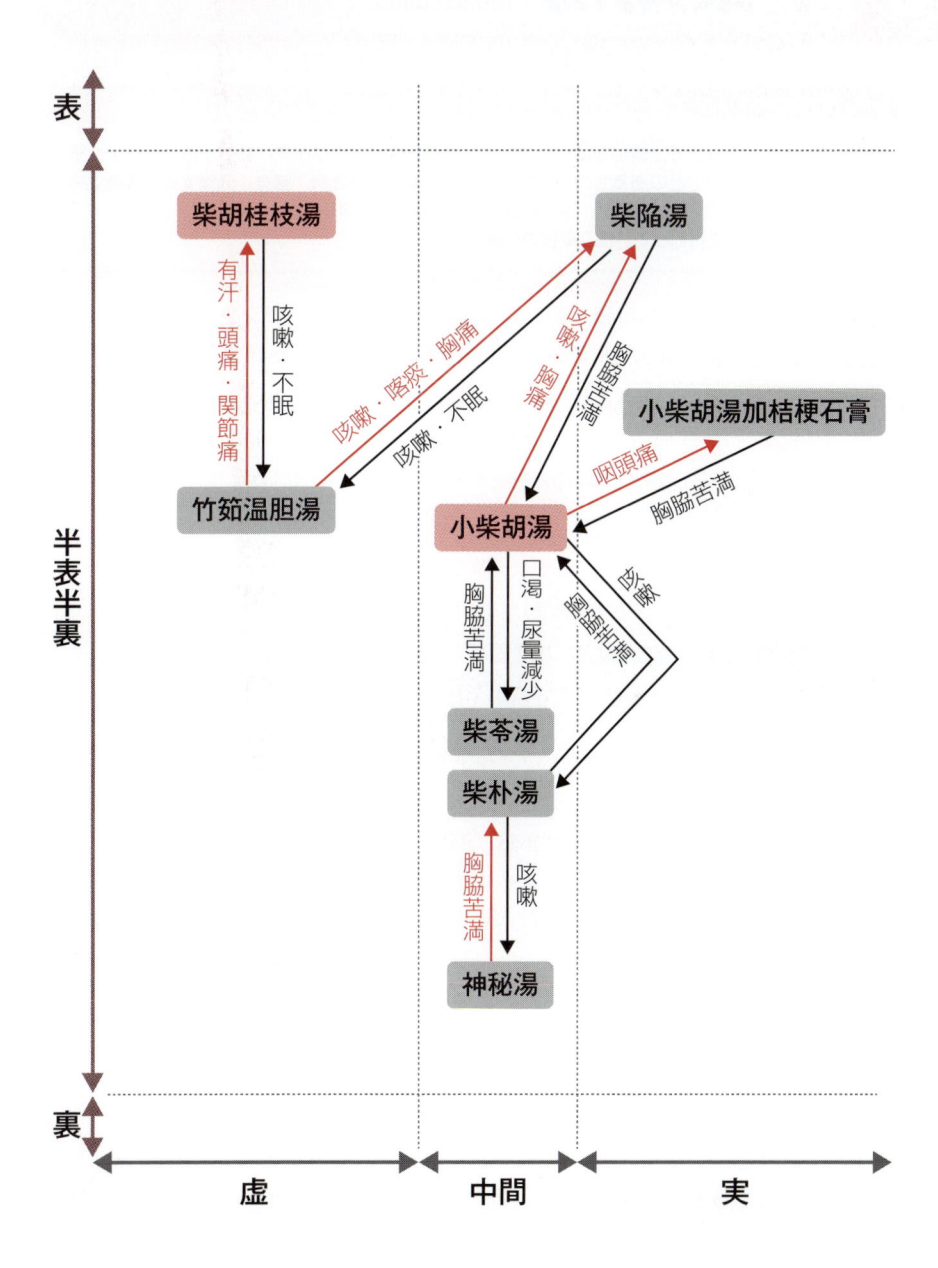

	虚	中間	実

表 / 半表半裏 / 裏

- 柴胡桂枝湯
  - 有汗・頭痛・関節痛
  - 咳嗽・不眠
- 竹筎温胆湯
  - 咳嗽・喀痰・胸痛
  - 咳嗽・不眠
- 柴陥湯
  - 咳嗽・胸痛
  - 胸脇苦満
- 小柴胡湯加桔梗石膏
  - 咽頭痛
  - 胸脇苦満
- 小柴胡湯
  - 胸脇苦満
  - 口渇・尿量減少
  - 胸脇苦満
  - 咳嗽
- 柴苓湯
- 柴朴湯
  - 胸脇苦満
  - 咳嗽
- 神秘湯

39

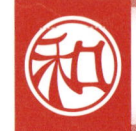

小柴胡湯(傷寒論)

適応

- **ツムラ／クラシエ／コタロー**：体力中等度で上腹部がはって苦しく，舌苔を生じ，口中不快，食欲不振，時により微熱，悪心などのあるものの次の諸症：諸種の急性熱性病，肺炎，気管支炎，気管支喘息，感冒，リンパ腺炎，慢性胃腸障害，産後回復不全
- 慢性肝炎における肝機能障害の改善

方意 半表半裏（体表と内臓の間）にある邪を除く方剤である．

構成 柴胡7g，黄芩3g，人参3g，甘草2g，生姜1g，大棗3g，半夏5g

分析

君薬	柴胡	心腹腸胃中の結気（気が結ばれて滞る状態）を治す（神農）．心下の煩熱，諸の痰熱（水毒と熱邪）結実，胸中邪逆（病邪）を除く（別録）．
臣薬	黄芩	痰熱，胃中の熱を療す（別録）．
佐薬	人参	五臓を補う（神農）．中（胃腸）を調う（別録）．
佐薬	甘草	気力を倍にする（神農）．百薬の毒を解す（別録）．
佐薬	半夏	気を下す（神農）．心腹胸膈の痰熱満結を消す（別録）．
使薬	生姜	嘔吐を止め，痰を去り，気を下す（別録）．
使薬	大棗	中を補い，気を益す（別録）．

（成無己による）

症状 発熱，吐き気，眩暈，口が苦い．

古典 傷寒，五六日，中風，往来寒熱，胸脇苦満，嘿嘿として飲食を欲せず，心煩喜嘔，或いは胸中煩して嘔せず，或いは渇し，或いは腹中痛み，或いは脇下痞鞕し，或いは心下悸し，或いは小便不利し，或いは渇せず，身に微熱あり，或いは欬する者は，小柴胡湯之を主る（小柴胡湯は，傷寒にかかって，5〜6日たって，悪寒のある時には熱はなく，悪寒が止むと熱が出てや胸から脇にかけて詰まって苦しい，気分が悪く黙っていて食欲もない．胸は悶えて苦しく，吐き気がある．このような時には小柴胡湯の主治である）『傷寒論・太陽病中篇』．

口訣 小柴胡湯は，往来寒熱，胸脇苦満，黙々と飲食を欲せず，嘔吐，或は耳聾が目的である（小柴胡湯は，往来寒熱や胸脇苦満，食欲不振，嘔吐，耳聾が目標である）『方函・口訣』．

2 和剤

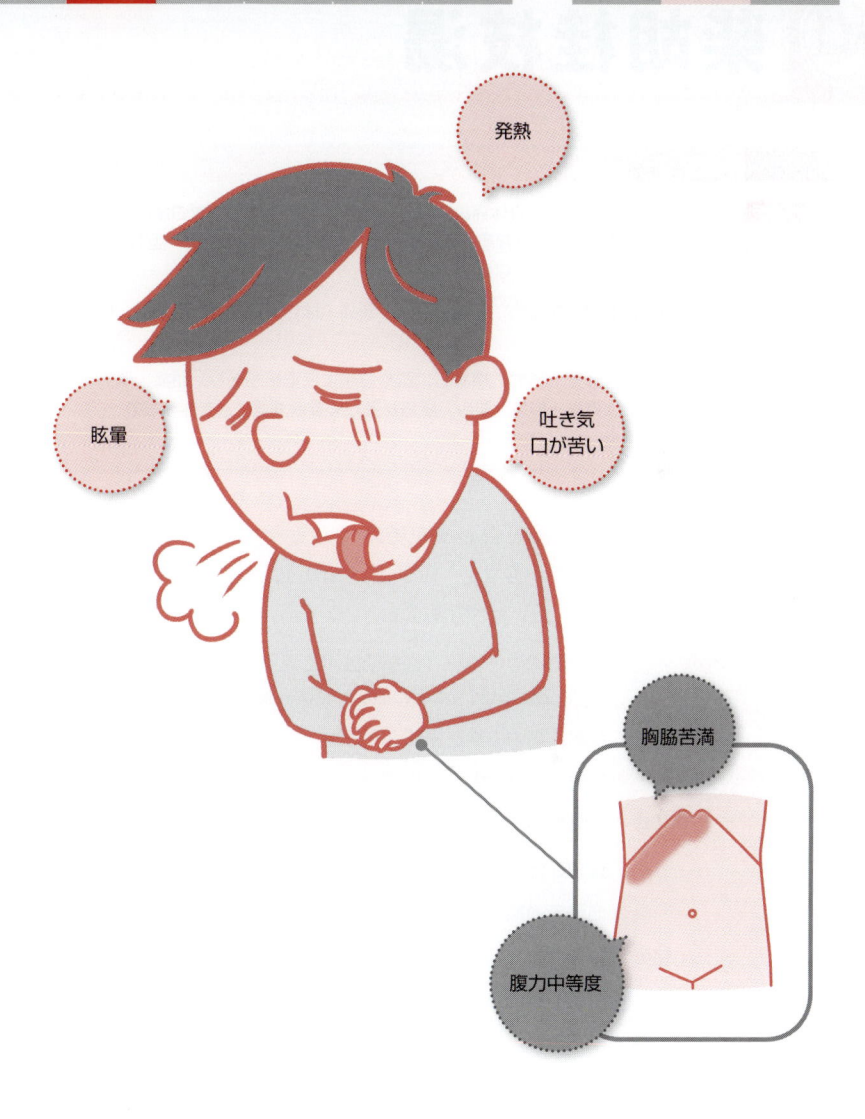

| 太陽 | **少陽** | 陽明 | 太陰 | 少陰 | 厥陰 | | 実 | **中間** | 虚 |

発熱

眩暈

吐き気
口が苦い

胸脇苦満

腹力中等度

解説 少陽病の代表処方であり虚実中間の証に用いる．一般の雑病では，脈が弦，腹部は中等度の腹力，胸脇苦満の存在が重要な使用目標となる．胸脇苦満は，季肋部に充満感があって苦しく，按圧すると圧痛や抵抗を認めるものである．小柴胡湯の副作用は間質性肺炎があり，経過中に咳嗽，呼吸困難が出現したら，胸部X線やKL-6などの検査を行う．

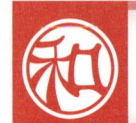

柴胡桂枝湯 (さいこけいしとう)

適応

- **ツムラ**: 発熱汗出て，悪寒し，身体痛み，頭痛，はきけのあるものの次の諸症：感冒・流感・肺炎・肺結核などの熱性疾患，胃潰瘍・十二指腸潰瘍・胆のう炎・胆石・肝機能障害・膵臓炎などの心下部緊張疼痛
- **クラシエ**: 多くは腹痛を伴う胃腸炎，微熱・寒け・頭痛・はき気などのある感冒，風邪の後期の症状
- **コタロー**:
  - 自然発汗があって，微熱，悪寒し，胸や脇腹に圧迫感があり，頭痛，関節痛があるもの，あるいは胃痛，胸痛，悪心，腹痛が激しく食欲減退などを伴うもの
  - 感冒，肋膜炎

方意 小柴胡湯証と桂枝湯証を合わせた方剤である．

構成 柴胡5g，黄芩2g，人参2g，甘草2（1.5）g，生姜1（0.5）g，大棗2g，半夏4g，桂皮2（2.5）g，芍薬2g

分析

君薬	柴胡	心腹腸胃中の結気（気が結ばれて滞る状態）を治す（神農）．心下の煩熱，諸の痰熱（水毒と熱邪）結実，胸中邪逆（病邪）を除く（別録）．
臣薬	黄芩	痰熱，胃中の熱を療す（別録）．
佐薬	半夏	気を下す（神農）．心腹胸膈の痰熱満結を消す（別録）．
佐薬	人参	五臓を補う（神農）．中（胃腸）を調う（別録）．
佐薬	甘草	気力を倍す（神農）．百薬の毒を解す（別録）．
佐薬	芍薬	血脈を通順し，中を緩にす（別録）．
佐薬	桂皮	中を温め，筋骨を堅くし，血脈を通ず（別録）．
使薬	生姜	嘔吐を止め，痰を去り，気を下す（別録）．
使薬	大棗	中を補い，気を益す（別録）．

（君臣佐便は高山宏世による）

薬方の由来 小柴胡湯と桂枝湯の合方である．

症状 発熱，咳嗽，悪心，嘔吐，関節痛，腹痛．

古典 傷寒六七日，発熱微悪寒，支節煩疼，微嘔，心下支結，外証未だ去らざる者，柴胡桂枝湯之を主る（傷寒にかかって6～7日になって，発熱と少し悪寒があり，四肢が疼いて痛み，嘔気がある．心窩部がつかえてすっきり

2 和　剤

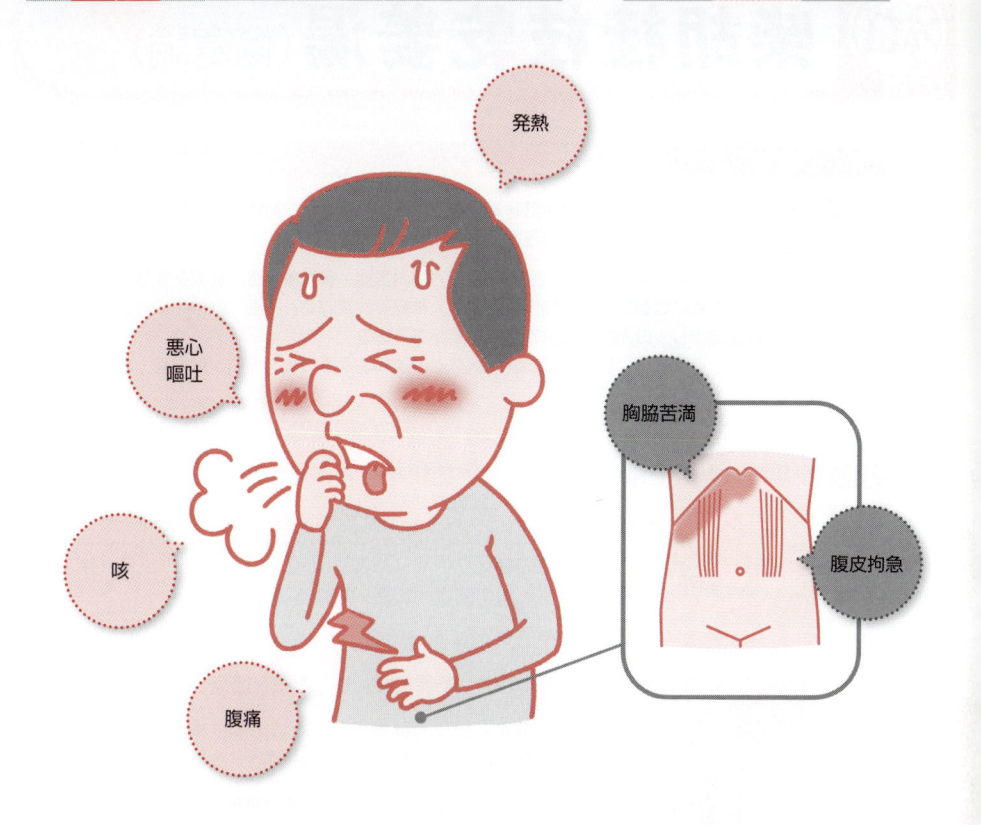

| 太陽 | 少陽 | 陽明 | 太陰 | 少陰 | 厥陰 |　| 実 | 中間 | 虚 |

図中ラベル：発熱／悪心 嘔吐／咳／腹痛／胸脇苦満／腹皮拘急

しない．発熱や悪寒などの症状が去らない者は，柴胡桂枝湯の主治である）『傷寒論・太陽病下篇』．外台の柴胡桂枝湯方，心腹卒中痛の者を治す『金匱要略・腹満寒疝宿食病脉証并治 第十』．

口訣 柴胡桂枝湯は，世間の医師は，風薬（かぜぐすり）の常套の薬と考えているがそうではなく，結胸の類症で，心下支結を目的とする薬である（柴胡桂枝湯は，世間の医師は感冒に用いる普通の薬と考えているがそうではなく，結胸に類似した状態で，心窩部がつかえてすっきりしないのを治療する薬である）『方函・口訣』．

解説 柴胡桂枝湯は，太陽病と少陽病の併病の薬である．柴胡桂枝湯は，こじれた風邪，胃炎，胃潰瘍，てんかん（芍薬を1.5倍に増量）に用いる．腹部は中等度の腹力，胸脇苦満と腹皮拘急（腹直筋の攣縮）が重要な腹部所見である．

柴胡桂枝乾姜湯（傷寒論）

適応

ツムラ
クラシエ
・体力が弱く，冷え症，貧血気味で，動悸，息切れがあり，神経過敏のものの次の諸症：更年期障害，血の道症，神経症，不眠症

コタロー
・衰弱して血色悪く，微熱，頭汗，盗汗，胸内苦悶，疲労倦怠感，食欲不振などがあり，胸部あるいは臍部周辺に動悸を自覚し，神経衰弱気味で，不眠，軟便の傾向があって，尿量減少し，口内がかわいて空咳などがあるもの
・感冒，心臓衰弱，胸部疾患・肝臓病などの消耗性疾患の体力増強，貧血症，神経衰弱，不眠症，更年期神経症

方意 少陽病の虚証で津液の減少と寒の症状を治す方剤である．

構成 柴胡6g，黄芩3g，桂皮3g，乾姜2g，栝楼根3g，牡蛎3g，甘草2g

分析

君薬	柴胡	心腹腸胃中の結気を治す（神農）．心下の煩熱，諸の痰熱（水毒と熱邪）結実，胸中邪逆（病邪）を除く（別録）．
臣薬	黄芩	痰熱，胃中の熱を療す（別録）．
佐薬	桂皮	中（胃腸）を温め，筋骨を堅くし，血脈を通ず（別録）．
	乾姜	胸満（胸が張って苦しくなること）欬逆上気（激しい咳）を治す．中を温め，血を止め，汗を出させる（神農）．
	栝楼根	消渇（糖尿病），身熱煩満，大熱を治す（神農）．
	牡蛎	煩満心痛，気結を除く．汗を止め，渇を止む（神農）．
使薬	甘草	気力を倍にする（神農）．百薬の毒を解す（別録）．

薬方の由来 柴胡桂枝湯（柴胡，黄芩，桂皮，甘草，生姜，人参，大棗，半夏，芍薬）より人参，大棗，半夏，芍薬，生姜を抜き乾姜，栝楼根，牡蛎を加えたものである．

症状 頭痛，発熱，口渇，発汗．

古典 傷寒五六日，已に発汗し復た之を下し，胸脇満微結，小便不利，渇して嘔せず．但頭汗出で，往来寒熱，心煩の者，これ未だ解せずとなすなり．柴胡桂枝乾姜湯之を主る（傷寒にかかって5～6日になった．すでに発汗したり，また下したりして，軽い胸脇満があり，小便は少なく，口渇があり，嘔気はない．頭に汗をかいて，悪寒のある時には熱はなく悪寒が止むと熱が出て胸が煩悶して苦しむ者は，まだ治癒していないのであり，柴胡

| 太陽 | **少陽** | 陽明 | 太陰 | 少陰 | 厥陰 | | 実 | 中間 | **虚** |

2 和 剤

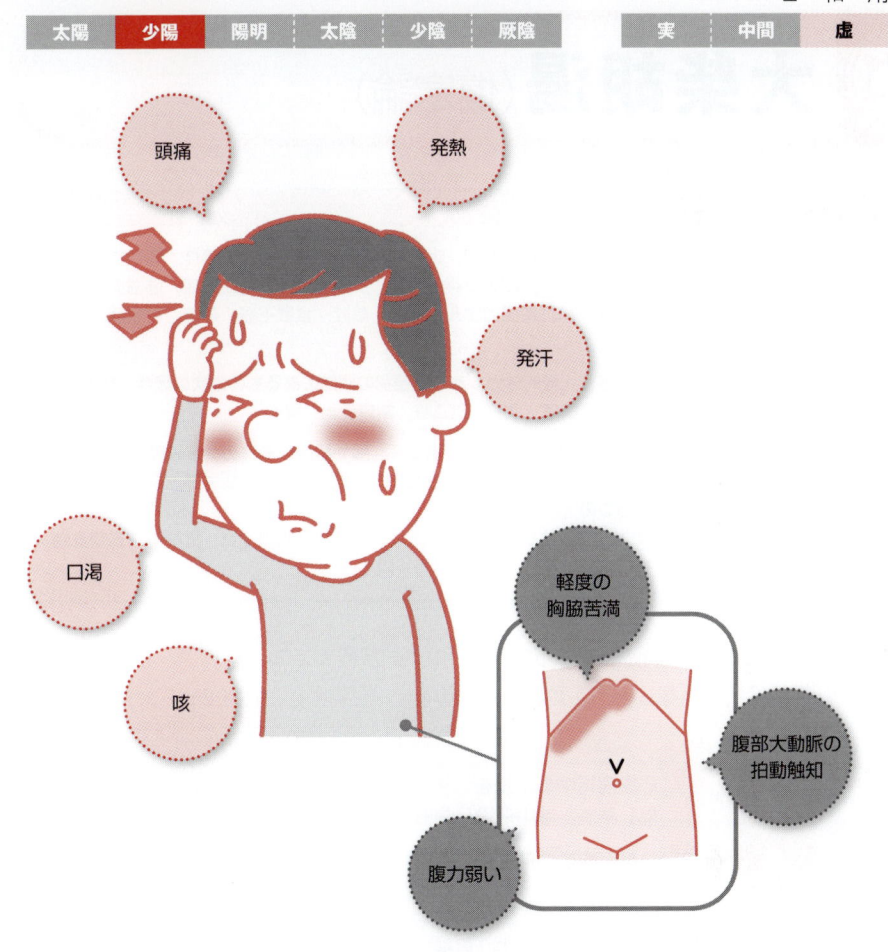

- 頭痛
- 発熱
- 発汗
- 口渇
- 咳
- 軽度の胸脇苦満
- 腹部大動脈の拍動触知
- 腹力弱い

桂枝乾姜湯の主治である）『傷寒論・太陽病下篇』．

口訣 柴胡桂枝乾姜湯は，結胸の類症で，水飲が心下に微結して小便が利せず．頭の汗が出る者を治す（柴胡桂枝乾姜湯は，結胸の類似の状態で水毒が心窩部に集まって，尿が少なくなり，頭部に発汗する者を治す）『方函・口訣』．

解説 柴胡桂枝乾姜湯は，柴胡と黄芩で少陽病の邪を除き，桂皮と乾姜で体内を温め，牡蛎で汗を止め口渇を改善し，栝樓根で口渇を治療する．浅田宗伯は，柴胡桂枝乾姜湯は，結胸の類症を治療する薬方であるとしている．腹部の腹力はやや弱く，軽度の胸脇苦満と動悸（腹部大動脈の拍動）を触れる．少陽病で寒証を伴う場合や熱のこじれた感冒，寝汗，気管支炎，肺結核などに効果がある．

大柴胡湯（傷寒論）
だいさいことう

適応

- **ツムラ**　・比較的体力のある人で，便秘がちで，上腹部が張って苦しく，耳鳴り，肩こりなど伴うものの次の諸症：胆石症，胆のう炎，黄疸，肝機能障害，高血圧症，脳溢血，じんましん，胃酸過多症，急性胃腸カタル，悪心，嘔吐，食欲不振，痔疾，糖尿病，ノイローゼ，不眠症
- **クラシエ**　・がっしりとした体格で比較的体力があり，便秘の傾向のあるものの次の諸症：肥満症，高血圧に伴う肩こり・頭痛・便秘，肩こり，常習便秘，胃炎
- **コタロー**　・肝臓部圧迫感，またはみぞおちが硬く張って，胸や脇腹にも痛みや圧迫感があり，便秘するもの，あるいはかえって下痢するもの，耳鳴，肩こり，疲労感，食欲減退などを伴うこともあるもの
  - 高血圧，動脈硬化，常習便秘，肥満症，黄疸，胆石症，胆のう炎，胃腸病，気管支喘息，不眠症，神経衰弱，陰萎，痔疾，半身不随

方意　少陽病の実証で便秘を伴うものに用いる方剤である．

構成　柴胡6g，黄芩3g，芍薬3g，半夏4g，生姜1g，枳実2g，大棗3g，大黄1（2）g

分析

君薬	柴胡	心腹腸胃中の結気を治す（神農）．心下の煩熱，諸の痰熱（水毒と熱邪）結実，胸中邪逆（病邪）を除く（別録）．
臣薬	黄芩	痰熱，胃中の熱を療す（別録）．
佐薬	枳実	胸脇の痰癖（水毒）を除く（別録）．
	芍薬	血脈を通順し，中（胃腸）を緩にす（別録）．
使薬	半夏	気を下す（神農）．心腹胸膈の痰熱満結を消す（別録）．
	生姜	嘔吐を止め，痰を去り，気を下す（別録）．
	大棗	中を補い，気を益す（別録）．
	大黄	瘀血を下す．腸胃を蕩滌（洗い流す）す（神農）．

（成無己による）

薬方の由来　小柴胡湯（柴胡，黄芩，人参，甘草，生姜，大棗，半夏）と小承気湯（大黄，枳実，厚朴）を合方して人参，甘草，厚朴を除いて，芍薬を加えたものである．

症状　発熱，便秘，腹満，嘔気．

2 和剤

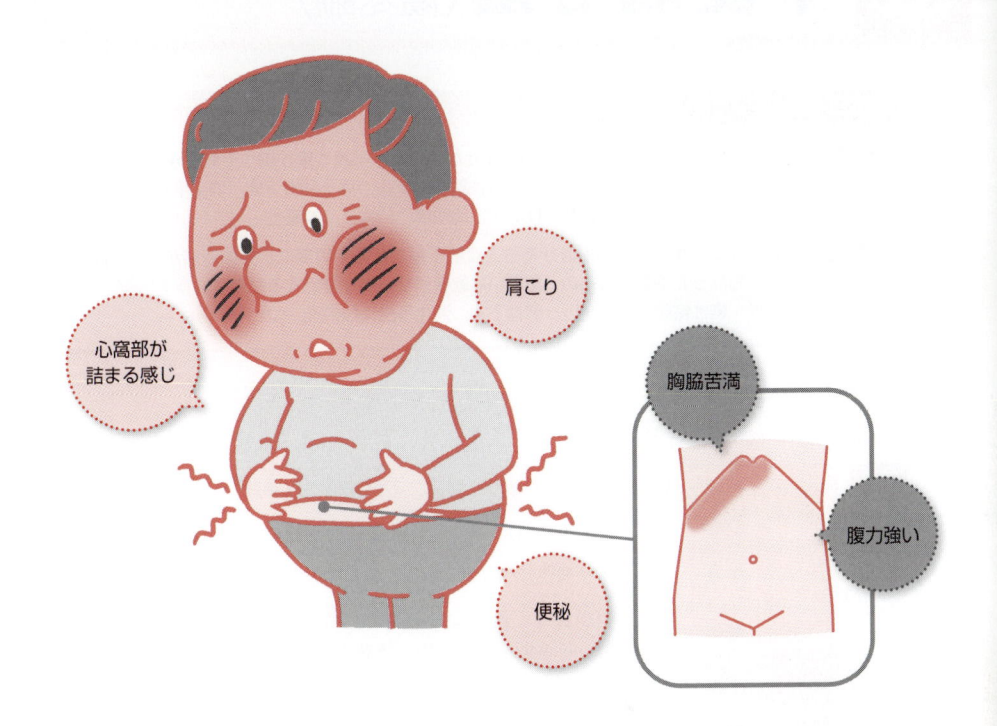

| 太陽 | 少陽 | 陽明 | 太陰 | 少陰 | 厥陰 | | 実 | 中間 | 虚 |

古典 太陽病，過経十余日，反って二三之を下し，後四五日，柴胡の証なほ在る者は先ず小柴胡湯を与う．嘔止まず，心下急（心窩部が詰まって），鬱鬱微煩（心が晴れず少しいらする）する者は，未だ解せずと為す也．大柴胡湯を与えて之を下せば，則ち癒ゆ『傷寒論・太陽病中篇』．

口訣 大柴胡湯は，少陽の極地に用いるのは勿論だが，心下急し，鬱々微煩ということを目的として世のいわゆる癇症の鬱塞（神経症のうつ状態）に用いる時は，非常の効を奏す『方函・口訣』．大柴胡湯は，小柴胡湯の証で，腹満（腹が膨張して）拘攣，嘔劇しき者を治す〔吉益東洞〕．

解説 大柴胡湯は，小柴胡湯証に便秘，腹満，拘攣，嘔気のある場合に用いる．大柴胡湯証は，小柴胡湯証と小承気湯証との合方と考えられ，大柴胡湯の病態は少陽病と陽明病の併病であると考えられる．便秘，アレルギー性鼻炎，インポテンツ，肝炎，肥満，高脂血症などに用いる．腹証は，充実した腹力と強い胸脇苦満である．

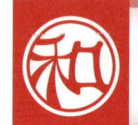

半夏瀉心湯（傷寒論）
はんげしゃしんとう

適応

ツムラ / クラシエ
・みぞおちがつかえ，ときに悪心，嘔吐があり食欲不振で腹が鳴って軟便または下痢の傾向のあるものの次の諸症：急・慢性胃腸カタル，はっ酵性下痢，消化不良，胃下垂，神経性胃炎，胃弱，二日酔，げっぷ，胸やけ，口内炎，神経症

コタロー
・胃部がつかえ，悪心や嘔吐があり，食欲不振で舌苔や胃部に水分停滞感があり，腹鳴をともなって下痢するもの，あるいは軟便や粘液便を排出するもの
・急性・慢性胃腸カタル，はっ酵性下痢，消化不良，口内炎，つわり

方意 心下痞鞕に水毒を伴うものを治す方剤である．

構成 黄連1g，黄芩2.5g，半夏5g，人参2.5g，乾姜2.5g，大棗2.5g，甘草2.5g

分析

君薬	黄連	腸澼（膿血性の下痢），腹痛，下痢を治す（神農）．
臣薬	黄芩	痰熱（水毒と熱邪），胃中の熱を療す（別録）．
佐薬	半夏	気を下す（神農）．心腹胸膈の痰熱満結を消す（別録）．
佐薬	乾姜	胸満（胸が張って苦しくなること）欬逆上気（激しい咳）を治す．中（胃腸）を温め，血を止め，汗を出す（神農）．
使薬	人参	五臓を補う（神農）．中を調う（別録）．
使薬	甘草	気力を倍にする（神農）．百薬の毒を解す（別録）．
使薬	大棗	中を補い，気を益す（別録）．

（成無己による）

薬方の由来 小柴胡湯（柴胡，黄芩，人参，甘草，生姜，大棗，半夏）より柴胡と生姜を除き，黄連と乾姜を加えたものである．

症状 嘔吐，心窩部のつかえ，下痢，腹痛，腹鳴．

古典 傷寒五六日，嘔して発熱する者は，柴胡湯の証具わる．しかるに他薬を以て之を下し，柴胡の証なお在る者は復た柴胡湯を与え，これ已に之を下すといえども，逆となさず．必ず蒸蒸として振い（熱気が蒸し出されるように体が震え），却って発熱汗出でて解す．若し心下満して鞕痛する者，これ結胸となすなり．大陥胸湯之を主る．但，満して痛まざる者は，此れを痞となす．柴胡之を与うるに中らず（柴胡之を与えてはいけない）．半夏瀉心湯に宜し『傷寒論・太陽病下篇』．

2 和剤

| 太陽 | **少陽** | 陽明 | 太陰 | 少陰 | 厥陰 |

| 実 | **中間** | 虚 |

図中ラベル：
- 嘔気・嘔吐
- 心窩部のつかえ
- 下痢
- 嘔吐
- 上から下への気の流れが障害
- 心窩部が塞がる → 気の流れの障害
- 気の流れが障害され腹鳴，便通異常となる
- 心下痞鞕

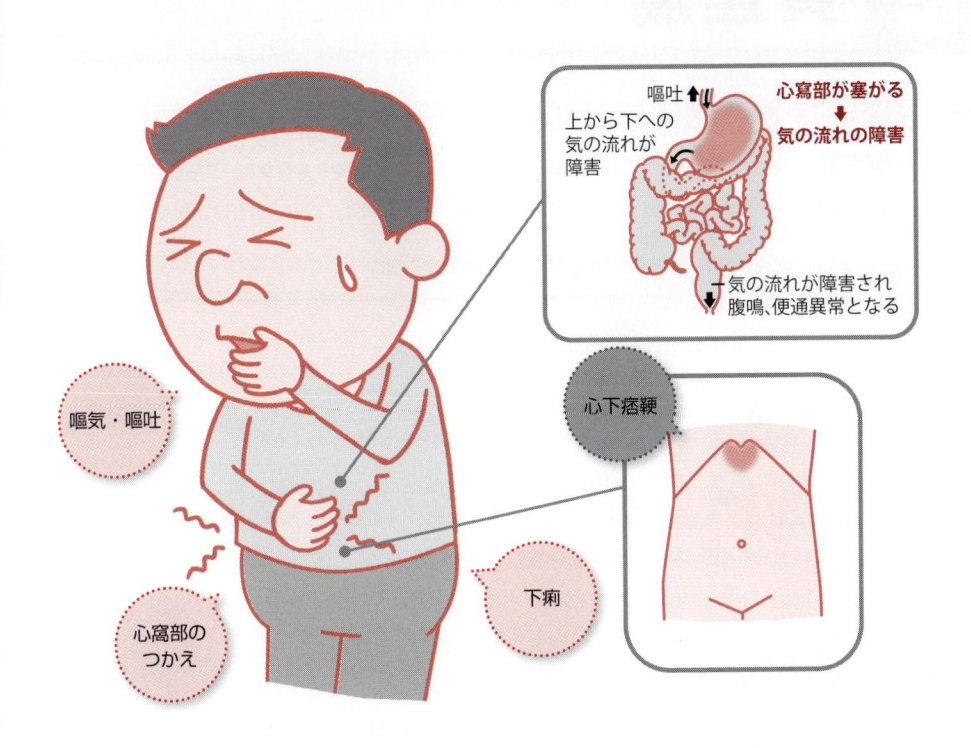

口訣 嘔して心下痞鞕，腹中雷鳴を治す（半夏瀉心湯は，吐き気，心窩部が硬くつかえがあり，腹がゴロゴロ鳴る者を治す）〔吉益東洞〕．飲邪併結して心下痞鞕する者を目的とす（水毒と邪気が結合して心窩部がつかえる者を目標とする）〔浅田宗伯〕．

解説 半夏瀉心湯の病態の要点は，心下痞鞕（心窩部の気の流れの障害）に水毒が合わさったものである．消化管の上から下への気の流れが障害され，嘔吐，心窩部のつかえが生じ，腹鳴，便通異常となるものである．診断には，腹力は中等度で，心下痞鞕の腹証が大切である．胃炎，胃潰瘍，慢性腸炎，神経症に応用される．

黄連湯 (おうれんとう)

適応

- **ツムラ**：胃部の停滞感や重圧感，食欲不振のあるものの次の諸症：急性胃炎，二日酔，口内炎
- **コタロー**：
  - 胃部に圧重感があって，食欲減退，腹痛，悪心，嘔吐，口臭，舌苔などがあり，便秘または下痢するもの
  - 胃腸カタル，口内炎，消化不良，胃酸過多症，宿酔

方意 胸中の熱と胃中の邪気を治療する方剤である．

構成 黄連3g，甘草3g，乾姜3g，桂皮3g，人参3g，半夏6g，大棗3g

分析

君薬	黄連	腸澼（膿血性の下痢），腹痛，下痢を治す（神農）．
臣薬	乾姜	胸満（胸が張って苦しくなること）欬逆上気（激しい咳）を治す．中（胃腸）を温め，血を止め，汗を出す（神農）．
	桂皮	中を温め，筋骨を堅くし，血脈を通ず（別録）．
	半夏	気を下す（神農）．心腹胸膈の痰熱（水毒と熱邪）満結を消す（別録）．
佐薬	人参	五臓を補う（神農）．中を調う（別録）．
	大棗	中を補い，気を益す（別録）．
使薬	甘草	気力を倍にする（神農）．百薬の毒を解す（別録）．

（君臣佐使は高山宏世による）

薬方の由来 半夏瀉心湯の黄芩を桂皮に変えたものである．

症状 腹痛，嘔吐，心窩部のつかえ，心煩，下痢．

古典 傷寒，胸中に熱有り，胃中に邪気有り，腹中痛み，嘔吐とせんと欲する者，黄連湯之を主る（傷寒にかかって，胸中に熱があり，胃中に邪気があり，腹中痛み，嘔気のある者は黄連湯の主治である）『傷寒論・太陽病下篇』．

口訣 黄連湯は，心煩，心下痞鞕，腹痛嘔吐，上衝する者を治す（黄連湯は，胸がいらいらして，心窩部がつかえ，腹痛や嘔吐，のぼせる者を治す）〔吉益東洞〕．

解説 黄連湯は，傷寒にかかって，胸中に熱と胃中に邪気があって，腹痛，嘔気のある者に用いる薬方である．「胃中に邪気」は何かという問題があり，「寒」の邪気とする説と「熱」の邪気とする説の2つがある．筆者は実際の治療経験に基づいて，「熱」の邪気であると考えている．少なくとも寒

| 太陽 | **少陽** | 陽明 | 太陰 | 少陰 | 厥陰 |　| 実 | **中間** | 虚 |

2　和　剤

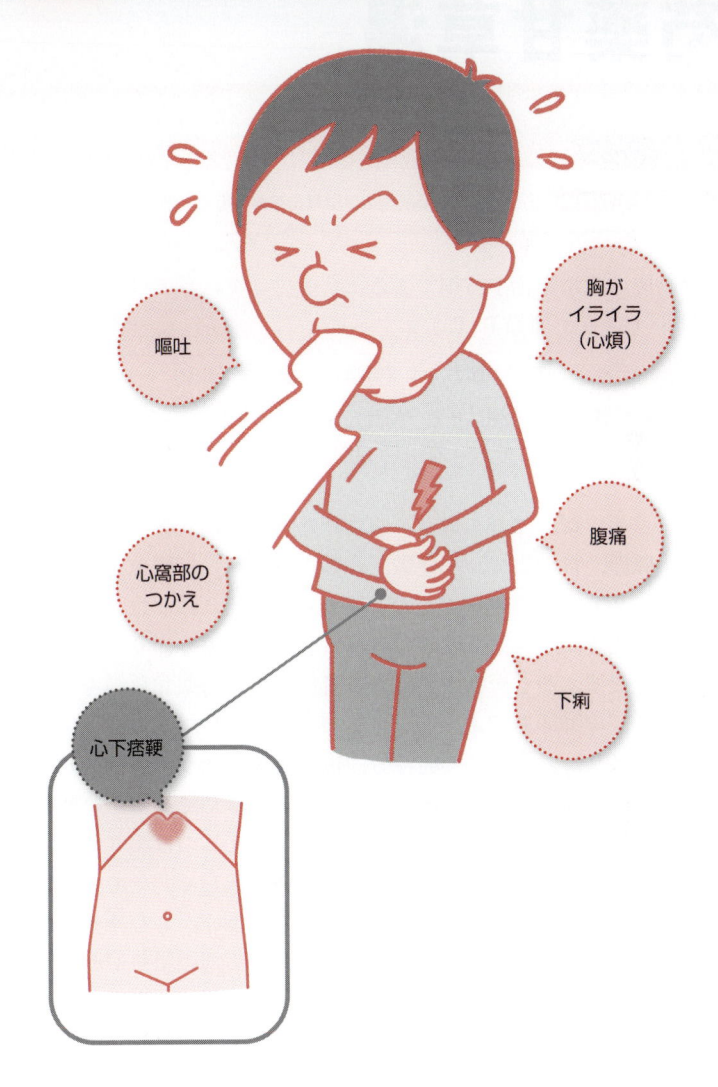

- 嘔吐
- 胸がイライラ（心煩）
- 心窩部のつかえ
- 腹痛
- 下痢
- 心下痞鞕

の邪気に限定するべきではない．「胸中に熱」と記載して，「胃中に寒」ではなく，「胃中に邪気」とわざわざ記載しているので，「邪気」のままで理解するのがよい．四診では，心下痞鞕の腹証が重要である．半夏瀉心湯と黄連湯の腹証はほとんど同じであるが，黄連湯は，心窩部に圧痛と自発痛がある．浅田宗伯は，甘草，乾姜，桂皮，人参の組み合わせは，桂枝人参湯に近い薬方であると述べている．通常は，急性胃炎，嘔吐下痢症に用いる．

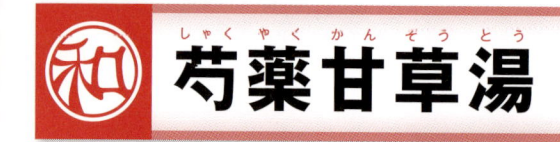

芍薬甘草湯 (しゃくやくかんぞうとう)

適応	
ツムラ　クラシエ　コタロー	・急激におこる筋肉のけいれんを伴う疼痛，筋肉・関節痛，胃痛，腹痛

方意　急な筋肉の痙攣を治す方剤である．

構成　芍薬6（5）g，甘草6（5）g

分析

君薬	芍薬	血脈を通順し，中（胃腸）を緩にす（別録）．
臣薬	甘草	気力を倍にする（神農）．百薬の毒を解す（別録）．

（『金鏡内台方議』による）

症状　腹痛，足の痙攣，こむら返り，急な疼痛（胆石症，腎結石症）．

古典　傷寒，脈浮，自汗出で，小便数，心煩，微悪寒，脚攣急するに，反って桂枝湯を与えて，その表を攻めんと欲するは，此れ誤り也．之を得て便ち厥し，咽中乾き，煩躁し，吐逆の者は，甘草乾姜湯を作りて之を与え，以て其の陽を復す．若し厥癒え足温まる者は，更に芍薬甘草湯を作りて之を与えれば，其の脚即ち伸ぶ．若し胃気和せずして譫語する者は，少しく調胃承気湯を与う．若し重ねて発汗し，復た焼鍼を加うる者は，四逆湯之を主る（傷寒で，脈浮，自汗，頻尿，胸がいらいらして，微かな悪寒，下肢の筋肉が突っ張る症状がある時には桂枝湯を与えるのは誤りである．桂枝湯を服用してすぐ身体が冷え，咽が乾き，胸が苦しく悶えて，嘔吐する時には甘草乾姜湯を作って，陽を回復させるのがよい．もし冷えが改善し，足が温まる時には芍薬甘草湯を作って与えれば，脚の攣急が改善し，下肢が伸びる．もし，胃腸の働きが悪く便秘してうわ言を言う場合には，調胃承気湯を少量与えるとよい．もし，重ねて発汗して加熱した鍼で治療した場合は，四逆湯で治療する）『傷寒論・太陽病上篇』．

口訣　芍薬甘草湯，拘攣急迫する者を治す（芍薬甘草湯は，筋肉の痙攣による急な症状を治す）〔吉益東洞〕．芍薬甘草湯は，腹中攣急して痛むを治す．小児の夜啼して止まず，腹中攣急の甚だしき者にもまた奇効あり（腹直筋が突っ張り痛むのを治す．小児の夜啼きが続き，腹直筋の突っ張りが甚だしい者にもまた奇効あり）『類聚方廣義』．芍薬甘草湯は，脚攣急を治するが主なれども，諸家腹痛及び脚気，両足或は膝頭痛み屈伸すべからざる者，

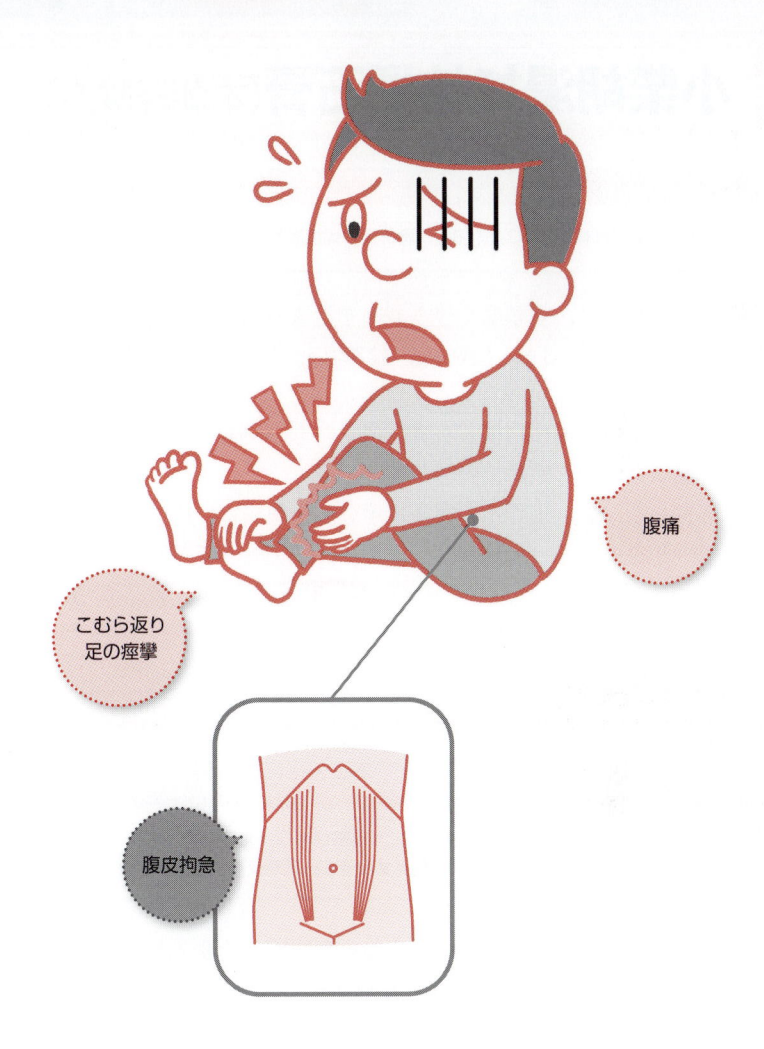

2 和剤

| 太陽 | 少陽 | 陽明 | **太陰** | 少陰 | 厥陰 | | 実 | 中間 | **虚** |

こむら返り
足の痙攣

腹痛

腹皮拘急

その他諸急痛に運用す（芍薬甘草湯は，下腿のこむら返りを治するのが主であるけれども，諸家は腹痛および脚気，両足あるいは膝頭が痛んで屈伸できない者，そのほか，様々な急痛に運用する）『方函・口訣』.

解説 芍薬甘草湯は，筋肉の痙攣による急な症状（疼痛）を寛解させる効能がある．頓服的に用いる薬であり，長期間服用すべきではない．長期間服用すると，甘草による偽アルドステロン症を発症し，低カリウム血症，高血圧などの重篤な副作用を生じることがある．腹証は，腹皮拘急がみられる．

太陽 | 少陽 | 陽明 | 太陰 | 少陰 | 厥陰　　実 | 中間 | 虚

小柴胡湯加桔梗石膏（本朝経験方）
しょうさいことうかききょうせっこう

適応

ツムラ　・咽喉がはれて痛む次の諸症：扁桃炎，扁桃周囲炎

方意　小柴胡湯証に，咽頭痛を伴うものを治す方剤である．
構成　柴胡7g，黄芩3g，人参3g，甘草2g，生姜1g，大棗3g，半夏5g，桔梗3g，石膏10g
薬方の由来　小柴胡湯に桔梗と石膏を加えたものである．
症状　発熱，咽頭痛，咳嗽，胸脇苦満．
解説　感冒，咽頭炎，化膿性扁桃炎に用いる．腹証は，胸脇苦満がみられる．

太陽 | 少陽 | 陽明 | 太陰 | 少陰 | 厥陰　　実 | 中間 | 虚

柴朴湯
さいぼくとう

適応

ツムラ　・気分がふさいで，咽喉，食道部に異物感があり，時に動悸，めまい，嘔気などを伴う
クラシエ　次の諸症：小児ぜんそく，気管支ぜんそく，気管支炎，せき，不安神経症

方意　小柴胡湯証と半夏厚朴湯証を合わせた病態を治す方剤である．
構成　柴胡7g，黄芩3g，人参3g，甘草2g，生姜1g，大棗3g，半夏5（6）g，厚朴3g，茯苓5g，蘇葉2g
薬方の由来　小柴胡湯と半夏厚朴湯の合方である．
症状　咳嗽，痰，吐き気，咽に詰まる感じ，神経症状，胸脇苦満．
口訣　柴朴湯は，梅核気を治するのみならず諸気疾に活用してよし（柴朴湯は，梅核気だけでなく，諸々の気の異常の病気に用いる）『方函・口訣』．
解説　柴朴湯は，炎症症状のある呼吸器疾患に用いる．腹証は，胸脇苦満がみられる．

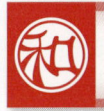

2 和剤

太陽 **少陽** 陽明 太陰 少陰 厥陰　**実** 中間 虚

柴陥湯 (さいかんとう)

適応

ツムラ
・咳，咳による胸痛

コタロー
・胸痛や背痛，あるいは胸水があって，胸元もしくは胃部がつかえ，尿量減少するもの，あるいは咳嗽して，粘稠な喀痰を排泄するもの
・気管支炎，気管支喘息，肋膜炎の胸痛

方意 小柴胡湯証と小陥胸湯証を合わせた病態を治す方剤である．

構成 柴胡5g，黄芩3g，人参2g，甘草1.5g，生姜1（0.8）g，大棗3g，半夏5g，黄連1.5g，栝楼仁3g

薬方の由来 小柴胡湯と小陥胸湯の合方である．

症状 胸痛，咳嗽，発熱，痰．

口訣 柴陥湯は，誤下の後，邪気が虚に乗じて心下に聚り，その邪の心下に聚まるにつけて，胸中の熱邪がいよいよ心下の水と併結する者を治す．痰咳の胸痛に運用すべし（柴陥湯は，誤下の後，邪気が身体の虚に乗じて心窩部に集まり，胸中の熱邪が心窩部の水毒と合わさって結合する者を治療する．湿性の咳漱を有する胸痛に用いる）『方函・口訣』．

解説 柴陥湯は，少陽病で熱性の痰の病態に用いる薬である．発熱，胸痛，喀痰などを有する気管支炎，肺炎などに用いる．筆者は，肺炎に対して抗生物質を使わずに柴陥湯で治療した経験がある．腹証は，胸脇苦満がみられる．

太陽 **少陽** 陽明 太陰 少陰 厥陰　実 **中間** 虚

柴苓湯 (さいれいとう)

適応

ツムラ
クラシエ
・吐き気，食欲不振，のどのかわき，排尿が少ないなどの次の諸症：水瀉性下痢，急性胃腸炎，暑気あたり，むくみ

| 方意 | 小柴胡湯証と五苓散証を合わせた病態を治す方剤である．
| 構成 | 柴胡7g，黄芩3g，人参3g，甘草2g，生姜1g，大棗3g，半夏5g，猪苓3（4.5）g，沢瀉5（6）g，茯苓3（4.5）g，桂皮2（3）g，蒼朮3（4.5）g
| 薬方の由来 | 小柴胡湯と五苓散の合方である．
| 症状 | 発熱，口苦，嘔吐，口渇，尿減少，浮腫，胸脇苦満．
| 口訣 | 柴苓湯は，小柴胡湯の症にして，煩渇下痢する者を治す（柴苓湯は，小柴胡湯の証で非常に口渇があり下痢する者を治す）『方函・口訣』．
| 解説 | 柴苓湯は，小柴胡湯と五苓散の合方であるから，少陽病で水毒症状を伴うものに用いる．腎炎，膠原病，急性胃腸炎などに用いられる．腹証は，胸脇苦満がみられる．

太陽 **少陽** 陽明 太陰 少陰 厥陰　　実 **中間** 虚

竹筎温胆湯（ちくじょうんたんとう）

適応

ツムラ・インフルエンザ，風邪，肺炎などの回復期に熱が長びいたり，また平熱になっても，気分がさっぱりせず，せきや痰が多くて安眠が出来ないもの

| 方意 | 肺に残る邪による咳嗽と不眠を治す方剤である．
| 構成 | 陳皮2g，半夏5g，茯苓3g，甘草1g，生姜1g，柴胡3g，人参1g，竹筎3g，香附子2g，枳実2g，黄連1g，桔梗2g，麦門冬3g
| 薬方の由来 | 二陳湯（陳皮，半夏，茯苓，甘草，生姜）に柴胡，人参，竹筎，香附子，枳実，黄連，桔梗，麦門冬を加えたものである．
| 症状 | 咳嗽，喀痰，不眠，胸脇苦満．
| 古典 | 傷寒日数過多，その熱退かず夢寝，寧からず，心驚恍惚，煩躁，痰多く眠らざる者を治す（竹筎温胆湯は，傷寒にかかって熱が長く続き悪夢を見て，恍惚の状態で，胸が苦しく悶えて，喀痰が多く出て不眠の者を治す）『万病回春・傷寒』．
| 口訣 | 胸膈に鬱熱あり，咳嗽不眠の者に用う（竹筎温胆湯は，胸や横隔膜に鬱した熱があり，咳嗽のため不眠となる者に用いる）『方函・口訣』．
| 解説 | 竹筎温胆湯は，急性熱病の経過中で，咳嗽，喀痰が長く続き，不眠の症状を有するものに用いる．気管支炎，マイコプラズマ感染症などに用いる機

会がある．腹証は，胸脇苦満がみられる．

太陽 少陽 陽明 太陰 少陰 厥陰　**実** **中間** 虚

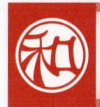

神秘湯（しんぴとう）

適応

- **ツムラ** **クラシエ**：小児ぜんそく，気管支ぜんそく，気管支炎
- **コタロー**：
  - やや慢性的に経過し，咳嗽発作と共に，呼吸困難を訴えるもの
  - 気管支炎，気管支喘息

方意 気滞による気管支喘息を治す方剤である．

構成 麻黄5（3）g，蘇葉1.5（3）g，陳皮2.5（3）g，柴胡2（4）g，杏仁4g，厚朴3g，甘草2g

分析

君薬	麻黄	表（身体表面）を発し，汗出づ．欬逆上気（激しい咳）を止む（神農）．邪悪の気を泄す（別録）．
臣薬	杏仁	欬逆上気を治す（神農）．
佐薬	柴胡	心腹腸胃中の結気（気が結ばれて滞る状態）を治す（神農）．心下の煩熱，諸の痰熱（水毒と熱邪）結実，胸中邪逆（病邪）を除く（別録）．
	陳皮	逆気を治す．水穀を利す（神農）．
	厚朴	中（胃腸）を温め，気を益し，痰を消し，気を下す（別録）．
	蘇葉	汗を発し，肌を解し，血を和し，気を下す（備要）．
使薬	甘草	気力を倍す（神農）．百薬の毒を解す（別録）．

薬方の由来 麻黄湯から桂皮を抜き，蘇葉，陳皮，柴胡，厚朴を加えたものである．

症状 咳嗽，喘鳴，呼吸困難．

古典 久咳奔喘，坐臥するを得ず，並びに喉裏呀聲，気絶するを療する方（神秘湯は，長期の咳や喘息で，坐位や臥位となることができず気絶するほどの呼吸困難の者を療する）『外台秘要・巻第九　久咳坐臥不得方』．（原典は，麻黄，蘇葉，陳皮，柴胡，杏仁であり，現代では，厚朴と甘草を加えている．）

解説 神秘湯は，「気」の関与する気管支喘息に用いられる．蘇葉，陳皮，柴胡，

厚朴は,「気」に関する生薬である.原典の記載は,気管支喘息の発作を描写しているものと思われるが,通常は小児などの気管支喘息の非発作時の管理薬として用いる.腹証は,胸脇苦満がみられる.

3 下剤

　下剤は瀉下の作用の薬によって，大便を出させ，大便とともに病邪や身体にとって有害なものを排出させる方剤である．『素問』の「陰陽応象大論」には，「中満する者は，これを内に瀉す」「実なる者は，散じてこれを瀉す」とあり，腹部に邪が存在する場合には，瀉下剤により，邪を体外へ排除する治療原則について述べている．瀉下作用のある生薬は，大黄，麻子仁，乾燥硫酸ナトリウム（硫酸マグネシウム）などがある．

　下す方法（下法）として，次の3つがある．①陽明下法：『傷寒論・陽明病』の邪を瀉下する治療法（大黄甘草湯，調胃承気湯，大承気湯），②潤下法：腸管に潤いを与えて大便を出す治療法（麻子仁丸，潤腸湯），③温下法：温めて大便を出す治療法（桂枝加芍薬大黄湯）．

　大便は大腸という川に浮かぶ舟にたとえられる．舟（大便）が順調に流れるためには十分な水（津液）と推力（気）が必要である．それ以外に，糞便容積の増加（繊維食増加）により，直腸を刺激して便意を促し，また，直接に大腸の蠕動を刺激（大黄，アロエ）したり，大便を滑らせる（麻子仁，杏仁）方法や塩類下剤（芒硝）として糞便から腸への水分の吸収を防ぐことが重要である．

　下剤は，大黄甘草湯，潤腸湯，桂枝加芍薬大黄湯，大承気湯，調胃承気湯，麻子仁丸，防風通聖散などがあり，重要な〔主要方剤〕と，比較的重要性の低い〔副方剤〕に分ける．

主要方剤	大黄甘草湯，調胃承気湯，大承気湯，麻子仁丸，桂枝加芍薬大黄湯
副方剤	潤腸湯，防風通聖散

● **主要方剤の関連図** ●

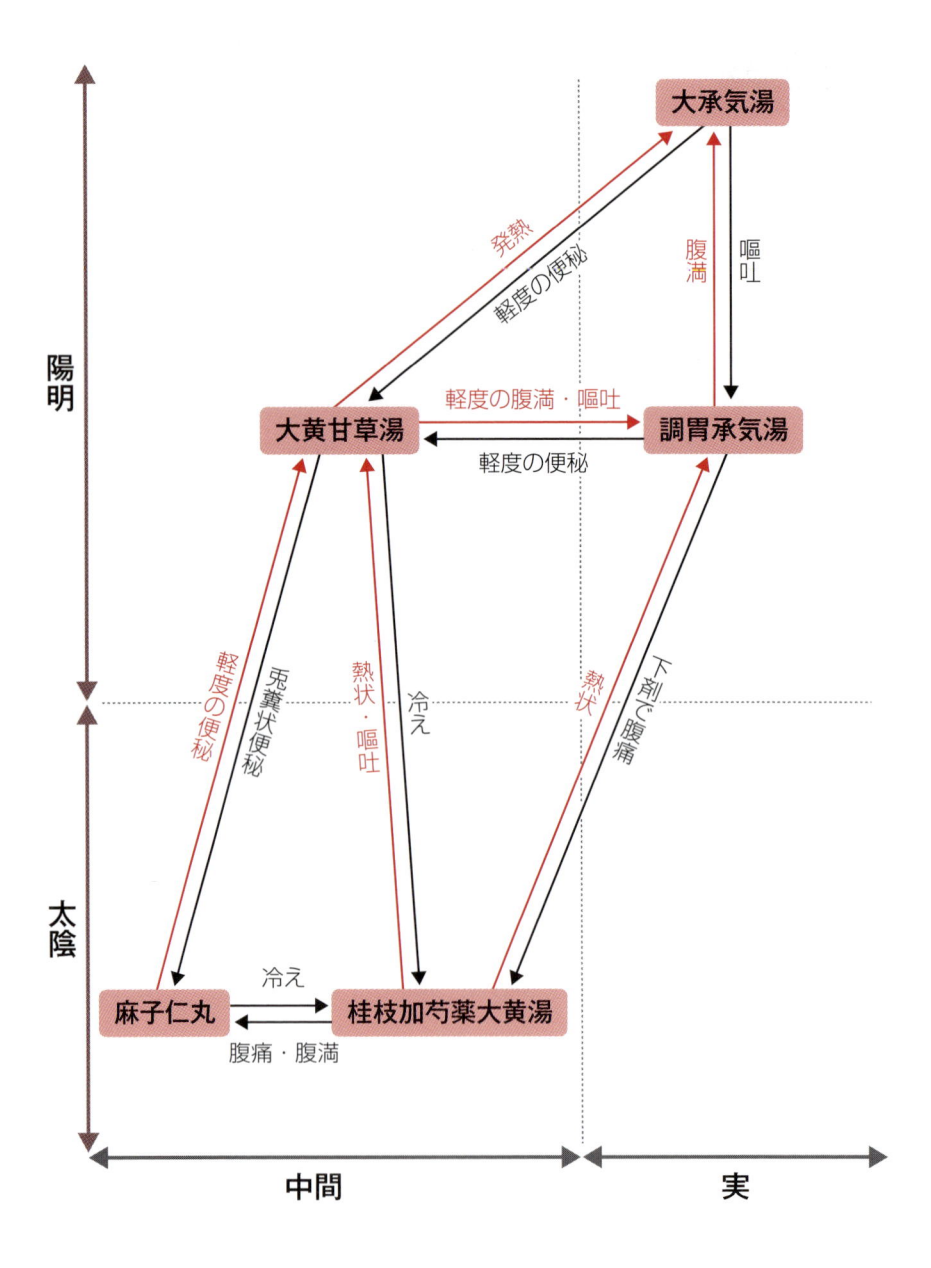

```
                                          大承気湯
                                         ↗  ↑  ↓
                                    発熱 /   |   \
                              軽度の便秘    腹満  嘔吐
                                      ↓   |    ↓
                    大黄甘草湯 ──軽度の腹満・嘔吐──→ 調胃承気湯
                         ←── 軽度の便秘 ───
陽明
─────────────────────────────────────────────
太陰       軽度の    兎糞状   熱状・  冷え    熱状   下剤で
           便秘     便秘    嘔吐                   腹痛
            ↓       ↑       ↓       ↓      ↑      ↓
          麻子仁丸 ←─ 冷え ─→ 桂枝加芍薬大黄湯
                    腹痛・腹満

          中間              実
```

● 副方剤の関連図 ●

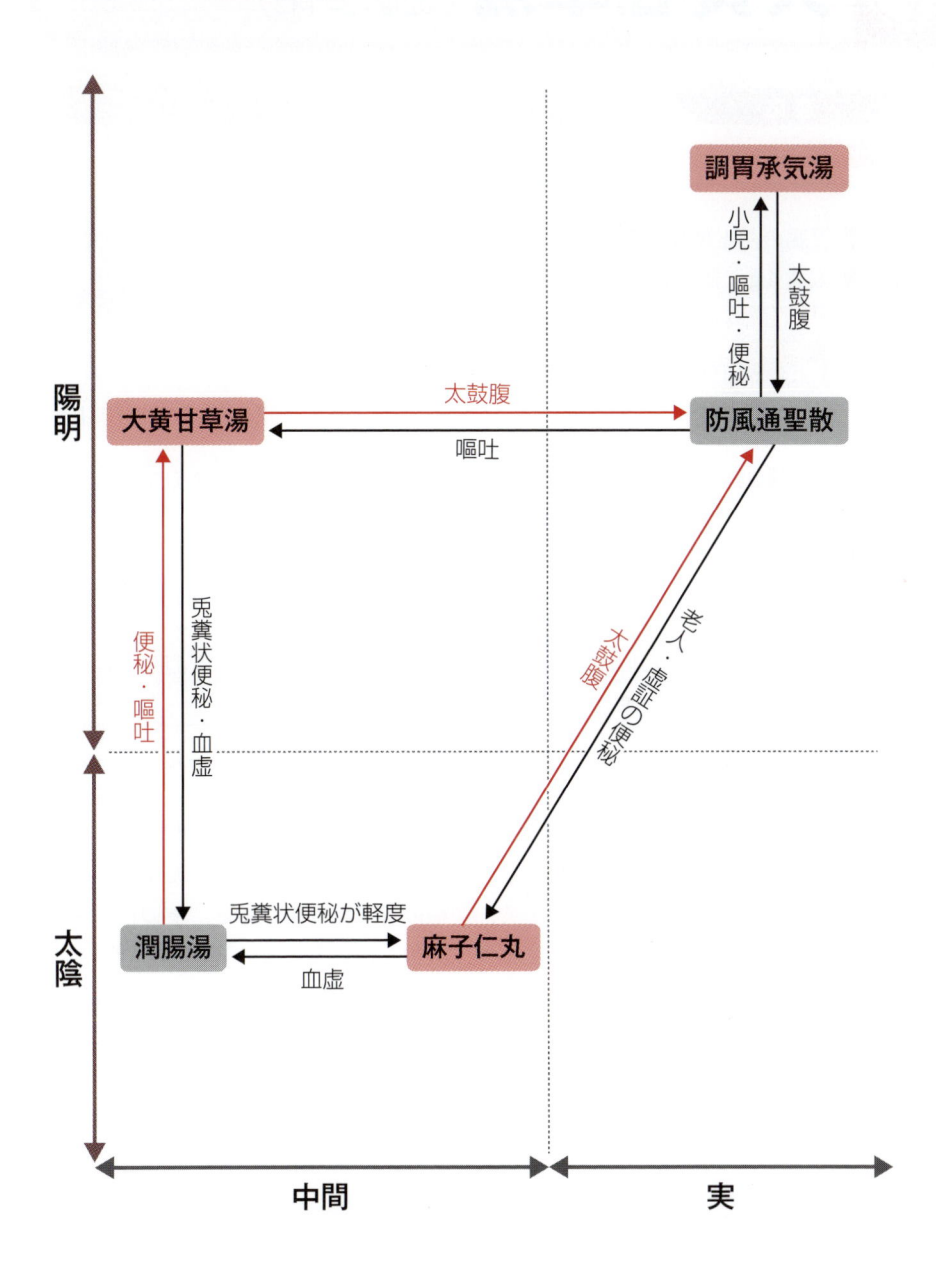

陽明 / 太陰 軸（縦）、**中間 / 実** 軸（横）

- 調胃承気湯 ⇄ 防風通聖散：小児・嘔吐・便秘 / 太鼓腹
- 大黄甘草湯 → 防風通聖散：太鼓腹
- 防風通聖散 → 大黄甘草湯：嘔吐
- 大黄甘草湯 → 潤腸湯：兎糞状便秘・血虚
- 潤腸湯 → 大黄甘草湯：便秘・嘔吐
- 潤腸湯 ← 麻子仁丸：血虚
- 麻子仁丸 → 潤腸湯：兎糞状便秘が軽度
- 麻子仁丸 → 防風通聖散：太鼓腹
- 防風通聖散 → 麻子仁丸：老人・虚証の便秘

3　下剤

61

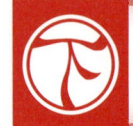

大黄甘草湯 (金匱要略)

適応

ツムラ ・便秘症

方意 胃腸の熱と便秘，嘔吐を治す方剤である．

構成 大黄4g，甘草2g

分析

君薬	大黄	瘀血を下す．腸胃を蕩滌す（洗い流す）（神農）．
臣薬	甘草	気力を倍す（神農）．百薬の毒を解す（別録）．

（君臣佐使は高山宏世による）

薬方の由来 調胃承気湯（大黄，芒硝，甘草）より芒硝を抜いたものである．

症状 便秘，嘔吐．

古典 食し已って即ち吐す者，大黄甘草湯之を主る（食事が終わってから嘔吐する者は，大黄甘草湯の主治である）『金匱要略・嘔吐噦下利病脈証并治 第十七』．

口訣 大黄甘草湯は，「南の薫りを求めんと欲すれば，先づ北窓を開け」意味にて，胃中の閉塞を大便に出すことにより，上逆の嘔吐を止めるのである．妊娠悪阻で，大便せざる者また効あり．その他一切の嘔吐腸胃の熱（大便秘結，食直後の嘔吐，手足心熱，目黄赤，上気頭痛）に属する者，皆な用うべし（大黄甘草湯は，「南の薫りを求めんと欲すれば，まず北窓を開け」という意味で胃腸の中の閉塞したものを大便として出すことにより，嘔吐を止めるのである．妊娠悪阻で，便秘の者にも効果がある．その他一切の嘔吐や腸胃の熱の病気に属する者は，皆な用いるとよい）〔浅田宗伯〕．

解説 大黄甘草湯は，食事が終わってから嘔吐する者に用いる薬であり，胃腸に停滞した宿食（宿便）を除く薬である．浅田宗伯は小児で乳を吐き便秘しているのは大黄甘草湯を服すのがよいと述べている．

3 下剤

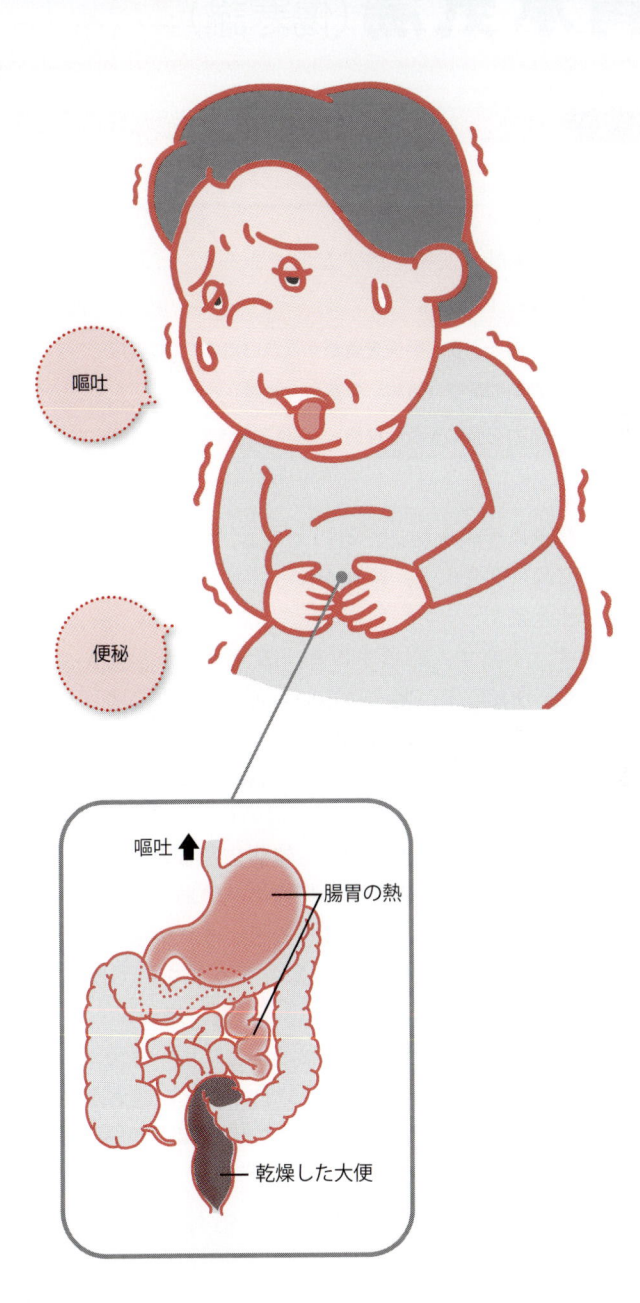

| 太陽 | 少陽 | **陽明** | 太陰 | 少陰 | 厥陰 | | 実 | **中間** | 虚 |

- 嘔吐
- 便秘

嘔吐
腸胃の熱
乾燥した大便

63

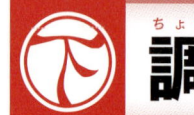

調胃承気湯（傷寒論）

下

適応

ツムラ ・便秘

方意 軽度の腹満のある実証の便秘を治す方剤である．

構成 大黄2g，芒硝0.5g，甘草1g

分析

君薬	大黄	瘀血を下す．腸胃を蕩滌す（洗い流す）（神農）．
臣薬	芒硝	六腑の積聚（腫瘤）を逐う（神農）．
佐使薬	甘草	気力を倍にする（神農）．百薬の毒を解す（別録）．

（『金鏡内台方議』による）

薬方の由来 大黄甘草湯に芒硝を加えたものである．あるいは大承気湯（枳実，厚朴，芒硝，大黄）より枳実，厚朴を抜き，甘草を加えたものである．

症状 便秘，嘔吐，吐き気．

古典 陽明病，吐せず，下らず，心煩する者，調胃承気湯を与うべし（陽明病で，嘔吐はなく，便秘して，胸がいらいら苦しく感じる者は，調胃承気湯を与えるとよい）『傷寒論・陽明病篇』．

口訣 調胃承気湯は，承気湯の中の軽剤である．故に胃に属すと云う．胃気を和すと云い，少々与えるという．大小承気湯の如く腹満燥屎を主としない．ただ熱の胃に属して内壅する者を治す．雑病に用るのもすべて，この意味である（調胃承気湯は，承気湯の中の軽症の剤である．故に胃に属するという．胃気を調和するといい，少々与えるという．大承気湯や小承気湯の症状のように腹満や燥屎は言っていない．胃が熱を持ち便秘する者を治す．雑病に用いるのも皆この意味である）『方函・口訣』．

解説 調胃承気湯は，実証で嘔吐や発熱，便秘の場合に用いる証がある．大承気湯や小承気湯と異なり，腹満や乾燥した大便はない．調胃承気湯は，三承気湯（調胃承気湯，大承気湯，小承気湯）の中で瀉下作用は，最も弱い．

3 下剤

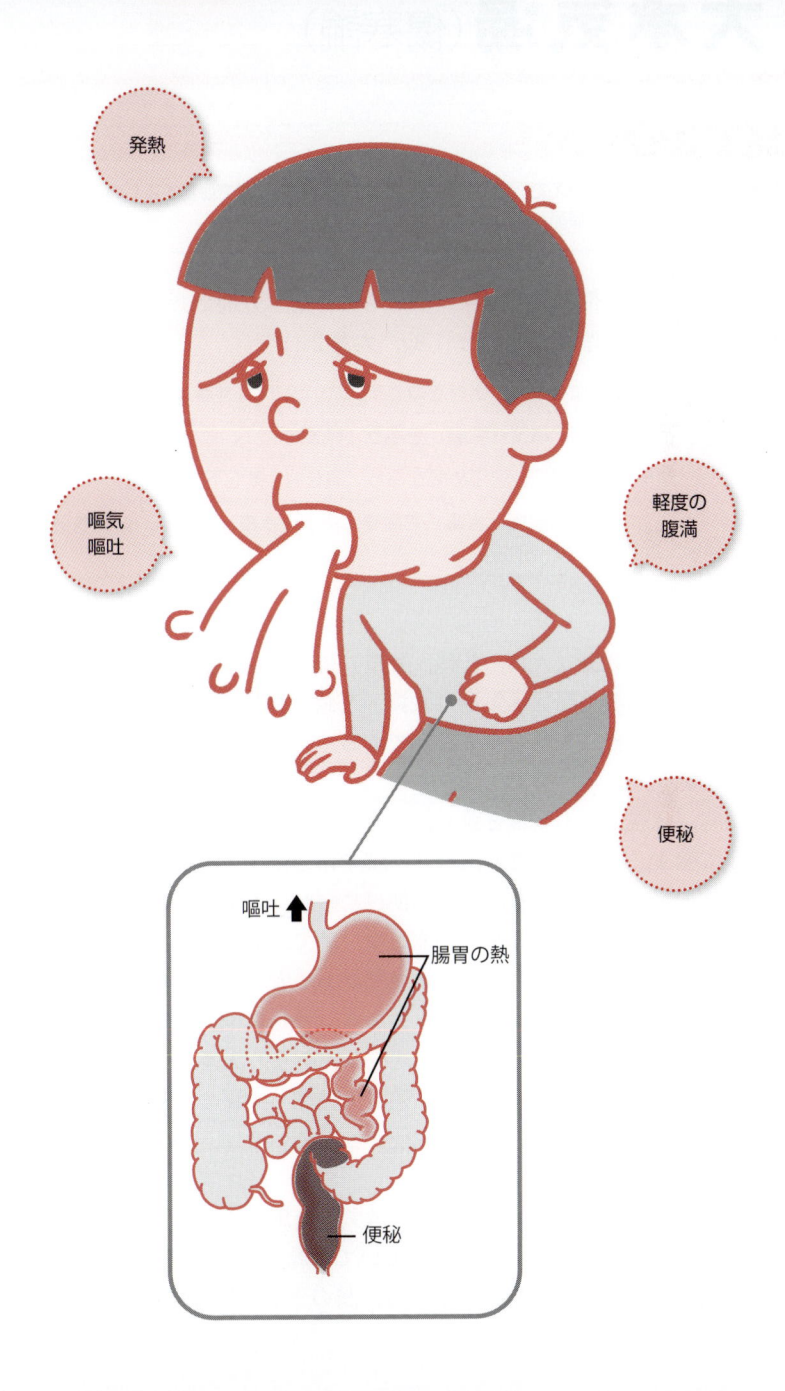

| 太陽 | 少陽 | 陽明 | 太陰 | 少陰 | 厥陰 | | 実 | 中間 | 虚 |

発熱

嘔気
嘔吐

軽度の
腹満

便秘

嘔吐 ↑
腸胃の熱
便秘

大承気湯（傷寒論）

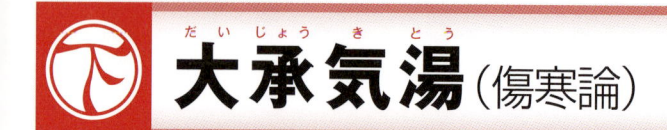

適応

ツムラ　・腹部がかたくつかえて，便秘するもの，あるいは肥満体質で便秘するもの
コタロー　常習便秘，急性便秘，高血圧，神経症，食当り

方意　胃腸の熱が強く便秘して燥屎があるものを治す方剤である．
構成　枳実3（2）g，厚朴5g，芒硝1.3g，大黄2g

分析

君薬	大黄	瘀血を下す．腸胃を蕩滌す（洗い流す）（神農）．
臣薬	芒硝	六腑の積聚（腫瘤）を逐う（神農）．
佐薬	厚朴	中（胃腸）を温め気を益し，痰を消し気を下す（別録）．
使薬	枳実	胸脇の痰癖（水毒）を除き，停水（水毒）を逐い，結実を破り脹満を消す（別録）．

（銭黄による）

薬方の由来　調胃承気湯（大黄，芒硝，甘草）より甘草を抜き，枳実，厚朴を加えたものである．調胃承気湯（大黄，芒硝，甘草）と小承気湯（大黄，厚朴，枳実）の合方とみなすことができる．

症状　便秘，嘔吐，発熱，腹部膨満．

古典　陽明病，脉遅，汗出づると雖も，悪寒せざる者，其の身必ず重く，短気腹満して喘す．潮熱有る者，此れ外，解せんと欲す．裏を攻むべきなり．手足濈然として汗出づる者，此れ大便已に鞕し．大承気湯之を主る（陽明病で，脈が遅で，汗が出るが，悪寒しない者で，身体が重くて，息切れや腹満があり喘々する．一定の時刻に発熱がある者は，外証はまもなく改善するであろうから，裏を攻めるべきである．手足に絶え間なくだらだらと汗が出る者は，大便が硬くなっているのであり，大承気湯の主治である）『傷寒論・陽明病篇』．陽明病，潮熱，大便微しく鞕の者，大承気湯を与うべし（陽明病で，潮熱があり，大便が少し硬い者は，大承気湯を与えるべきである）『傷寒論・陽明病篇』．

口訣　傷寒論において燥屎の有る時には大承気湯を用いる．燥屎の診察法は，臍下を按じて物を触れる（傷寒論においては乾燥した硬い便がある時には，大承気湯を用いる．燥屎の診察法は，臍の下を按圧して物を触れる）『方

3 下剤

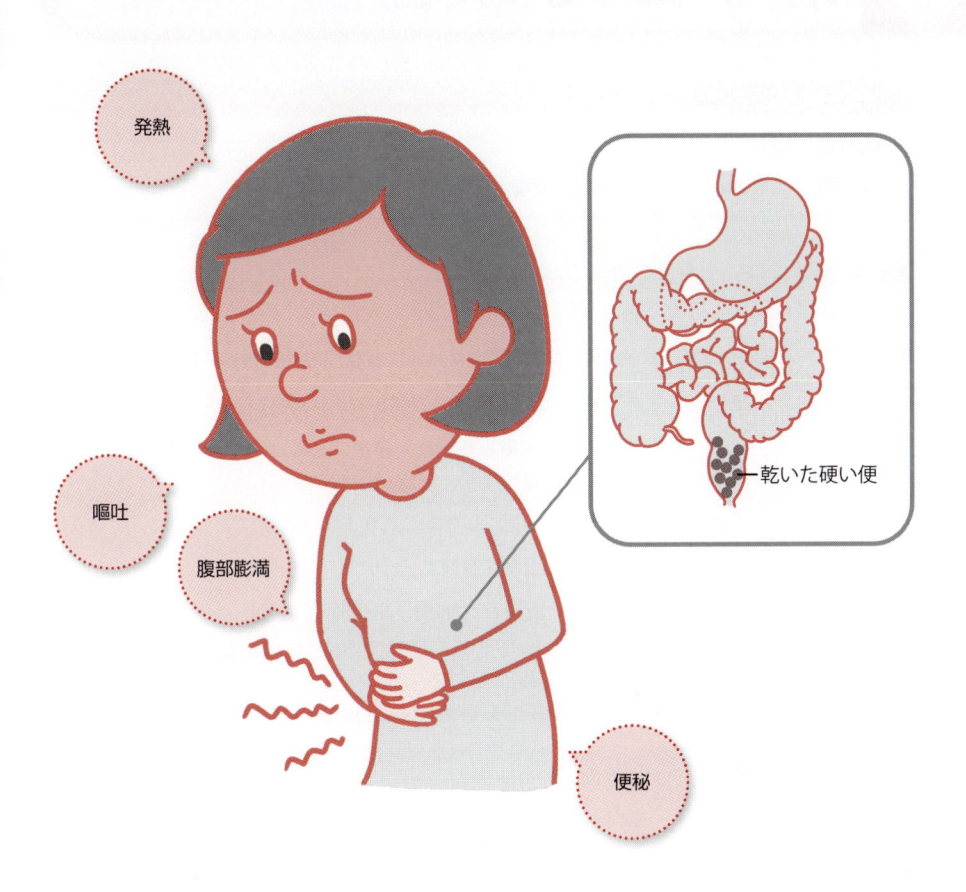

| 太陽 | 少陽 | **陽明** | 太陰 | 少陰 | 厥陰 | | **実** | 中間 | 虚 |

乾いた硬い便

発熱

嘔吐

腹部膨満

便秘

函・口訣』．

解説 実証で熱証のある便秘に急いで下す場合に用いるのが原典の使用法であるが，無熱の場合に用いることもできる．便秘を有する痙攣性疾患，精神疾患に用いることができる．古来，大承気湯の君薬は何かということが問題となっている．柯琴は厚朴は大黄の倍量用いていて，承気湯という方名から気薬である厚朴が君薬であると主張しているが，下剤としての効力を考えると大黄が最も重要な薬であることは，疑いようのない事実である．君薬は大黄とするのが適切であろう．腹力は充実して，腹部膨満がある．

麻子仁丸（傷寒論）

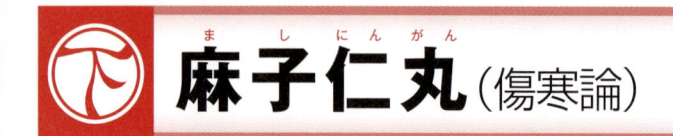

適応

ツムラ　・便秘

コタロー　・常習便秘，急性便秘，病後の便秘，便秘に伴う痔核，萎縮腎

方意　大腸に潤いを与えて下す方剤である．

構成　麻子仁5g，芍薬2g，杏仁2g，枳実2g，大黄4g，厚朴2g

分析

君薬	麻子仁	中（胃腸）を補い，気を益す（神農）．積血（瘀血）を破る（別録）．
臣薬	杏仁	気を下す（神農）．心下急満痛を消す（別録）．
佐薬	枳実	胸脇の痰癖（水毒）を除き，停水（水毒）を逐い，結実を破り脹満を消す（別録）．
	厚朴	中を温め気を益し，痰を消し気を下す（別録）．
使薬	大黄	瘀血を下す．腸胃を蕩滌す（洗い流す）（神農）．
	芍薬	堅積（腫瘤）を破る（神農）．気を益す（別録）．

（『金鏡内台方議』による）

薬方の由来　麻子仁丸は，小承気湯（大黄，厚朴，枳実）に麻子仁，芍薬，杏仁を加えたものである．

症状　老人，虚証の便秘．

古典　趺陽の脈浮にして濇，浮則ち胃気強し，濇則ち小便数，浮濇相搏ち，大便則ち鞭し，其の脾約（大便が秘結すること）となす．麻子仁丸之を主る（趺陽の脈が浮で濇である時，浮は胃気強いことを示し，濇は小便数を示している．浮と濇が相合わさって，大便は硬くなり，便秘となる場合は，麻子仁丸の主治である）『傷寒論・陽明病篇』．

口訣　老人の便秘を治するに，最もよい（麻子仁丸は老人の便秘を治すのに，最もよい）『方函・口訣』．

解説　麻子仁丸は老人や体力のない人の便秘に用いられる．麻子仁，杏仁は種子であり，油脂成分のために腸を潤す作用がある．しかし，麻子仁丸には，実証の下剤である小承気湯（大黄，厚朴，枳実）が含まれているため，老人の中には，腹痛と下痢になる場合がある．

3 下剤

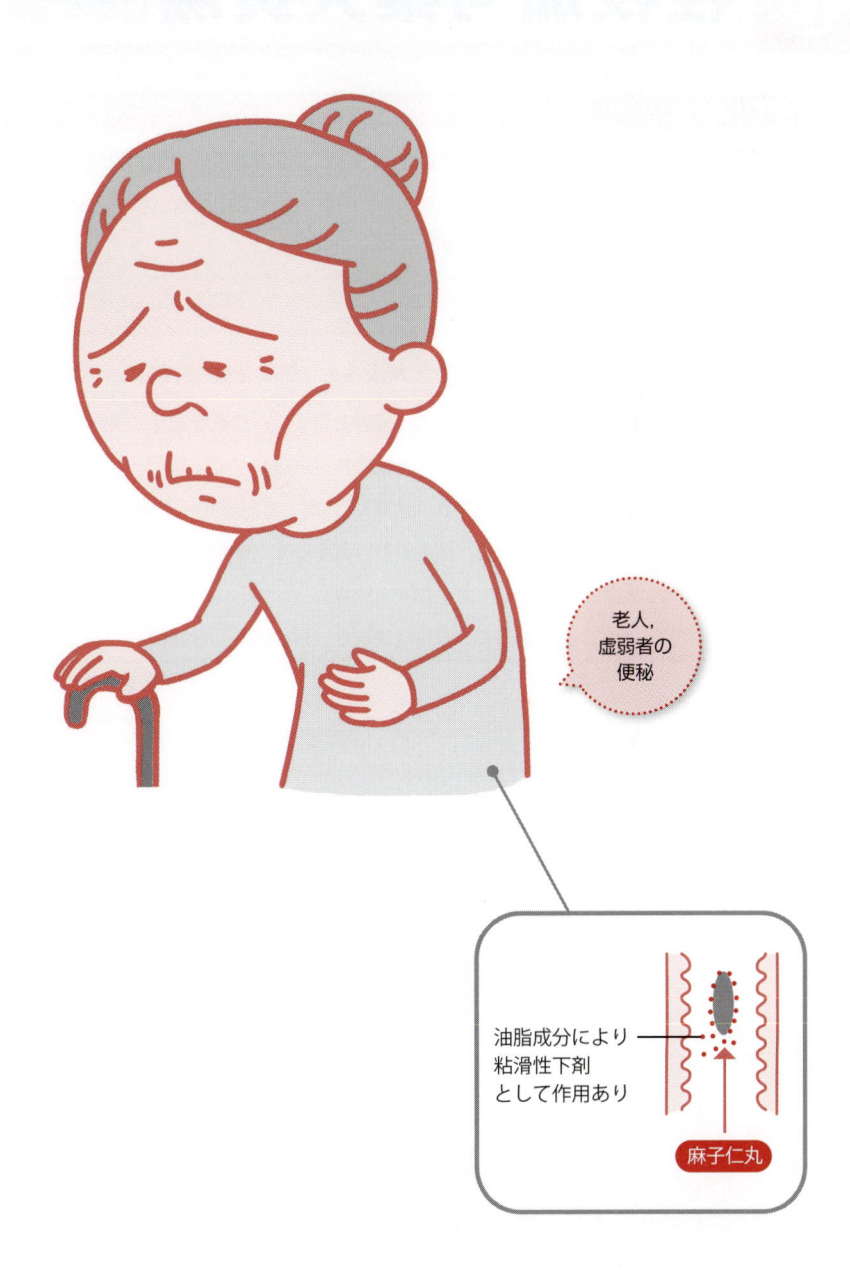

| 太陽 | 少陽 | 陽明 | 太陰 | 少陰 | 厥陰 | 実 | 中間 | 虚 |

老人,
虚弱者の
便秘

油脂成分により
粘滑性下剤
として作用あり

麻子仁丸

桂枝加芍薬大黄湯（傷寒論）

適応

ツムラ
・比較的体力のない人で，腹部膨満し，腸内の停滞感あるいは腹痛などを伴うものの次の諸症
①急性腸炎，大腸カタル
②常習便秘，宿便，しぶり腹

方意 温めて下す薬の基本方剤である．

構成 桂皮4g，芍薬6g，生姜1g，大棗4g，甘草2g，大黄2g

分析

君薬	桂皮	中（胃腸）を温め，筋骨を堅くし，血脈を通ず（別録）．
臣薬	芍薬	血脈を通順し，中を緩にす（別録）．
佐薬	甘草	気力を倍にする（神農）．百薬の毒を解す（別録）．
使薬	生姜	嘔吐を止め，痰を去り，気を下す（別録）．
	大棗	中を補い，気を益す（別録）．
	大黄	瘀血を下す．腸胃を蕩滌す（洗い流す）（神農）．

（君臣佐便は高山宏世による）

薬方の由来 桂枝加芍薬大黄湯は，桂枝加芍薬湯に大黄を加えたものである．

症状 便秘，腹痛，腹満．

古典 本，太陽病，医，反って之を下し，しかるに因って腹満し，時に痛む者，太陰に属すなり．桂枝加芍薬湯之を主る．大実痛の者，桂枝加大黄湯之を主る（もともと太陽病であったが，医師が誤って薬で下してしまった，そのために腹部が膨満し，時々痛む者は，太陰に属するのである．桂枝加芍薬湯の主治である．またひどく痛む者は，桂枝加芍薬大黄湯の主治である）『傷寒論・太陰病篇』．

口訣 桂枝加芍薬大黄湯は，温下の祖剤なり（桂枝加芍薬大黄湯は，温めて下す方剤の祖である）『方函・口訣』．

解説 桂枝加芍薬大黄湯は，太陰病の薬方であり，腸と胃の虚証で寒証の状態に便秘が加わった病態を治す方剤である．温めて下すという温下剤の基本となる薬方であり，後世の温脾湯（大黄，厚朴，桂皮，甘草，乾姜，附子）の元になる薬方である．慢性胃腸炎で冷えや便秘を呈する疾患に用いる．

3 下剤

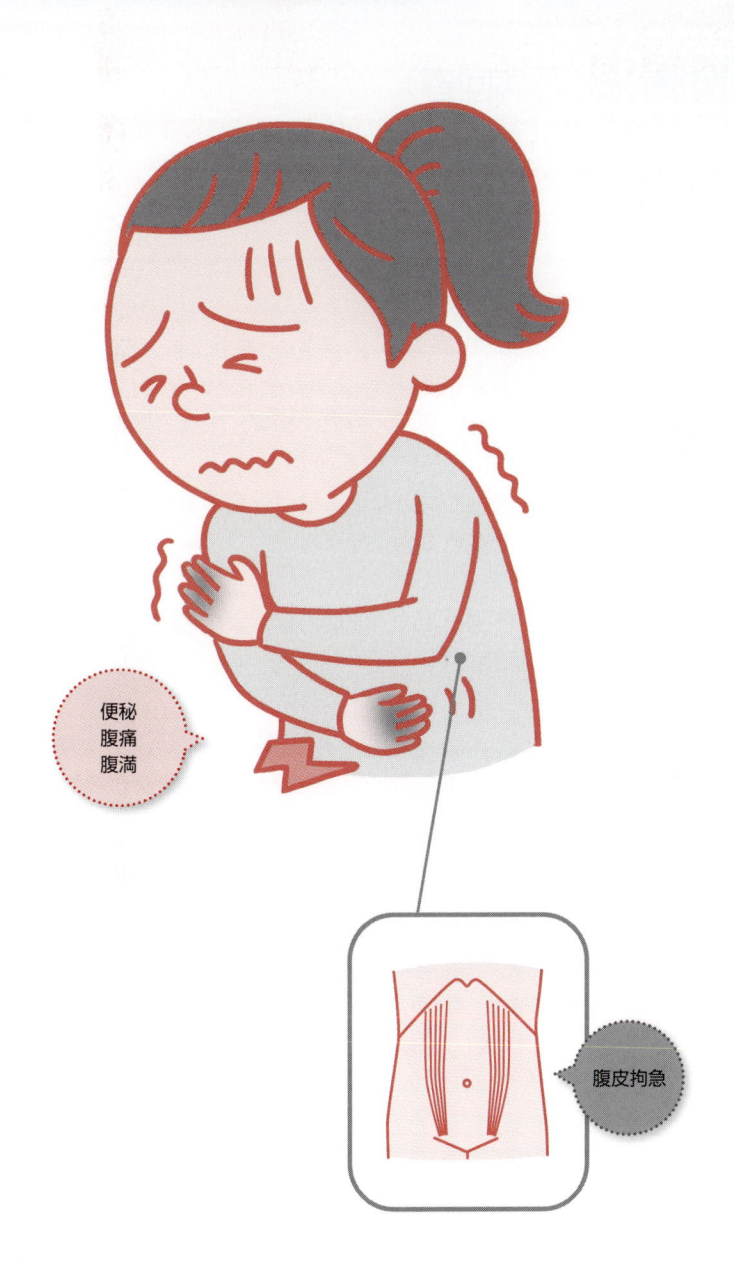

| 太陽 | 少陽 | 陽明 | **太陰** | 少陰 | 厥陰 | | 実 | **中間** | 虚 |

便秘
腹痛
腹満

腹皮拘急

太陽 少陽 **陽明** 太陰 少陰 厥陰　実 **中間** 虚

潤腸湯（万病回春）
じゅんちょうとう

適応
ツムラ　・便秘

- **方意**　老人や虚証の便秘を治療する方剤である．
- **構成**　麻子仁2g，杏仁2g，枳実2g，大黄2g，厚朴2g，桃仁2g，当帰3g，地黄6g，黄芩2g，甘草1.5g
- **薬方の由来**　麻子仁丸（麻子仁，芍薬，杏仁，枳実，大黄，厚朴）から芍薬を抜き，桃仁，当帰，地黄，黄芩，甘草を加えたものである．桃仁は，麻子仁，杏仁と同じ種子で油脂成分による通便作用があり，当帰，地黄は補血作用があり腸に潤いを与える効果がある．
- **症状**　老人，虚証の便秘．
- **古典**　潤腸湯は，大便閉結不通を治す（潤腸湯は，大便が閉結して通じないのを治す）『万病回春・大便閉』．

太陽 少陽 **陽明** 太陰 少陰 厥陰　**実** 中間 虚

防風通聖散（宣明論）
ぼうふうつうしょうさん

適応
ツムラ　・腹部に皮下脂肪が多く，便秘がちなものの次の諸症：高血圧の随伴症状（どうき，肩こり，のぼせ），肥満症，むくみ，便秘
クラシエ

コタロー　・脂肪ぶとりの体質で便秘し，尿量減少するもの
・常習便秘，胃酸過多症，腎臓病，心臓衰弱，動脈硬化，高血圧，脳溢血これらに伴う肩こり

- **方意**　実証で肥満，便秘があるものを治す方剤である．
- **構成**　大黄1.5g，芒硝0.7g，甘草2g，黄芩2g，川芎1.2g，当帰1.2g，芍薬1.2g，石膏2g，桔梗2g，白朮2g，山梔子1.2g，防風1.2g，荊芥1.2g，薄荷1.2g，麻黄1.2g，連翹1.2g，滑石3g，生姜0.3（0.4）g

3 下剤

薬方の由来 防風通聖散は，調胃承気湯（大黄，芒硝，甘草）の加味方とみなすことができる．

症状 肥満，太鼓腹，便秘，蕁麻疹，精神疾患．

古典 中風，一切の風熱，大便閉結し，小便赤渋，頭面瘡を生じ，眼目の赤痛，或は熱風を生じ，舌強ばって口禁，或は鼻に紫赤を生じ，風刺陰疹，而して肺風となり，或は厲風となり，或は腸風にして痔漏となり，或は陽鬱して諸熱，譫妄，驚狂の症となるを治す（防風通聖散は，中風や一切の風と熱の邪気の病気，便秘，尿が赤く渋る病気，頭や顔面に瘡を生じ，眼が赤く痛み，あるいは熱により体内に風を生じ，舌が強ばって口禁し，あるいは鼻が紫赤となり，蕁麻疹を生じて，肺の風となり，あるいはらい病となり，あるいは腸風のため痔漏となり，あるいは陽が鬱して諸の熱病，うわ言，精神病の証となるのを治す）『勿誤薬室「方函」「口訣」釈義』．

解説 防風通聖散は，便秘薬，やせぐすり（固太りタイプ）として通常は使用されている．副作用として肝機能障害が報告されている．

4 涼剤

　涼剤は，体を冷やす薬を用いて，体内（気，血，臓腑）の熱の病邪を除く方剤である．『素問』の「至真要大論」には，「熱なる者はこれを寒し，温なる者はこれを清す」（熱の病邪があれば，冷やす薬で治療し，温の病邪があれば，清やす薬で治療する）と，熱の病邪に対する治療原則が示されている．体内の熱を冷やす生薬としては，黄連，黄芩，黄柏，石膏，知母，升麻，紫根，連翹，竜胆などがある．涼剤は，急性熱性疾患や化膿性皮膚疾患などの治療によく用いられる．涼剤の投与により，治療に成功したら薬の減量に努める．薬が過剰となると下痢，腹痛などの副作用が生じることがある．

　涼剤には，黄連解毒湯，三黄瀉心湯，温清飲，辛夷清肺湯，桔梗湯，清肺湯，黄芩湯，荊芥連翹湯，白虎加人参湯，猪苓湯（清心蓮子飲，五淋散，猪苓湯合四物湯），茵蔯蒿湯，三物黄芩湯，竜胆瀉肝湯，柴胡清肝湯，消風散，十味敗毒湯，治頭瘡一方，清上防風湯などがある．次のように，重要な〔主要方剤〕と，やや重要性の低い〔副方剤〕に分ける．

主要方剤	黄連解毒湯，辛夷清肺湯，桔梗湯，黄芩湯，白虎加人参湯，猪苓湯，茵蔯蒿湯，十味敗毒湯，清上防風湯，消風散
副方剤	三黄瀉心湯，温清飲，清肺湯，荊芥連翹湯，清心蓮子飲，五淋散，猪苓湯合四物湯，三物黄芩湯，竜胆瀉肝湯，柴胡清肝湯，治頭瘡一方

● 主要方剤の関連図 ●

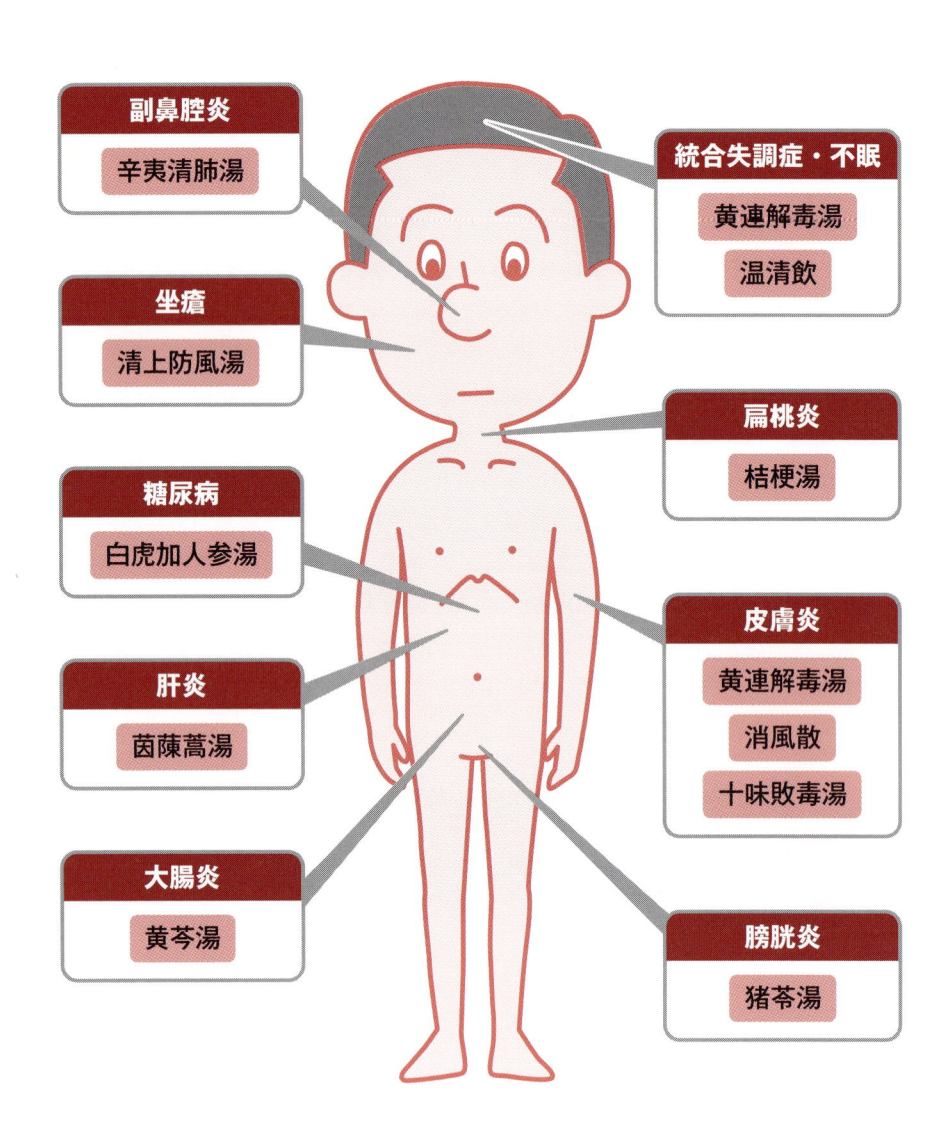

副鼻腔炎
辛夷清肺湯

坐瘡
清上防風湯

糖尿病
白虎加人参湯

肝炎
茵陳蒿湯

大腸炎
黄芩湯

統合失調症・不眠
黄連解毒湯
温清飲

扁桃炎
桔梗湯

皮膚炎
黄連解毒湯
消風散
十味敗毒湯

膀胱炎
猪苓湯

4 涼剤

● 副方剤の関連図 ●

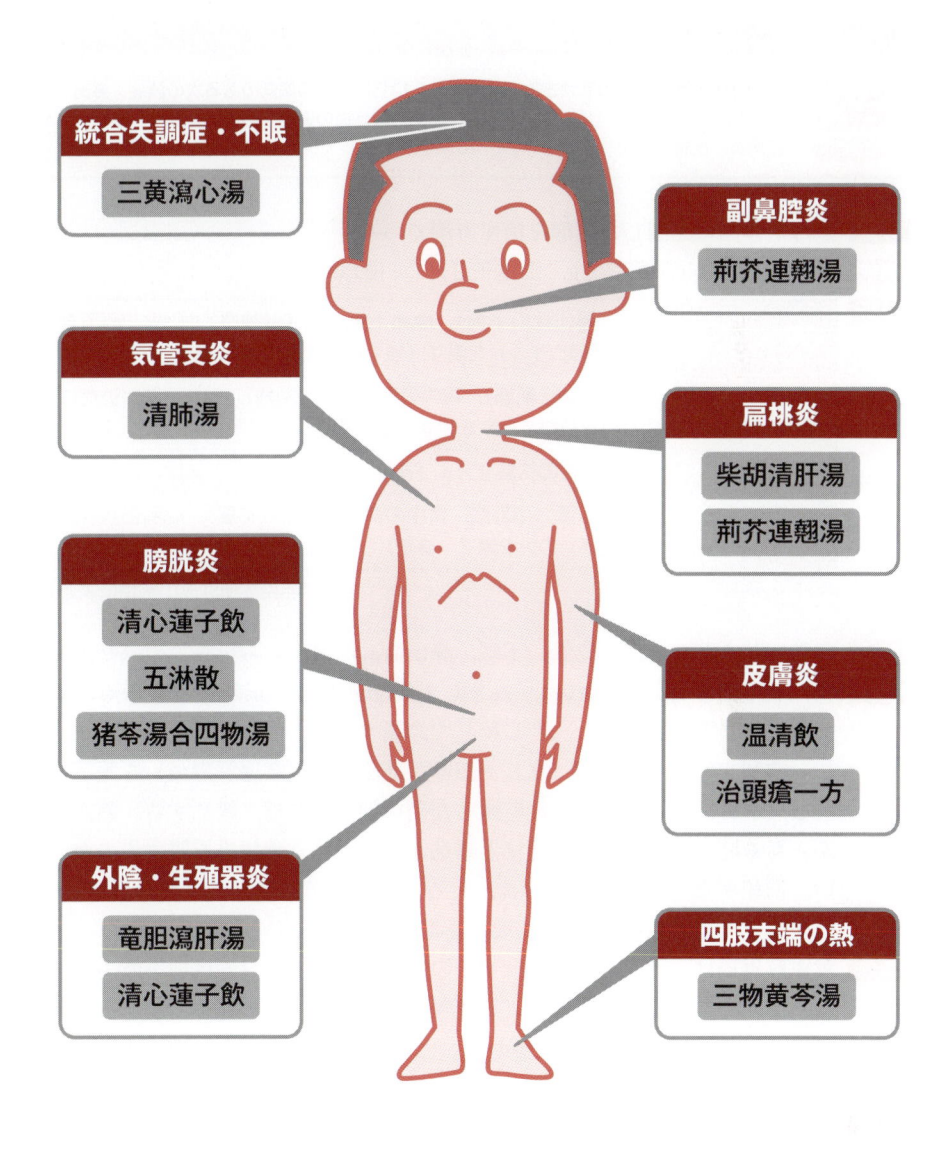

統合失調症・不眠
三黄瀉心湯

副鼻腔炎
荊芥連翹湯

気管支炎
清肺湯

扁桃炎
柴胡清肝湯
荊芥連翹湯

膀胱炎
清心蓮子飲
五淋散
猪苓湯合四物湯

皮膚炎
温清飲
治頭瘡一方

外陰・生殖器炎
竜胆瀉肝湯
清心蓮子飲

四肢末端の熱
三物黄芩湯

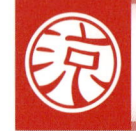

黄連解毒湯（外台秘要）

適応

- ツムラ / クラシエ / コタロー
  ・比較的体力があり，のぼせぎみで顔色赤く，いらいらする傾向のある次の諸症：鼻出血，高血圧，不眠症，ノイローゼ，胃炎，二日酔，血の道症，めまい，動悸，湿疹・皮膚炎，皮膚瘙痒症

方意 熱毒が体内に充満した病態を治す方剤である．

構成 黄連2（1.5）g，黄芩3g，山梔子2g，黄柏1.5g

分析

君薬	黄連	腸澼（膿血性の下痢），腹痛下痢を治す（神農）．心火，心下痞（心窩部のつかえ）を瀉す（強く排除する）（珍珠嚢）．
臣薬	黄芩	痰熱（水毒と熱邪），胃中の熱を療す（別録）．肺火（肺が炎症により熱を持つこと）を泄す（珍珠嚢）．
佐薬	黄柏	五臓，腸胃の結熱を治す（神農）．
使薬	山梔子	五内（五臓）の邪気，胃中の熱気を治す（神農）．心肺三焦（胸部・腹部）の火を瀉す（備要）．

（君臣佐使は高山宏世による）

症状 発熱，悶え苦しむ，口乾燥，不眠，鼻出血，吐血，いらいら，のぼせ．

古典 又，若し胃中に燥糞有れば，人をして錯語せしむ．正熱盛んなるも，また，人をして錯語せしむ．若し秘して錯語する者，宜しく承気湯を服すべし．通利して錯語する者，宜しく四味黄連除熱湯（黄連解毒湯）を服下すべし（また，もし胃腸の中に乾燥した硬い便があれば，錯乱する．熱が盛んとなる時も，錯乱する．便秘と錯乱がある時は，承気湯を服するのがよい．便秘がなくて錯乱する者は，よろしく四味黄連除熱湯〔黄連解毒湯〕を服薬すべきである）『外台秘要・巻第一 崔氏方』．

口訣 黄連解毒湯は，胸中熱邪を清解するの聖剤なり．その目的は梔子豉湯の証にして，熱勢劇しき者に用う（黄連解毒湯は，胸中の熱邪を清解する聖剤である．その目的は梔子豉湯の証にして，熱の勢い激しい者に用いる）『方函・口訣』．

解説 黄連解毒湯は，火の邪気が体内の表裏に充満した病態を治す．火の邪気が中枢神経を侵すと，「狂の如く」，錯語，不眠などの症状が出現する．不眠症，統合失調症などの精神神経疾患，アトピー性皮膚炎などに用いられ

| 太陽 | 少陽 | **陽明** | 太陰 | 少陰 | 厥陰 |　| **実** | 中間 | 虚 |

4 涼剤

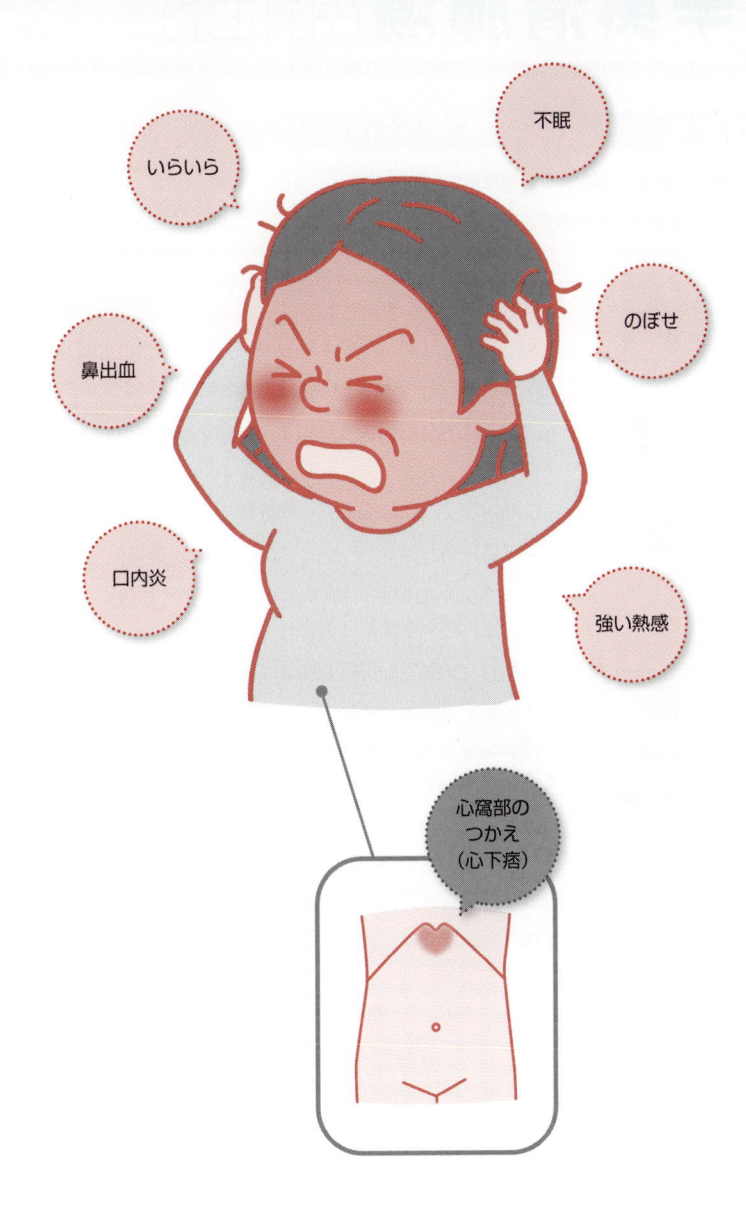

- いらいら
- 不眠
- 鼻出血
- のぼせ
- 口内炎
- 強い熱感
- 心窩部のつかえ（心下痞）

る．アトピー性皮膚炎に用いる場合は，実証で強い熱感，発赤，瘙痒がある時に応用され，石膏剤や桂枝加黄耆湯と合方して用いることもある．

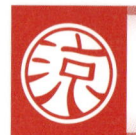

辛夷清肺湯 (外科正宗)

適応

ツムラ クラシエ	・鼻づまり, 慢性鼻炎, 蓄膿症
コタロー	・蓄膿症, 慢性鼻炎, 鼻閉

方意 副鼻腔周辺の熱を治す方剤である.

構成 辛夷2 (3) g, 黄芩3g, 山梔子3 (1.5) g, 麦門冬5 (6) g, 石膏5 (6) g, 知母3g, 百合3g, 升麻1 (1.5) g, 枇杷葉2 (1) g

分析

君薬	辛夷	九竅（人体の9つの穴）を利す. 鼻淵, 鼻塞を主治す（備要）.
臣薬	黄芩	痰熱（水毒と熱邪）, 胃中の熱を療す（別録）. 肺火（肺が炎症により熱を持つこと）を泄す（珍珠嚢）.
	知母	消渇（糖尿病）, 熱中を治し, 邪気を除く（神農）.
	山梔子	五内（五臓）の邪気, 胃中の熱気を治す（神農）. 心肺三焦（胸部・腹部）の火を瀉す（備要）.
佐薬	枇杷葉	胃を和し, 気を下し, 熱を清す（綱目）.
	麦門冬	胃絡脈絶え, 羸痩（やせ衰えること）, 短気（息切れ）するを治す（神農）. 陰を強め, 精を益し穀（穀物）を消し, 中（胃腸）を調え神（精神）を保ち, 肺気を定む（別録）.
	百合	肺を潤し, 心を寧じ, 熱を清し, 嗽を止め, 中を補い, 気を益す（備要）.
使薬	升麻	百毒を解する（別録）. 胃中の清気を升らす（李東垣）.
	石膏	身熱, 三焦（全身）大熱, 皮膚熱を除く（別録）.

（君臣佐使は高山宏世による）

症状 黄緑色の鼻汁, 鼻閉, 頭痛, 副鼻腔炎.

古典 辛夷清肺飲, 肺熱して鼻内に瘜肉（鼻ポリープ）するを治す. 初め榴子の如く, 日後, 漸に大となり, 孔竅を閉塞し, 気, 宣通せざる者, 之を服す（辛夷清肺飲は, 肺熱のために鼻内に生ずるポリープを治す. 初めはざくろの実のようであり, 後日, 徐々に大きくなり, 鼻の穴を閉塞し, 鼻閉となる者, これを服す）『外科正宗・巻之四 癰疽門・鼻痔 第五十二』.

口訣 辛夷清肺湯は, 脳漏（副鼻腔炎）鼻淵, 鼻中息肉（鼻ポリープ）, 或は鼻

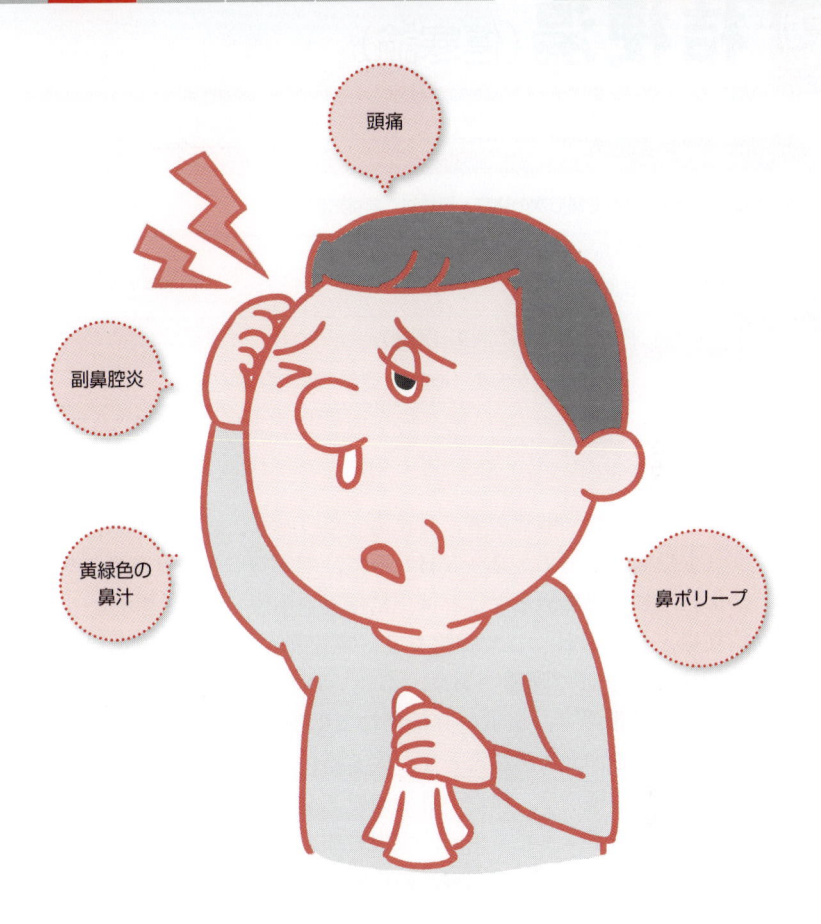

4 涼剤

| 太陽 | **少陽** | 陽明 | 太陰 | 少陰 | 厥陰 | | 実 | **中間** | 虚 |

頭痛

副鼻腔炎

黄緑色の鼻汁

鼻ポリープ

香臭を聞かざる等の症，すべて熱毒に属する者に用ひて効あり．脳漏鼻淵は大抵葛根湯加川芎大黄，或は頭風神方に化毒丸を兼用して治すれども，熱毒あり疼痛甚しき者は，此方にあらざれば治すること能はず（辛夷清肺湯は，副鼻腔炎，鼻ポリープ，においを消失したもの，すべて熱の毒によって生じたものに効果がある．副鼻腔炎は普通は葛根湯加川芎大黄，あるいは頭風神方に化毒丸を兼用して治療するが，熱毒があって疼痛が甚しい者は，辛夷清肺湯でなければ治療することはできない）『方函・口訣』．

解説 辛夷清肺湯は，副鼻腔炎，鼻ポリープなどを治す方剤である．

桔梗湯（傷寒論）

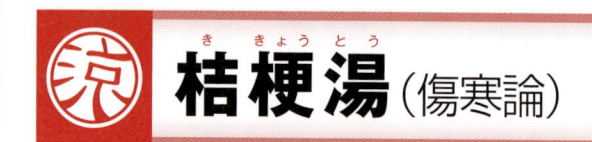

適応
ツムラ ・咽喉がはれて痛む次の諸症：扁桃炎，扁桃周囲炎

構成 桔梗 2 g，甘草 3 g

分析

君薬	桔梗	喉咽痛を利す（別録）．
臣佐薬	甘草	気力を倍す（神農）．百薬の毒を解す（別録）．

（『金鏡内台方議』による）

症状 咽頭痛．

古典 少陰病，二三日，咽痛の者，甘草湯を与うべし，差えざれば，桔梗湯を与う（少陰病になって，2～3日たって，咽が痛い者，甘草湯で治療するのがよい．甘草湯で治らなければ，桔梗湯で治療する）『傷寒論・少陰病篇』．

口訣 桔梗湯，甘草湯証にして腫膿有り，或いは粘痰を吐す者を治す（桔梗湯は，甘草湯の証で腫膿があり，あるいは粘りのある痰を吐く者を治す）『方極』．桔梗湯は，後世の甘桔湯にて咽痛の主薬なり．又肺癰の主方とす．又姜棗を加えて排膿湯とす．諸瘡瘍に用う．又この方に加味して喉癬にも用う（桔梗湯は，後世の甘桔湯であり咽痛の主薬である．また肺化膿症の主方である．また，生姜，大棗を加えて排膿湯とする．諸々の瘡瘍に用う．桔梗湯に加味して咽喉部の化膿性炎症にも用う）『方函・口訣』．

解説 桔梗湯は，通常，咽頭痛に用いる．

4 涼剤

| 太陽 | 少陽 | 陽明 | 太陰 | **少陰** | 厥陰 | | 実 | **中間** | 虚 |

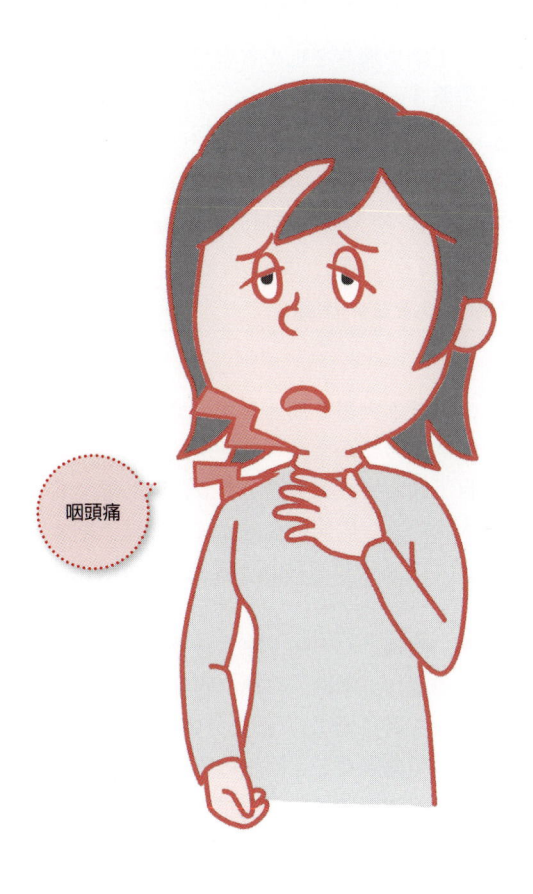

咽頭痛

黄芩湯 (傷寒論)
おうごんとう

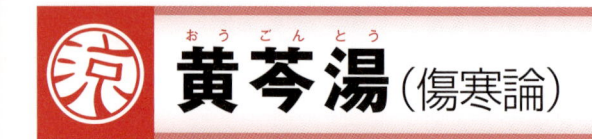

適応

三和生薬 ・腸カタル，消化不良，嘔吐，下痢

方意 黄芩湯は，熱を清し，下痢や痛みを止める方剤である．

構成 黄芩4g，甘草3g，芍薬3g，大棗4g

分析

君薬	黄芩	腸澼（膿血性の下痢），泄痢（下痢）を治す（神農）．痰熱（水毒と熱邪），胃中の熱を療す（別録）．
臣薬	芍薬	血脈を通順し，中（胃腸）を緩にす（別録）．
佐薬	甘草	気力を倍にする（神農）．百薬の毒を解す（別録）．
使薬	大棗	中を補い，気を益す（別録）．

（『金鏡内台方議』による）

薬方の由来 芍薬甘草湯に，黄芩と大棗を加えたものである．

症状 下痢，発熱，腹痛，心窩部のつかえ，腹皮拘急．

古典 太陽と少陽の合病，自下利の者，黄芩湯を与う．若し嘔する者，黄芩加半夏生姜湯之を主る（太陽病と少陽病の合病で，自然に下痢する者は，黄芩湯を与える．もし嘔気がある者は黄芩加半夏生姜湯の主治である）『傷寒論・太陽病下篇』．

口訣 黄芩湯は，痢疾，発熱，腹痛，心下痞，裏急後重（しぶり腹）ありて膿血を便する者を治す（黄芩湯は，下痢，発熱，腹痛，心窩部のつかえ，裏急後重があって膿血便のある者を治す）『類聚方廣義』．黄芩湯は，少陽部位下利の神方なり．後世の芍薬湯などと同日の論に非ず．但同じ下痢にても柴胡は往来寒熱を主とす．この方は腹痛を主とす．故にこの症に嘔気あれば柴胡を用いずして後方を用いる也（黄芩湯は，少陽病の下痢の神方である．後世の芍薬湯などと同じような意味ではない．ただ同じ下痢でも小柴胡湯は往来寒熱を主症状とする．黄芩湯は腹痛を主症状とする．故にこの症に嘔気あれば柴胡は用いないで黄芩湯を用いるのである）『方函・口訣』．

解説 黄芩湯は，太陽病と少陽病の合病で，熱の下痢の時に用いる方剤である．黄芩湯には，芍薬と甘草が含まれていて，腹痛がみられ，腹証としては腹皮拘急がみられる．

| 太陽 | 少陽 | 陽明 | 太陰 | 少陰 | 厥陰 | | 実 | 中間 | 虚 |

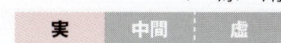

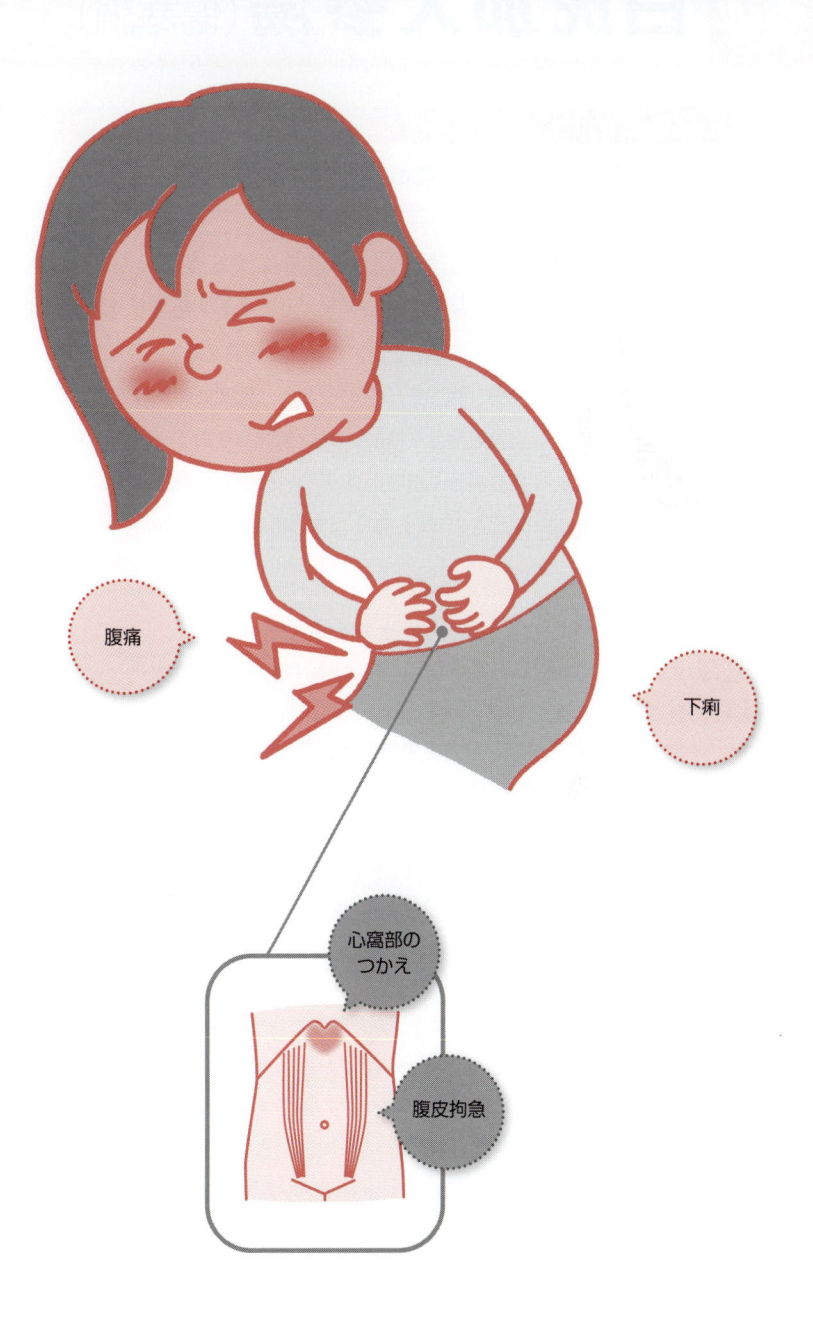

4 涼剤

- 腹痛
- 下痢
- 心窩部のつかえ
- 腹皮拘急

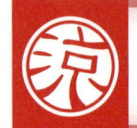

白虎加人参湯（傷寒論）
びゃっこかにんじんとう

適応
ツムラ　クラシエ　コタロー　・のどの渇きとほてりのあるもの

方意　白虎加人参湯は，熱を冷まし，津液を生ずる方剤である．
構成　知母5g，石膏15g，甘草2g，粳米8g，人参1.5（3）g

分析

君薬	石膏	身熱，三焦（全身）大熱，皮膚熱を除く（別録）．
臣薬	知母	消渇（糖尿病），熱中を治し，邪気を除く（神農）．
	人参	五臓を補う（神農）．中（胃腸）を調う（別録）．
佐薬	粳米	気を益し，煩を止め，渇を止める（別録）．
使薬	甘草	気力を倍す（神農）．百薬の毒を解す（別録）．

（『医宗金鑑』を参考にした）

薬方の由来　白虎湯に，人参を加えたものである．

症状　大汗，大煩渇，発熱，脈洪大，便秘はない．

古典　桂枝湯を服し，大いに汗出でて後，大煩渇して解せず，脈洪大の者は白虎加人参湯之を主る（桂枝湯を服用した後，大量の汗が出て，ひどく咽が渇いて，病気が治らない，脈が洪大の者は白虎加人参湯の主治である）『傷寒論・太陽病上篇』．

口訣　霍乱（嘔吐下痢症）で，吐瀉の後，大熱煩躁，大渇引飲，心下痞鞕，脈は洪，大の者を治す（白虎加人参湯は，嘔吐下痢症で，嘔吐下痢の後，体表に熱があり煩躁して，ひどい口渇と水を多く飲み，心下痞鞕があり，脈は洪大の者を治す）『類聚方廣義』．

解説　白虎加人参湯は，身体中に熱の邪気が充満した状態を治す方剤である．白虎加人参湯は，桂枝湯を服用した後，大量の汗が出て，ひどく咽が渇いて，脈が洪大を呈する病態を治す薬である．白虎湯類の症状は，一般に，四大証（大熱，大汗，大渇，脈洪大）として要約される．『診家正眼』には，「洪脈は，極めて大きく，洪水の様であり，来る時は盛んであり，去る時は衰えた脈である」とある．

4 涼剤

| 太陽 | 少陽 | **陽明** | 太陰 | 少陰 | 厥陰 | | **実** | 中間 | 虚 |

- 大汗
- 発熱
- 口渇 ほてり
- 便秘はない
- 心下痞鞕

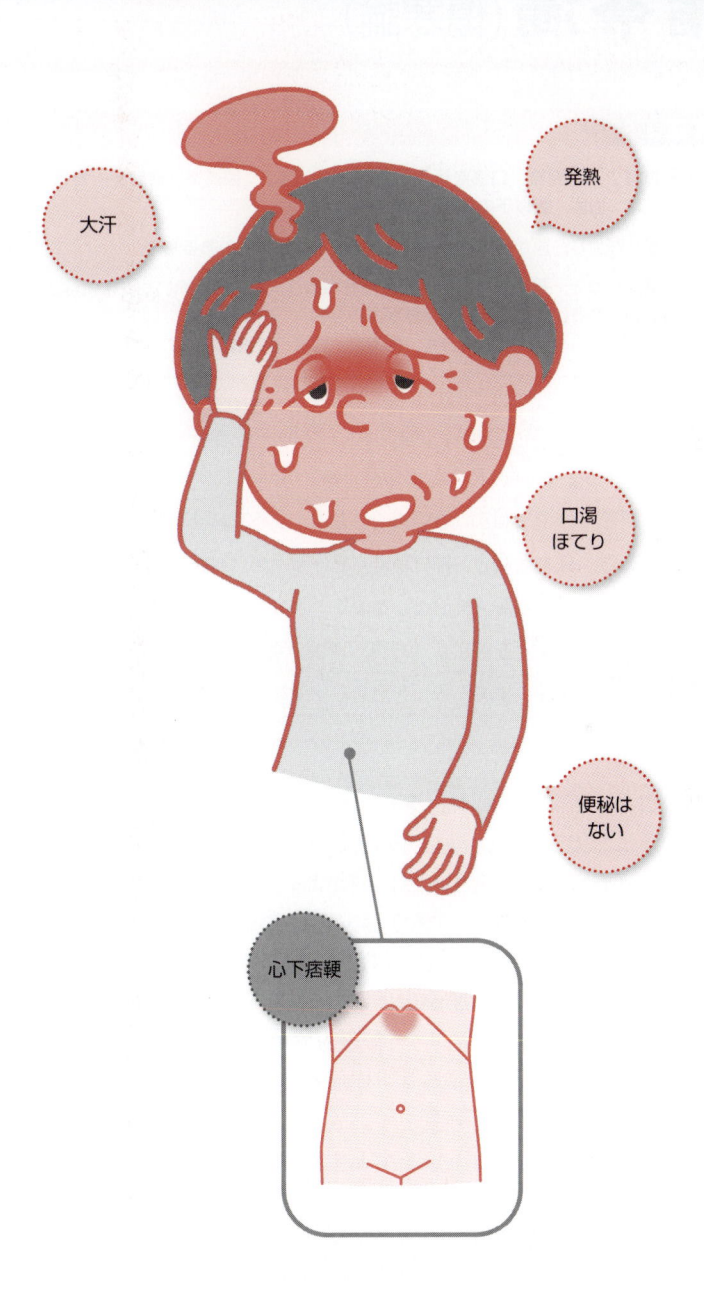

猪苓湯 (傷寒論)
ちょれいとう

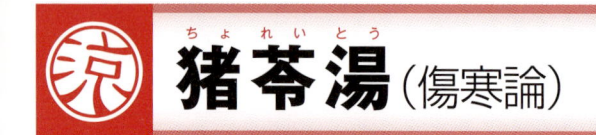

適応

ツムラ	・尿量減少，小便難，口渇を訴えるものの次の諸症：尿道炎，腎臓炎，腎石症，淋炎，排尿痛，血尿，腰以下の浮腫，残尿感，下痢
クラシエ	・尿量が減少し，尿が出にくく，排尿痛あるいは残尿感のあるもの
コタロー	・咽喉がかわき，排尿痛あるいは排尿困難があり，尿の色は赤いか，または血液の混じるもの，あるいは腰や下肢に浮腫があるもの ・腎炎，ネフローゼ，膀胱カタル，尿道炎，腎臓・膀胱結石による排尿困難

方意 猪苓湯は，利尿と熱を清し，血を補う方剤である．

構成 猪苓3g，沢瀉3g，茯苓3g，阿膠3g，滑石3g

分析

君薬	猪苓	水道を利す（水のめぐりをよくする）（神農）．
臣薬	茯苓	気力を益し，神（精神）を保ち，中（胃腸）を守る（別録）．
佐薬	沢瀉	風寒湿痺（関節炎）を治す．水（水毒）を消す（神農）．
使薬	阿膠	女子下血を治す（神農）．陰気不足を治す（別録）．
	滑石	癃閉（排尿困難）を治し，小便を利す（神農）．

（『金鏡内台方議』による）

症状 発熱，口渇，尿減少，浮脈，頻尿，残尿感．

古典 若し脈浮にして発熱し，渇して水を飲まんと欲し，小便不利の者，猪苓湯之を主る（脈が浮で，発熱して，喉が渇いて水を欲しがり，尿が少ない者は，猪苓湯の主治である）『傷寒論・陽明病篇』．

口訣 猪苓湯は，淋疾，点滴通じず（排尿困難），陰頭腫痛，少腹膨張，痛をなす者を治す（猪苓湯は，尿が出にくい病気で，陰部が腫れ痛み，下腹部が張って，疼痛がある者を治す）『類聚方廣義』．猪苓湯は，下焦の蓄熱利水の専剤とす．もし上焦に邪あり，或は表熱あれば五苓散の証とす．すべて利尿の品は，津液の泌別を主とす．故に二方倶に能く下痢を治す．但しその位異なるのみ．この方下焦を主とする故，淋疾或いは尿血を治す（猪苓湯は，下腹部の熱を除く利尿の専門の薬である．もし胸部に邪があって，表の熱があれば五苓散の証である．すべて利尿の薬は，津液を区分するのが主な作用である．故に，猪苓湯と五苓散はともに下痢を治療する．た

4 涼剤

| 太陽 | 少陽 | **陽明** | 太陰 | 少陰 | 厥陰 | | 実 | **中間** | 虚 |

口渇

膀胱炎症状
頻尿，残尿感

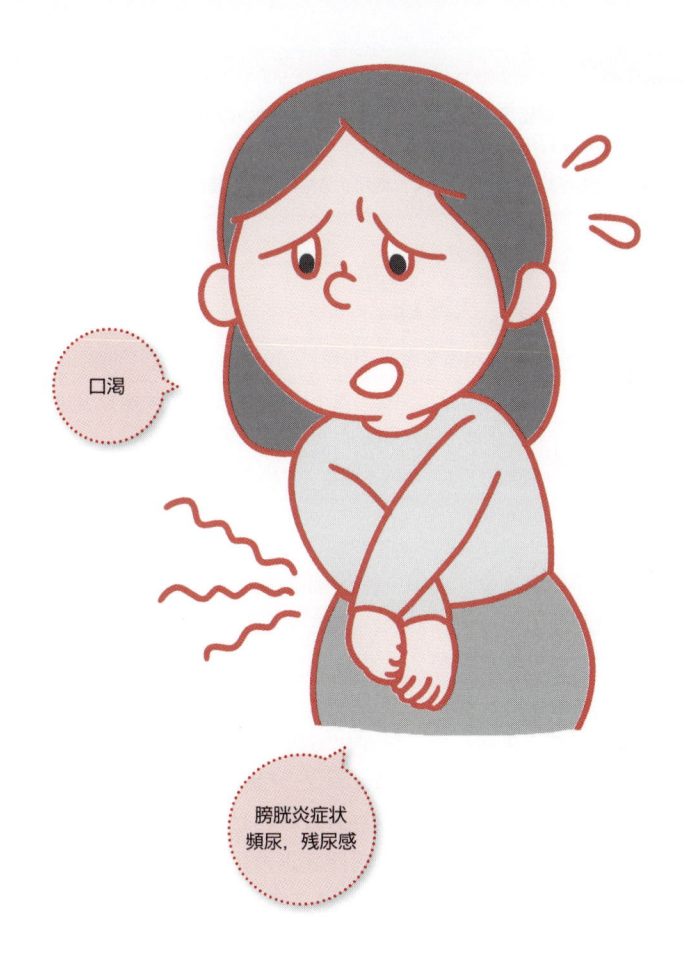

だ，その作用する部位が異なるのである．猪苓湯は下腹部に主に作用するので，淋疾や血尿を治すのである）『方函・口訣』．

解説 猪苓湯は，脈浮で，発熱して，口渇して水を欲しがり，尿が少ない者に用いる方剤である．猪苓湯は虚実にかかわらず，膀胱炎に用いて効果がある．腎炎には五苓散と猪苓湯を合方して用い，膀胱炎の場合には，抗生物質と併用することもできる．

茵蔯蒿湯（傷寒論）

適応

ツムラ　・尿量減少，やゝ便秘がちで比較的体力のあるものの次の諸症：黄疸，肝硬変症，ネフローゼ，じんましん，口内炎

クラシエ **コタロー**　・口渇があり，尿量少なく，便秘するものの次の諸症：蕁麻疹，口内炎

方意　茵蔯蒿湯は，清熱利尿し，黄疸を治す方剤である．

構成　茵蔯蒿4g，山梔子3g，大黄1g

分析

君薬	茵蔯蒿	熱結，黄疸を治す（神農）．小便不利を治す（別録）．
臣薬	山梔子	五内（五臓）邪気，胃中の熱気を治す（神農）．心肺三焦（胸部・腹部）の火を瀉す（強く排除する）（備要）．
佐使薬	大黄	瘀血を下す．腸胃を蕩滌（洗い流す）す（神農）．

（『金鏡内台方議』による）

症状　便秘，頭部発汗，尿減少，黄疸，上腹部膨満．

古典　陽明病，発熱，汗出づる者，此れ，熱越すとなす．発黄すること能わずなり．但だ頭汗出で，身に汗無く，頸を剤りて還る．小便不利し，渇して水漿を引く者，此れ瘀熱，裏に在りとなす．身，必ず黄を発す，茵蔯蒿湯之を主る（陽明病で，発熱して，汗が出る者は，熱が発散〔越〕することを示しているので，黄疸にはならない．ただ頭に汗が出て，身体に汗がない，尿は少なく，水をたくさん飲むのは体内にうっ滞した熱〔瘀熱〕が，あるためで，黄疸になり，これは茵蔯蒿湯の主治である）『傷寒論・陽明病篇』．傷寒，七八日，身黄なること橘子色の如く，小便不利，腹微満の者，茵蔯蒿湯之を主る（傷寒になって，7～8日がたって，みかんの色〔橘子色〕のように，身体に黄疸が出てきて，小便が少なく，少し腹満がある者は，茵蔯蒿湯の主治である）『傷寒論・陽明病篇』．

口訣　茵蔯蒿湯，一身発黄，心煩，大便難，小便不利する者を治す（茵蔯蒿湯は，全身に黄疸があり，心煩，便秘，尿減少する者を治療する）『方極』．茵蔯蒿湯は，発黄（黄疸）を治す聖剤である．世間の医師は黄疸の初発に茵蔯五苓散を用いるが正しくはない．まず茵蔯蒿湯を用いて下を取りて後，茵蔯五苓散を与えるべきである（茵蔯蒿湯は，黄疸を治する聖剤であ

4 涼剤

| 太陽 | 少陽 | **陽明** | 太陰 | 少陰 | 厥陰 | | **実** | 中間 | 虚 |

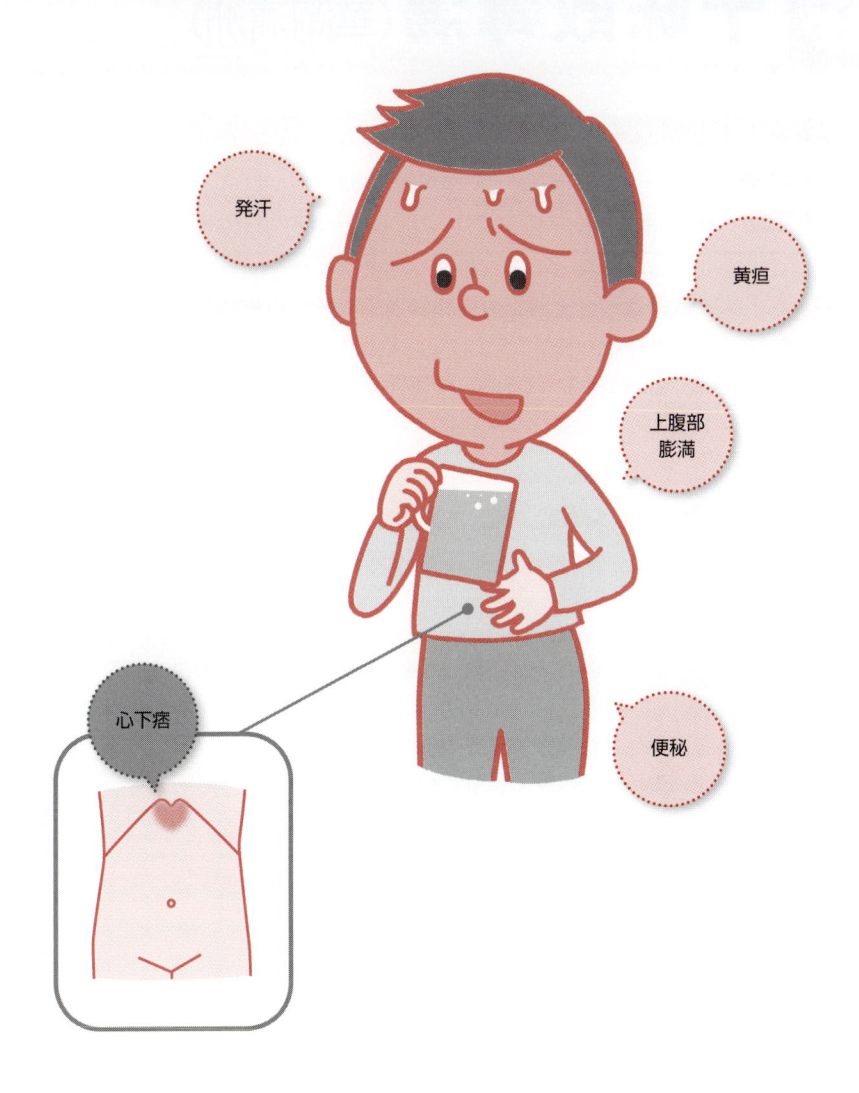

- 発汗
- 黄疸
- 上腹部膨満
- 心下痞
- 便秘

る．世間の医師は，初期の黄疸に茵蔯五苓散を用いるが誤りである．まず茵蔯蒿湯を用いて下した後に，茵蔯五苓散を与えるべきである）『方函・口訣』．

解説 茵蔯蒿湯は，通常は，黄疸を治す方剤である．茵蔯蒿湯は，蕁麻疹や急性肝炎など黄疸のある疾患に用いる．

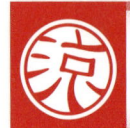

十味敗毒湯（華岡清洲）

適応

- **ツムラ** **クラシエ** ・化膿性皮膚疾患・急性皮膚疾患の初期，じんましん，急性湿疹，水虫
- **コタロー** ・腫物，湿疹，ジンマ疹，にきび，フルンクロージスの体質改善

方意 十味敗毒湯は，虚実間証の胸脇苦満を有する皮膚病に用いる方剤である．

構成 柴胡3（2.5）g，独活1.5（2）g，桔梗3（2.5）g，川芎3（2.5）g，甘草1（1.5）g，荊芥1（1.5）g，防風1.5（2.5）g，樸樕3g，茯苓3（2.5）g，生姜1（0.3）g

分析

君薬	独活	伏風（風の邪気が潜んでいること）を捜し，湿を去る（備要）．
	防風	頭眩痛，悪風，風邪を治す（神農）．
	荊芥	瘡を生じ，結を破り，気を聚め，瘀血を下すを主る．湿痺（関節炎）を除く（神農）．
臣薬	柴胡	心腹腸胃中の結気（気が結ばれて滞る状態）を治す（神農）．心下の煩熱，諸の痰熱（水毒と熱邪）結実，胸中邪逆（病邪）を除く（別録）．
	川芎	血中の気薬なり（綱目）．
佐薬	桔梗	竅を利し，肺部の風熱を除く（珍珠嚢）．
	茯苓	気力を益し，神（精神）を保ち，中（胃腸）を守る（別録）．
使薬	甘草	気力を倍す（神農）．百薬の毒を解す（別録）．
	生姜	嘔吐を止め，痰を去り，気を下す（別録）．
	樸樕	瘀血を破る（薬選）．

（君臣佐便は高山宏世による）

症状 湿疹，蕁麻疹，化膿性皮膚炎，胸脇苦満．

古典 癰疽，及び諸瘡腫，初起に悪寒，高熱があり，疼痛するものを治す（十味敗毒湯は，化膿症皮膚病や湿疹の初期に悪寒・発熱，疼痛するものを治す）『方函・口訣』．

口訣 十味敗毒湯は，青洲の荊防敗毒散を取捨したる者にて，荊防敗毒散よりはその力優なりとす（十味敗毒湯は，華岡青洲が荊防敗毒散を加減して作っ

4 涼剤

| 太陽 | **少陽** | 陽明 | 太陰 | 少陰 | 厥陰 | | 実 | **中間** | 虚 |

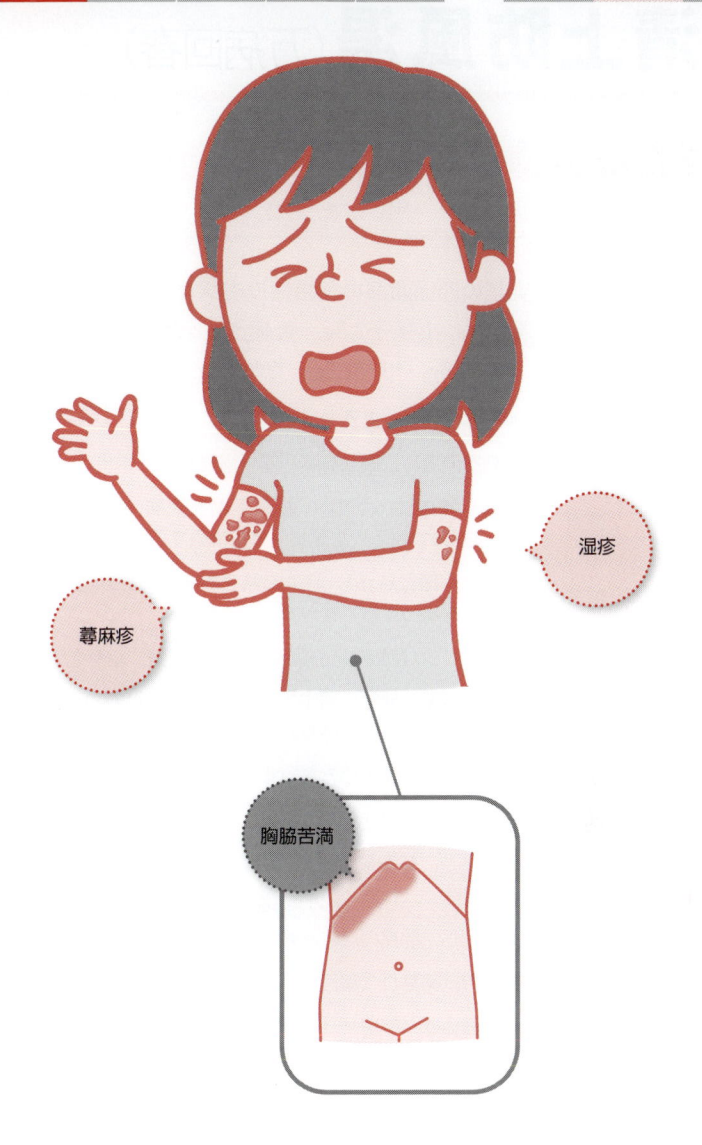

蕁麻疹

湿疹

胸脇苦満

たものである．荊防敗毒散よりはその力は優れている）『方函・口訣』．

解説 十味敗毒湯は，虚実間証の湿疹，蕁麻疹，化膿性皮膚病変に対して用いる方剤である．煎薬では，常套的に連翹を加味して用いる．湿疹では，丘疹状で赤みを帯びているものに効果がある．腹診では，胸脇苦満がみられる．

清上防風湯（万病回春）
せいじょうぼうふうとう

適応
ツムラ　・にきび

方意　清上防風湯は，実証の顔面頭部の化膿性皮膚病に用いる方剤である．
構成　荊芥1g，浜防風2.5g，山梔子2.5g，黄連1g，薄荷1g，枳実1g，連翹2.5g，白芷2.5g，桔梗2.5g，川芎2.5g，黄芩2.5g，甘草1g

分析

君薬	防風	頭眩痛，悪風，風邪を治す（神農）．
	薄荷	風熱を消散し，頭目を清利す（備要）．
臣薬	黄連	腸澼（膿血性の下痢），腹痛下痢を治す（神農）．心火，心下痞（心窩部のつかえ）を瀉す（強く排除する）（珍珠嚢）．
	黄芩	痰熱（水毒と熱邪），胃中の熱を療す（別録）．肺火（肺が炎症により熱を持つこと）を泄す（珍珠嚢）．
	連翹	瘰癧（リンパ節結核），癰腫，悪瘡，瘿瘤，結熱を治す（神農）．
佐薬	山梔子	五内（五臓）邪気，胃中の熱気を治す（神農）．心肺三焦（胸部・腹部）の火を瀉す（備要）．
	白芷	風頭目を侵し涙出づるを治す（神農）．
	枳実	気を利す．腸胃を利す（綱目）．
	荊芥	瘡を生じ，結を破り，気を聚め，瘀血を下すを主る．湿痺（関節炎）を除く（神農）．
使薬	桔梗	竅を利し，肺部の風熱を除く（珍珠嚢）．
	川芎	血中の気薬なり（綱目）．
	甘草	気力を倍す（神農）．百薬の毒を解す（別録）．

（君臣佐便は高山宏世による）

症状　化膿性皮膚病変，坐瘡．
古典　面に瘡を生ずる者は，上焦の火なり．清上防風湯，上焦の火を清し，頭面に瘡癤，風熱の毒を生ずるを治す（顔面に瘡を生ずる者は，上焦〔上半身〕の火が原因である．清上防風湯は，上焦の火を清し，顔面の瘡癤，風熱の毒による皮膚病を治す）『万病回春・面病門』．
口訣　清上防風湯は，風熱上焦のみに熾に，頭面に瘡癤，毒腫等の症あれども，

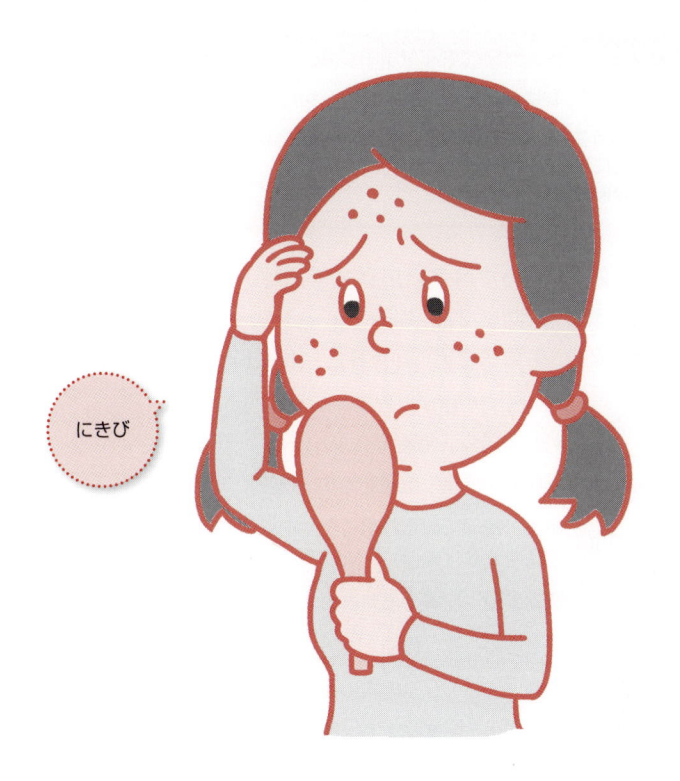

4 涼剤

| 太陽 | 少陽 | 陽明 | 太陰 | 少陰 | 厥陰 | | 実 | 中間 | 虚 |

にきび

ただ上焦ばかりのことにて，中下二焦の分さまで壅滞することなければ，下へ向けて，すかす理はなき故，上焦を清解発散する手段にて，防風通聖散の如き，硝黄滑石の類は用ひぬなり（清上防風湯は，上焦を風熱の邪気が侵し，顔面に瘡癤，毒腫などの証があるが，上焦に限局して中下二焦には邪気はない．上焦を清解し発散する治療手段であり，防風通聖散のように，芒硝，大黄，滑石の類は用いない）『方函・口訣』．

解説 清上防風湯は，顔面頭部の化膿性皮膚病変（瘡癤）や，風熱の毒と呼ばれる炎症性病変に用いる方剤である．通常は，にきびや副鼻腔炎に用いる．

95

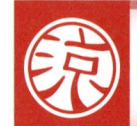

消風散（外科正宗）
しょうふうさん

適応

ツムラ　・分泌物が多く，かゆみの強い慢性の皮膚病（湿疹，蕁麻疹，水虫，あせも，皮膚瘙痒症）

コタロー　・長年なおらない頑固な皮膚疾患で患部が乾燥あるいはうすい分泌液があり，夏期または温暖時に悪化しやすいもの
　　　　　・湿疹，蕁麻疹

方意　消風散は，陽証実証の皮膚炎に用いる方剤である．

構成　当帰3g，地黄3g，防風2g，蝉退1g，知母1.5g，苦参1g，胡麻1.5g，荊芥1g，蒼朮2g，牛蒡子2g，石膏3g，甘草1g，木通2g

分析

君薬	荊芥	瘡を生じ，結を破り，気を聚め，瘀血を下すを主る．湿痺（関節炎）を除く（神農）．
	防風	頭眩痛，悪風，風邪を治す（神農）．
	牛蒡子	風傷（風邪に破られたこと）を除く（別録）．斑疹（蕁麻疹・湿疹）の毒を消す（綱目）．
	蝉退	頭風眩暈，皮膚の風熱を治す（綱目）．
臣薬	蒼朮	胃を暖め，穀（穀物）を消し，食を嗜む（別録）．
	木通	九竅（人体の9つの穴），血脈，関節を通利す（神農）．
	苦参	水を逐い，癥腫を除く（神農）．
佐薬	石膏	身熱，三焦（全身）大熱，皮膚熱を除く（別録）．
	知母	消渇（糖尿病），熱中を治し，邪気を除く（神農）．
	当帰	五臓を補い，肌肉を生ず（別録）．
	地黄	五臓内傷不足を補い，血脈を通じ，気力を益す（別録）．
	胡麻	五内（五臓）を補い，気力を益し，肌肉を長じ，髄脳を塡める（神農）．
使薬	甘草	気力を倍す（神農）．百薬の毒を解す（別録）．

（君臣佐便は高山宏世による）

症状　湿疹，蕁麻疹，皮膚の痒み．

古典　風湿の邪気が血脈を侵し，瘡疥を生じ搔痒が絶えないのを治す．および大人，小児の風熱による癮疹（蕁麻疹）が全身に生じ，雲片のような斑点が

4　涼　剤

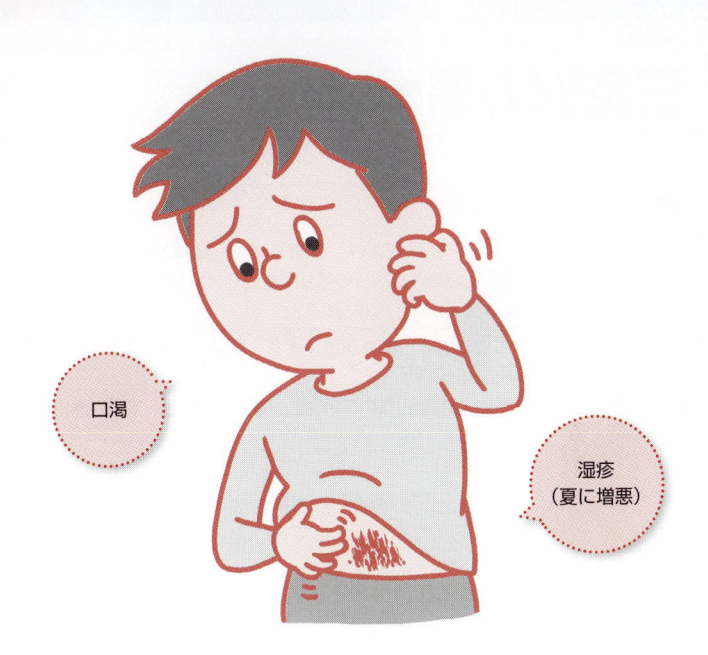

| 太陽 | **少陽** | 陽明 | 太陰 | 少陰 | 厥陰 |　| 実 | 中間 | 虚 |

口渇

湿疹
（夏に増悪）

たちまち生じ，たちまち消失して，並びに効果の無いものを治す（消風散は，風湿の邪気が血脈を侵し，その結果皮膚病を生じて痒みが持続するものを治す．大人や小児の，風熱の邪気による蕁麻疹に効果がある）『外科正宗・巻之四 癩疽門・疥瘡 第七十八』．

口訣 消風散は，風湿が血脈を侵して，瘡疥（皮膚病）を発する者を治す．一婦人，年三十ばかり，毎年，夏になると全身に悪瘡を生じ，皮膚が木の皮の様で痒みがあり，時に稀い液体が流れ出るものに，多くの医師が治療したが無効であった．私は消風散を一か月間用いて効果があり，三か月で全治した（消風散は，風湿の邪気が血脈を侵し，皮膚病を発する者を治す．30歳くらいの婦人が毎年夏になると全身に悪瘡を生じて，皮膚は木の皮のように痒く，滲出液が多く出て多くの医師が治療できないものを，私は消風散を1ヵ月用いて効果があり，3ヵ月で全治した）『方函・口訣』．

解説 消風散は，実証の湿疹に用いる方剤である．湿疹は，発赤，腫張，滲出液が多く，口渇があり，瘙痒が甚だしく夏に増悪する傾向にある．湿疹は，汚らしい痂皮を形成する場合もある．

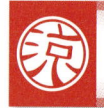

太陽 少陽 **陽明** 太陰 少陰 厥陰　**実** 中間 虚

三黄瀉心湯（金匱要略）
（さんおうしゃしんとう）

適応

ツムラ
クラシエ
・比較的体力があり，のぼせ気味で，顔面紅潮し，精神不安で，便秘の傾向のあるものの次の諸症：高血圧の随伴症状（のぼせ，肩こり，耳なり，頭重，不眠，不安），鼻血，痔出血，便秘，更年期障害，血の道症

コタロー
・のぼせて精神不安があり，胃部がつかえて，便秘がひどいもの，あるいは鮮紅色の充血，出血の傾向を伴うもの
・高血圧，動脈硬化，高血圧による不眠症，脳溢血，吐血，下血，鼻出血，常習便秘

方意　三黄瀉心湯は，身体上部の熱証と便秘を治す方剤である．
構成　黄連3（1）g，黄芩3（1）g，大黄3（1〜2）g

分析

君薬	黄連	腸澼（膿血性の下痢），腹痛下痢を治す（神農）．心火，心下痞（心窩部のつかえ）を瀉す（強く排除する）（珍珠嚢）．
臣薬	黄芩	痰熱（水毒と熱邪），胃中の熱を療す（別録）．肺火（肺が炎症により熱を持つこと）を泄す（珍珠嚢）．
佐使薬	大黄	瘀血を下す．腸胃を蕩滌（洗い流す）す（神農）．

（君臣佐使は高山宏世による）

症状　のぼせ，顔面発赤，吐血，鼻出血，便秘，精神不安．
古典　心気不足，吐血衄血するは，瀉心湯之を主る（気分が不安でいらいらして落ち着かなくて，吐血や鼻出血するのは，瀉心湯の主治である）『金匱要略・驚悸吐衄下血胸満瘀血病脉証并治　第十六』．
口訣　三黄瀉心湯は，心下痞して大便便秘し上気するを標的とす（三黄瀉心湯は，心窩部がつかえて便秘し呼吸困難を目標とする）『餐英館療治雑話』．
解説　三黄瀉心湯は，瀉心湯，大黄黄連瀉心湯とも言われている．便秘して気分が不安でいらいらして落ち着かなくて，吐血や鼻出血などの出血性疾患，高血圧症，精神疾患に用いられる．

温清飲(万病回春)
うんせいいん

太陽 **少陽** 陽明 太陰 少陰 厥陰　**実** 中間 虚

適応

ツムラ	・皮膚の色つやが悪く，のぼせるものに用いる：月経不順，月経困難，血の道症，更年期障害，神経症
クラシエ	・皮膚の色つやが悪く，のぼせるものの次の諸症：月経不順，月経困難，血の道症，更年期障害，神経症
コタロー	・皮膚の色つやが悪く，のぼせるものに用いる：月経不順，月経困難，血の道症，更年期障害，神経症

方意 温清飲は，実証で陰陽錯雑の証に用いる方剤である．

構成 当帰3（4）g，芍薬3g，地黄3（4）g，川芎3g，黄芩1.5（3）g，黄柏1.5g，黄連1.5g，山梔子1.5（2）g

分析

君薬	黄連	腸澼（膿血性の下痢），腹痛下痢を治す（神農）．心火，心下痞（心窩部のつかえ）を瀉す（強く排除する）（珍珠嚢）．
	当帰	五臓を補い，肌肉を生ず（別録）．
臣薬	黄芩	痰熱（水毒と熱邪），胃中の熱を療す（別録）．肺火（肺が炎症により熱を持つこと）を泄す（珍珠嚢）．
	地黄	五臓内傷不足を補い，血脈を通じ，気力を益す（別録）．
佐薬	黄柏	五臓，腸胃の結熱を治す（神農）．
	芍薬	血脈を通順し，中（胃腸）を緩にす（別録）．
使薬	山梔子	五内（五臓）邪気，胃中の熱気を治す（神農）．心肺三焦（胸部・腹部）の火を瀉す（備要）．
	川芎	血中の気薬なり（綱目）．

（君臣佐便は高山宏世による）

薬方の由来 温清飲は，黄連解毒湯と四物湯の合方である．

症状 性器出血，のぼせ，精神興奮，湿疹（乾燥，熱感・瘙痒強い，黒褐色の暗い色素沈着）．

古典 婦人経脈やまず，或は豆汁の如く，五色相雑，面色痿黄，臍腹刺痛，寒熱往来，崩漏止まざるを治す（婦人の月経が持続し，豆汁のようで，5つの

色が混じり合い，顔色は萎黄となり，臍部は刺痛があり，寒熱往来，性器出血が止まないものを治す）『万病回春・婦人血崩』．

口訣 温清飲は，温と清と相合する処に妙ありて，婦人漏下或は帯下，或は男子下血久しく止まざる者に用ひて験あり（温清飲は，温と清との相い合する処に妙があり，婦人の性器出血や帯下，あるいは男子下血が長期間持続する者に効果がある）『方函・口訣』．

解説 温清飲は，主に止血効果，精神安定効果，皮膚病治療の3つの効能がある．温清飲は，体内の熱邪を冷ます黄連解毒湯と補血薬の四物湯との合方である．黄連解毒湯は陽証に用い，四物湯は陰証に用いるので，温清飲は陰証と陽証の錯雑した病態に適応する．皮膚疾患に用いられる場合は，乾燥発赤して瘙痒が強い部位（黄連解毒湯）と，黒褐色の暗い色素沈着の部位（四物湯）の存在する湿疹，アトピー性皮膚炎などに応用される．虚証の陰陽錯雑の証には十全大補湯を用いる．

| 太陽 | **少陽** | 陽明 | 太陰 | 少陰 | 厥陰 | | 実 | **中間** | 虚 |

清肺湯（せいはいとう）（万病回春）

適応
- ツムラ ・痰の多く出る咳

方意 清肺湯は，喀痰，咳嗽を伴う肺の熱証に用いる方剤である．

構成 黄芩2g，杏仁2g，麦門冬3g，山梔子2g，桔梗2g，茯苓3g，陳皮2g，桑白皮2g，当帰3g，五味子1g，貝母2g，甘草1g，大棗2g，生姜1g，竹筎2g，天門冬2g

分析

君薬	黄芩	痰熱（水毒と熱邪），胃中の熱を療す（別録）．肺火（肺が炎症により熱を持つこと）を泄す（珍珠嚢）．
	杏仁	欬逆上気（激しい咳）を治す（神農）．
	麦門冬	陰を強め，精を益し穀（穀物）を消し，中（胃腸）を調え，神（精神）を保ち，肺気を定む（別録）．
臣薬	桔梗	喉咽痛を利す（別録）．肺部の風熱を除く（珍珠嚢）．
	桑白皮	肺を瀉し（肺の病邪を取り除く），水を行らす（備要）．

臣薬	竹筎	上焦（横隔膜より上部）の煩熱を瀉す（備要）.
	天門冬	肺火を瀉し，腎水を補い，燥痰を潤す（備要）.
佐薬	当帰	五臓を補い，肌肉を生ず（別録）.
	五味子	気を益し，欬逆上気を治す（神農）.
	貝母	咳嗽，上気（喘息様の呼吸困難）するを療す．煩熱，渇を止める（別録）.
	山梔子	五内（五臓）邪気，胃中の熱気を治す（神農）.
	茯苓	気力を益し，神を保ち，中を守る（別録）.
	陳皮	逆気を治す．水穀を利す（神農）.
使薬	甘草	気力を倍す（神農）．百薬の毒を解す（別録）.
	大棗	中を補い，気を益す（別録）.
	生姜	嘔吐を止め，痰を去り，気を下す（別録）.

薬方の由来 異功散（茯苓，陳皮，甘草，大棗，生姜，白朮，人参）の加減に黄芩，杏仁，麦門冬，桔梗，桑白皮，竹筎，天門冬，枳実，五味子，貝母などの呼吸器に作用する配剤をしたものとみなすことができる．

症状 咳嗽，喀痰．

古典 清肺湯は，一切の咳嗽，上焦痰盛を治す（清肺湯は，一切の咳嗽，胸部の痰が多いものを治す）『万病回春・咳嗽』．

口訣 清肺湯は，痰火咳嗽の薬なれども虚火の方に属す．もし痰火純実にして脈滑数なる者は，龔氏は括呂枳実湯を用うるなり．肺熱ありて兎角咳の長引きたる者に宜し．故に小青竜加石膏湯などを用いて効なく，労嗽をなす者に用う（清肺湯は，水毒や火の邪気による咳嗽の薬なれども，火の邪気は虚火に属する．もし水毒と火邪が結合して脈が滑数である者は，龔氏は括呂枳実湯を用いている．肺熱があり咳の長引く者に良い．故に小青竜加石膏湯などを用いて効果がなく，肺結核様の咳嗽を生ずる者に用いる）『方函・口訣』．

解説 清肺湯は，肺の熱証で長期間咳嗽が持続する場合に用いる方剤である．気管支炎などに用いる．

太陽 **少陽** 陽明 太陰 少陰 厥陰　**実** 中間 虚

荊芥連翹湯(一貫堂)
けいがいれんぎょうとう

適応

ツムラ ・蓄膿症，慢性鼻炎，慢性扁桃炎，にきび

方意　清ト防風湯の証に補血と抗炎症作用を兼ねた方剤である．
構成　当帰1.5g，芍薬1.5g，地黄1.5g，川芎1.5g，黄芩1.5g，黄柏1.5g，黄連1.5g，山梔子1.5g，枳実1.5g，柴胡1.5g，桔梗1.5g，薄荷1.5g，白芷1.5g，防風1.5g，荊芥1.5g，連翹1.5g，甘草 1 g

分析

君薬	防風	大風，頭眩痛，悪風，風邪を治す（神農）．
	薄荷	風熱を消散し，頭目を清利す（備要）．
臣薬	黄連	腸澼（膿血性の下痢），腹痛下痢を治す（神農）．心火，心下痞（心窩部のつかえ）を瀉す（強く排除する）（珍珠嚢）．
	黄芩	痰熱（水毒と熱邪），胃中の熱を療す（別録）．肺火（肺が炎症により熱を持つこと）を泄す（珍珠嚢）．
	黄柏	五臓，腸胃の結熱を治す（神農）．
	山梔子	五内（五臓）邪気，胃中の熱気を治す（神農）．心肺三焦（胸部・腹部）の火を瀉す（備要）．
佐薬	白芷	風頭目を侵し，涙出づるを治す（神農）．
	枳実	気を利す．腸胃を利す（綱目）．
	当帰	五臓を補い，肌肉を生ず（別録）．
	芍薬	血脈を通順し，中（胃腸）を緩にす（別録）．
	地黄	五臓内傷不足を補い，血脈を通じ，気力を益す（別録）．
	荊芥	瘡を生じ，結を破り，気を聚め，瘀血を下すを主る．（神農）．
	連翹	瘰癧（リンパ節結核），癰腫，悪瘡，癭瘤，結熱を治す（神農）．
	柴胡	心下の煩熱，諸の痰熱結実，胸中邪逆（病邪）を除く（別録）．
	桔梗	竅を利し，肺部の風熱を除く（珍珠嚢）．
使薬	川芎	血中の気薬なり（綱目）．
	甘草	気力を倍す（神農）．百薬の毒を解す（別録）．

4 涼剤

薬方の由来 荊芥連翹湯は，清上防風湯加当帰，芍薬，地黄，柴胡，黄柏であり，清上防風湯の証に血虚と炎症が加わった証とみなすことができる．または，温清飲合四逆散加桔梗，薄荷，白芷，防風，連翹，荊芥という構造という見方もある．

症状 中耳炎，鼻炎，扁桃炎，副鼻腔炎の症状．

古典 荊芥連翹湯の主治は原方の如くであるが，耳病，鼻病に限らず，解毒症体質の改善薬として広く応用される．清熱，和血，解毒作用があって，青年期における腺病体質者に発する諸症に用いてよい．一般に皮膚浅黒く光沢を帯び手足の裏に油汗多く，主として上焦に発せる鼻炎，扁桃炎，中耳炎，蓄膿症等に用いられる．脈腹共に緊張あるものである『漢方後世要方解説』．

解説 荊芥連翹湯は，実証で胸脇苦満のあるきび（坐瘡）に用いる方剤である．

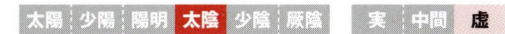

太陽 少陽 陽明 **太陰** 少陰 厥陰　実 中間 **虚**

清心蓮子飲（和剤局方）
（せいしんれんしいん）

適応
ツムラ・全身倦怠感があり，口や舌が乾き，尿が出しぶるものの次の諸症：残尿感，頻尿，排尿痛

方意 清心蓮子飲は，虚証で冷え症の尿路感染症を治する方剤である．

構成 蓮肉4g，人参3g，黄耆2g，茯苓4g，麦門冬4g，地骨皮2g，車前子3g，黄芩3g，甘草1.5g

分析

君薬	蓮肉	脾を補い，腸を渋し，精を固む（備要）．
臣薬	黄芩	痰熱（水毒と熱邪），胃中の熱を療す（別録）．肺火（肺が炎症により熱を持つこと）を泄す（珍珠嚢）．
佐薬	麦門冬	陰を強め，精を益し穀（穀物）を消し，中（胃腸）を調え，神（精神）を保ち，肺気を定む（別録）．
	地骨皮	下焦（臍より下部），肝腎の虚熱を去る（綱目）．
	茯苓	気力を益し，神を保ち，中を守る（別録）．
	車前子	水道（水の通り道），小便を利し，湿痺（関節炎）を除く（神農）．
使薬	人参	五臓を補う（神農）．中を調う（別録）．

使薬	黄耆	虚を補う（神農）．気を益す（別録）．
	甘草	気力を倍す（神農）．百薬の毒を解す（別録）．

（君臣佐便は高山宏世による）

薬方の由来 四君子湯（人参，白朮，茯苓，甘草）より白朮を除き，蓮肉，麦門，地骨皮，車前子，黄芩を加えたものである．

症状 頻尿，残尿，排尿痛．

古典 清心蓮子飲，心中蓄積，時常に煩躁，因りて思慮労力，憂愁抑鬱，これ小便白濁，或は沙膜有ることを致す．夜夢走泄し，遺瀝渋痛，便赤き血の如く，或は酒色過度に因りて，上盛下虚し，心火炎上，肺金，尅を受け，口舌乾燥，漸く消渇を成し，睡臥安からず，四肢倦怠，男子の五淋，婦人の帯下，赤白及び病後の気，収斂せず，陽，外に浮かび五心煩熱するを治す（清心蓮子飲は，心労が蓄積し，煩躁，思慮過度，抑うつがあり，このため小便は白濁したり小さな膜があることがある．夜夢をみて尿を漏らし，排尿困難や排尿痛があり，濃い尿が出る．あるいは酒色過度により，上半身は盛んであるが下半身は虚し，心の火が燃えて，肺が相尅により障害され，口舌が乾燥し，糖尿病様の症状を生じ，安眠できない．四肢は倦怠し，男子の五淋や婦人の血性の帯下，五心煩熱するものを治す）『太平恵民和剤局方・巻之五 治痼冷』．

口訣 清心蓮子飲は，上焦の虚火が亢りて，下元がこれがために守を失い，気淋白濁等の症をなす者を治す（清心蓮子飲は，上焦の虚火が亢進し，下半身は虚して排尿困難や尿白濁の症状を生ずる者を治す）『方函・口訣』．

解説 清心蓮子飲は，冷え症で，虚証の膀胱炎，尿道炎などに用いる．

太陽 少陽 陽明 **太陰** 少陰 厥陰　**実** 中間 虚

五淋散（ごりんさん）

適応

ツムラ　・頻尿，排尿痛，残尿感

方意 五淋散は，実証の尿路感染症と血虚に用いる方剤である．

構成 茯苓 6g，当帰 3g，芍薬 2g，黄芩 3g，甘草 3g，地黄 3g，車前子 3g，

沢瀉 3 g，木通 3 g，山梔子 2 g，滑石 3 g

分析			
君薬	木通	九竅（人体の 9 つの穴），血脈，関節を通利す（神農）．
	車前子	水道（水の通り道），小便を利し，湿痺（関節炎）を除く（神農）．
	滑石	癃閉（排尿困難）を治し，小便を利す（神農）．
臣薬	沢瀉	風寒湿痺を治す．水（水毒）を消す（神農）．
	茯苓	気力を益し，神（精神）を保ち，中（胃腸）を守る（別録）．
	当帰	五臓を補い，肌肉を生ず（別録）．
	芍薬	血脈を通順し，中を緩にす（別録）．
	地黄	五臓内傷不足を補い，血脈を通じ，気力を益す（別録）．
佐薬	黄芩	痰熱（水毒と熱邪），胃中の熱を療す（別録）．肺火（肺が炎症により熱を持つこと）を泄す（珍珠嚢）．
	山梔子	五内（五臓）邪気，胃中の熱気を治す（神農）．心肺三焦（胸部・腹部）の火を瀉す（備要）．
使薬	甘草	気力を倍す（神農）．百薬の毒を解す（別録）．

薬方の由来 猪苓湯去阿膠猪苓に四物湯去川芎を加え，さらに山梔子，黄芩，木通，車前子，甘草を加えたものである．

症状 尿減少，排尿困難，残尿感，排尿痛，血尿，混濁尿．

古典 五淋散，腎気不足，膀胱に熱有り，水道通ぜず，淋瀝宣からず，出ること少く起ること多く，臍腹急痛し，蓄作時有り，労倦すれば，即ち発するを治す．或は尿豆汁の如き，或は砂石の如き，或は冷淋膏の如き，或は熱淋便血の如き，並びて皆，之を治す（五淋散は，腎気が不足して，膀胱に熱があり，水の流れが滞り，排尿困難となる．尿は少なくなり，排尿困難が生じ，臍部や腹部は急な痛みを生じ，疲労すると発作を生ずるものを治す．尿が豆汁のようで，あるいは砂石のようで，膏のようなもの，あるいは熱い血尿のようなものを治す）『太平恵民和剤局方・巻之六 治積熱』．

解説 五淋散は，実証の尿路感染症に用いる方剤であるが，実際には，猪苓湯で効果のない場合や，竜胆瀉肝湯を用いるほどの実証ではない場合に用いる．

| 太陽 | 少陽 | 陽明 | 太陰 | 少陰 | 厥陰 | | 実 | 中間 | 虚 |

猪苓湯合四物湯(本朝経験方)
ちょれいとうごうしもつとう

適応

- **ツムラ** ・皮膚が枯燥し，色つやの悪い体質で胃腸障害のない人の次の諸症：排尿困難，排尿痛，残尿感，頻尿

方意 猪苓湯証で血尿が多いものに用いる方剤である．

構成 猪苓3g，沢瀉3g，茯苓3g，阿膠3g，滑石3g，地黄3g，当帰3g，芍薬3g，川芎3g

分析

君薬	猪苓	水道を利す（水のめぐりをよくする）（神農）．
	当帰	五臓を補い，肌肉を生ず（別録）．
臣薬	茯苓	気力を益し，神（精神）を保ち，中（胃腸）を守る（別録）．
	地黄	五臓内傷不足を補い，血脈を通じ，気力を益す（別録）．
佐薬	沢瀉	風寒湿痺（関節炎）を治す．水（水毒）を消す（神農）．
	芍薬	血脈を通順し，中を緩にす（別録）．
使薬	阿膠	女子下血を治す（神農）．陰気不足を治す（別録）．
	滑石	癃閉（排尿困難）を治し，小便を利す（神農）．
	川芎	血中の気薬なり（綱目）．

（『金鏡内台方議』『医方集解』を参考にした）

薬方の由来 猪苓湯と四物湯の合方である．

症状 発熱，口渇，尿減少，浮脈．

古典 若し脈浮にして発熱し，渇して水を飲まんと欲し，小便不利の者，猪苓湯之を主る（脈が浮で，発熱して，喉が渇いて水を欲しがり，尿が少ない者は，猪苓湯の主治である）『傷寒論・陽明病篇』．四物湯は，栄衛を調益し，気血を滋養し．衝任の虚損，月水不調，臍腹・痛，崩中漏下，血瘕塊硬，発歇疼痛，妊娠宿冷，將理宜しきを失し，胎動不安，血下り止まず，及び産後虚に乗じ，風寒内に搏ち，悪露下らず，結して癥聚を生じ，少腹堅痛し，時に寒熱を作すを治す（四物湯は，栄衛を益し，気血を滋養する．衝脈，任脈の虚損，月経不調，臍部痛，性器出血，下腹部腫瘤，発作的疼

痛，妊娠して冷え性のために胎動不安，切迫流産，産後の虚証のために，風寒の邪気に侵され，悪露が下らず，結合して腫瘤となり下腹部は痛み，時々悪寒発熱を生ずるものを治す）『太平恵民和剤局方・巻之九 婦人諸疾』．

> **解説** 猪苓湯合四物湯は，尿路感染症で血尿の多い場合に用いる方剤である．抗生物質と併用してもよい．

太陽 **少陽** 陽明 太陰 少陰 厥陰　実 **中間** 虚

涼 三物黄芩湯（金匱要略）
（さんもつおうごんとう）

適応
ツムラ ・手足のほてり

> **方意** 四肢のほてりに用いる方剤である．
> **構成** 黄芩3g，苦参3g，地黄6g
> **分析**

君薬	黄芩	痰熱（水毒と熱邪），胃中の熱を療す（別録）．肺火（肺が炎症により熱を持つこと）を泄す（珍珠嚢）．
臣薬	苦参	水を逐い，癰腫を除く（神農）．
佐薬	地黄	五臓内傷不足を補い，血脈を通じ，気力を益す（別録）．

（『金匱要略論注』による）

> **症状** 手足のほてり．
> **古典** 千金三物黄芩湯，婦人草蓐に在りて，自ら発露して風を得，四肢煩熱に苦しむを治す．頭痛する者は，小柴胡湯を与う．頭痛まず，但だ煩する者は，この湯之を主る（『千金方』の三物黄芩湯は，出産後に風の邪気に侵され，四肢がほてって苦しむのを治す．頭痛がある者は，小柴胡湯を与えるが，頭痛がなく，ただ四肢がほてるだけの者は，三物黄芩湯の主治である．）『金匱要略・婦人産後病脉証并治 第二十一』．
> **口訣** 三物黄芩湯は，蓐労のみに限らず，婦人血症の頭痛に奇効あり．また乾血労にも用う．いづれも頭痛煩熱が目的なり．この症，俗に疳労と称して，女子十七，八歳の時多く患う．必ずこの方を用うべし．一老医の伝に，手掌に煩熱赤紋ある者を瘀血の候とす．乾血労この候ありて，他の症候なきものを此方の的治とす．また一徴に備うべし．すべて婦人血熱解せず，諸

薬応ぜざる者を治す（三物黄芩湯は，産後のみに限らず，婦人の血症の頭痛に奇効がある．また，瘀血にも用いる．いずれも頭痛煩熱が目的である．この証は疳労と称して，女子17〜18歳の時に多く患う．必ずこの方を用いるべきである．一老医の伝に，手掌に煩熱，赤紋ある者を瘀血の症状としている．すべて婦人の血熱が解せず，諸薬の効果がないものを治す）『方函・口訣』．

解説 三物黄芩湯は，出産後に感冒にかかり，四肢がほてる者に用いる方剤であるが，一般のほてりに用いることもできる．

太陽 少陽 陽明 **太陰** 少陰 厥陰　**実** 中間 虚

竜胆瀉肝湯（外科発揮）
りゅうたんしゃかんとう

適応

ツムラ	・比較的体力があり，下腹部筋肉が緊張する傾向があるものの次の諸症：排尿痛，残尿感，尿の濁り，こしけ
コタロー	・比較的体力のあるものの次の諸症：尿道炎，膀胱カタル，膣炎，陰部湿疹，こしけ，陰部痒痛，子宮内膜炎

方意 竜胆瀉肝湯は，肝経の湿熱による病気を治す方剤である．

構成 竜胆1（2）g，黄芩3（1.5）g，当帰5（1.5）g，沢瀉3（2）g，山梔子1（1.5）g，車前子3（1.5）g，木通5（1.5）g，甘草1（1.5）g，地黄5（1.5）g

分析

君薬	竜胆	肝胆の火，下焦（臍より下部）の湿熱を瀉す（強く排除する）（備要）．
臣薬	黄芩	痰熱（水毒と熱邪），胃中の熱を療す（別録）．肺火（肺が炎症により熱を持つこと）を泄す（珍珠嚢）．
	山梔子	五内（五臓）邪気，胃中の熱気を治す（神農）．心肺三焦（胸部・腹部）の火を瀉す（備要）．
佐薬	車前子	水道（水の通り道），小便を利し，湿痺（関節炎）を除く（神農）．
	沢瀉	風寒湿痺を治す．水（水毒）を消す（神農）．
	木通	九竅（人体の9つの穴），血脈，関節を通利す（神農）．
使薬	当帰	五臓を補い，肌肉を生ず（別録）．

使薬	地黄	五臓内傷不足を補い，血脈を通じ，気力を益す（別録）．
	甘草	気力を倍す（神農）．百薬の毒を解す（別録）．

（君臣佐使は高山宏世による）

症状 腹痛，排尿痛，帯下，腰以下の帯状疱疹．

古典 肝経湿熱，玉茎患瘡，或は便毒，懸癰，腫痛，小便赤渋，或いは潰爛癒えずを治す．また陰嚢腫痛するを治す．潰爛痛をなす，小便渋滞，睾丸懸挂を治す（足の厥陰肝経の湿熱は，陰茎の湿疹，あるいは便毒，化膿症病変，腫痛，濃く渋る尿，あるいは難治性陰部潰瘍を治す．また陰嚢の腫痛するのを治す．糜爛して疼痛し，小便が渋り，睾丸懸挂〔ひっかかる〕のを治す）『外科発揮』．

口訣 竜胆瀉肝湯は，肝経湿熱と云うが目的なれども，湿熱の治療に三等あり．湿熱上行して頭痛甚しく，或は目赤く耳鳴る者は，小柴胡湯に竜胆，胡黄連を加えたるに宜し．もし湿熱表に薫蒸して諸瘡を生ずる者は，九味柴胡湯に宜し．もし下焦に流注して，下疳毒淋，陰触瘡を生ずる者は，此方の主なり．また主治に拠て，嚢癰，便毒，懸癰及び婦人陰隆痒痛に用う．皆な熱に属する者に宜し．臭気する者は奇良を加うべし（竜胆瀉肝湯は，足の厥陰肝経の湿熱というのが目的であるが，湿熱の治療には三種類ある．湿熱が上行して頭痛甚だしく，あるいは目赤く耳鳴る者は，小柴胡湯に竜胆，胡黄連を加えるのが宜しい．もし湿熱が表に薫蒸して皮膚病を生ずる者は，九味柴胡湯に宜しい．もし下焦に流注して，梅毒などの皮膚病を生ずる者は，此方の主である．また主治には，嚢癰，便毒，懸癰および婦人陰隆痒痛に用いるが，皆な熱に属する者に宜しい．臭気する者は奇良を加えるべきである）『方函・口訣』．

解説 竜胆瀉肝湯は，腰以下の湿熱の病気を治す薬であり，種々の尿路感染症，帯下，外陰部，外性器疾患などを治療することができる．

柴胡清肝湯(一貫堂)
さいこせいかんとう

太陽 **少陽** 陽明 太陰 少陰 厥陰　**実** 中間 虚

適応

ツムラ　・かんの強い傾向のある小児の次の諸症：神経症，慢性扁桃腺炎，湿疹

コタロー　・虚弱者，小児腺病体質者，およびこれに伴う次の諸症：慢性胃腸病，貧血，頸部淋巴腺炎，肺門淋巴腺炎，扁桃腺肥大，神経症，湿疹

方意　柴胡清肝湯は，陰証と陽証の錯雑した中で陽証がより多いものに用いる方剤である．

構成　当帰1.5g，芍薬1.5g，地黄1.5g，川芎1.5g，黄芩1.5g，黄柏1.5g，黄連1.5g，山梔子1.5g，柴胡2g，薄荷1.5g，連翹1.5g，桔梗1.5g，牛蒡子1.5g，栝樓根1.5g，甘草1.5g

分析

君薬	柴胡	心腹腸胃中の結気（気が結ばれて滞る状態）を治す（神農）．心下の煩熱，諸の痰熱（水毒と熱邪）結実，胸中邪逆（病邪）を除く（別録）．
	黄連	腸澼（膿血性の下痢），腹痛下痢を治す（神農）．心火，心下痞（心窩部のつかえ）を瀉す（強く排除する）（珍珠嚢）．
臣薬	黄芩	痰熱，胃中の熱を療す（別録）．肺火（肺が炎症により熱を持つこと）を泄す（珍珠嚢）．
	当帰	五臓を補い，肌肉を生ず（別録）．
佐薬	連翹	瘰癧（リンパ節結核），癰腫，悪瘡，瘻瘤，結熱を治す（神農）．
	薄荷	風熱を消散し，頭目を清利す（備要）．
	牛蒡子	風傷（風邪に破られたこと）を除く（別録）．斑疹（蕁麻疹・湿疹）の毒を消す（綱目）．
	地黄	五臓内傷不足を補い，血脈を通じ，気力を益す（別録）．
	芍薬	血脈を通順し，中（胃腸）を緩にす（別録）．
	黄柏	五臓，腸胃の結熱を治す（神農）．
	山梔子	五内（五臓）邪気，胃中の熱気を治す（神農）．心肺三焦（胸部・腹部）の火を瀉す（備要）．
使薬	桔梗	竅を利し，肺部の風熱を除く（珍珠嚢）．
	川芎	血中の気薬なり（綱目）．

使薬	甘草	気力を倍にする（神農），百薬の毒を解す（別録）．
	栝樓根	消渇（糖尿病），身熱煩満，大熱を治す（神農）．

(君臣佐便は高山宏世による)

薬方の由来 温清飲に柴胡，薄荷，連翹，桔梗，牛蒡子，栝樓根，甘草を加えたものである．

症状 湿疹，扁桃炎．

古典 柴胡清肝湯は，リンパ腺炎を治すのが本旨であるが，小児腺病体質に発する瘰癧（リンパ節結核），肺門淋巴腺腫，扁桃肥大等上焦における炎症充血を清熱，和血，解毒せしめる能がある『漢方後世要方解説』．

解説 柴胡清肝湯は，小児の咽頭，扁桃，頸部，耳などの炎症性疾患の体質改善に用いる方剤である．実証で陰陽錯雑の証に用いる方剤である温清飲に，陽証に用いる薬である柴胡，薄荷，連翹，桔梗，牛蒡子，栝樓根などを加えたものである．陽証に重点を置いた，陰陽錯雑の証に用いる方剤である．

太陽　少陽　陽明　太陰　少陰　厥陰　　実　中間　虚

治頭瘡一方（本朝経験方）
ちづそういっぽう

適応

ツムラ　・湿疹，くさ，乳幼児の湿疹

方意 乳幼児の頭部の湿疹に用いる方剤である．

構成 忍冬2g，紅花1g，連翹3g，蒼朮3g，荊芥1g，防風2g，川芎3g，大黄0.5g，甘草1g

分析		
君薬	荊芥	瘡を生じ，結を破り，気を聚め，瘀血を下すを主る（神農）．
	連翹	瘰癧（リンパ節結核），癰腫，悪瘡，瘻瘤，結熱を治す（神農）．
臣薬	金銀花（忍冬）	熱を瀉し（強く排除する），毒を解し，虚を補い，風を療す（備要）．
	大黄	瘀血を下す．腸胃を蕩滌す（洗い流す）（神農）．
	防風	大風，頭眩痛，悪風，風邪を治す（神農）．
佐薬	蒼朮	胃を暖め，穀（穀物）を消し，食を嗜む（別録）．

佐薬	紅花	血を行らし，燥を潤す（備要）．
	川芎	血中の気薬なり（綱目）．
使薬	甘草	気力を倍す（神農）．百薬の毒を解す（別録）．

口訣 治頭瘡一方は，頭瘡のみならず，すべて上部頭面の発瘡に用う．清上防風湯は清熱を主とし，この方は解毒を主とするなり（治頭瘡一方は，頭部の湿疹だけでなく，すべて上部・頭部・顔面の湿疹に用いる．清上防風湯は清熱を主とし，治頭瘡一方は解毒を主とするのである）『方函・口訣』．

解説 治頭瘡一方は，乳幼児の湿疹に用いる方剤で，本朝経験方である．

5 温剤

　温剤は，温める性質の薬を用いて，種々の寒の病態を治療する方剤である．寒の症状として，強い寒け，下痢，腹痛，持続する発汗，四肢の冷え，脈微などがある．温める生薬には，附子，乾姜，呉茱萸，蜀椒，細辛，茴香などがある．

　寒の病態を治療する原則は，「寒は，これを熱す」（寒の病気は，これを熱する薬で治療する）（『素問』・至真要大論），「寒を治するには熱を以てす」（寒の病気を治療するには，熱する薬を用いる）（『素問』・至真要大論）がある．温剤を使用するにあたっては，寒の病気を治療する時に，病気の「真と仮」を詳細に区別する必要がある．一見体表に「寒」があるように見えても，実は体内には「熱」が存在する「真熱仮寒」の病態のことがあり，「真熱仮寒」は熱病であるので，温剤を使用すべきではない．四診の技術を高いレベルに磨くべきである．温剤を，次の〔主要方剤〕と〔副方剤〕に分ける．

主要方剤	桂枝加芍薬湯，小建中湯，大建中湯，人参湯，当帰四逆加呉茱萸生姜湯，呉茱萸湯，八味地黄丸，真武湯
副方剤	当帰建中湯，黄耆建中湯，当帰湯，安中散，温経湯，五積散，桂枝人参湯，牛車腎気丸

● 主要方剤の関連図 ●

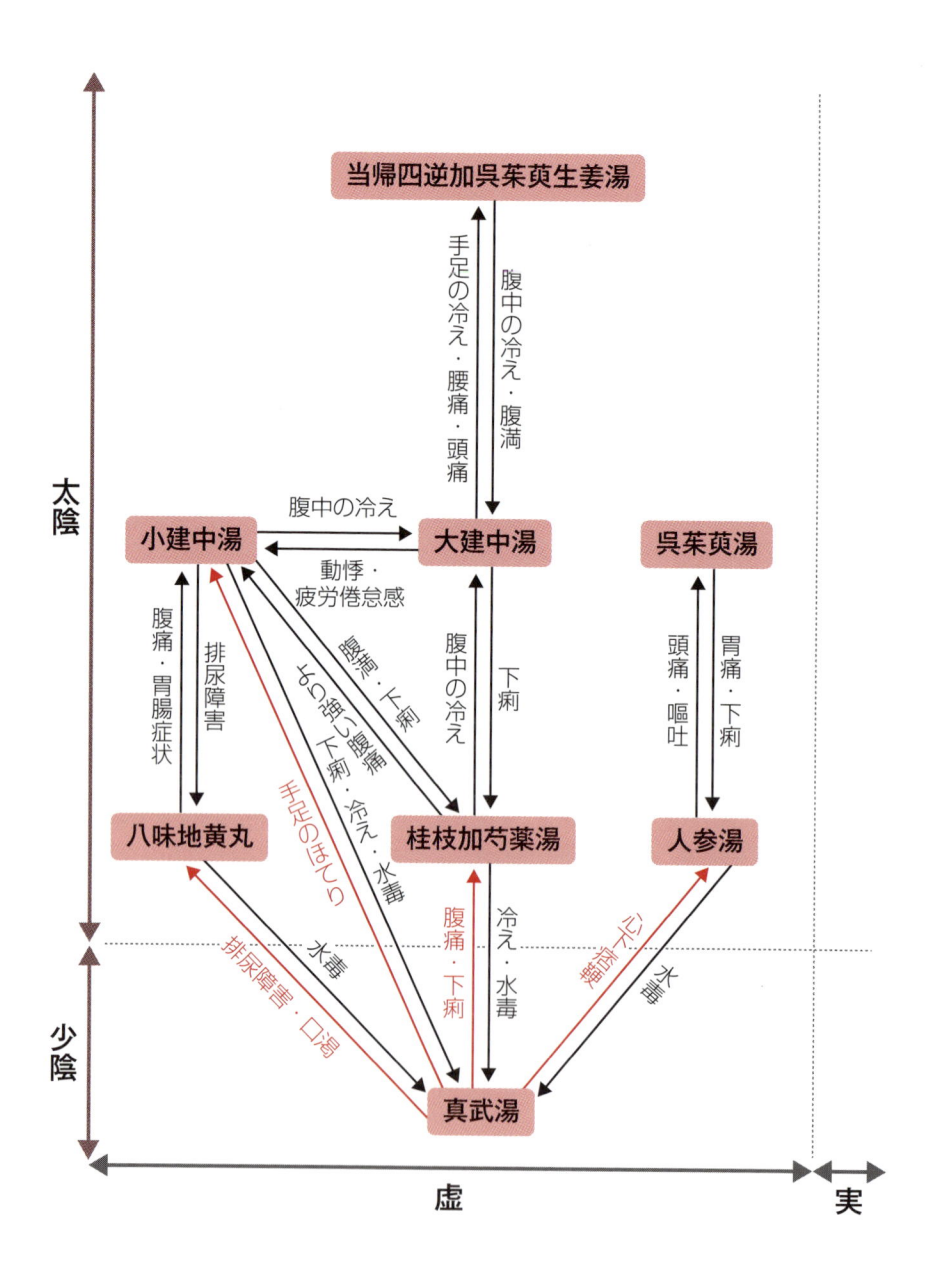

```
太陰
                    当帰四逆加呉茱萸生姜湯
                      ↕ 手足の冷え・腰痛・頭痛
                      ↕ 腹中の冷え・腹満
                      
  小建中湯 ←腹中の冷え→ 大建中湯      呉茱萸湯
   ↕                   ↕              ↕
   腹痛・胃腸症状         動悸・疲労倦怠感   頭痛
   排尿障害              腹痛・下痢       胃痛・下痢
                      より強い腹痛       嘔吐
                      下痢・冷え・水毒
                      腹中の冷え
                      下痢
                      
  八味地黄丸          桂枝加芍薬湯        人参湯
   ↕                  ↕                 ↕
   手足のほてり         腹痛・下痢          心下痞鞭
   排尿障害・口渇       冷え・水毒          水毒
   水毒                                  水毒
           ↘          ↓          ↙
                    真武湯

少陰
         ←――――――――――――――――→
         虚                    実
```

5 温剤

● 副方剤の関連図 ●

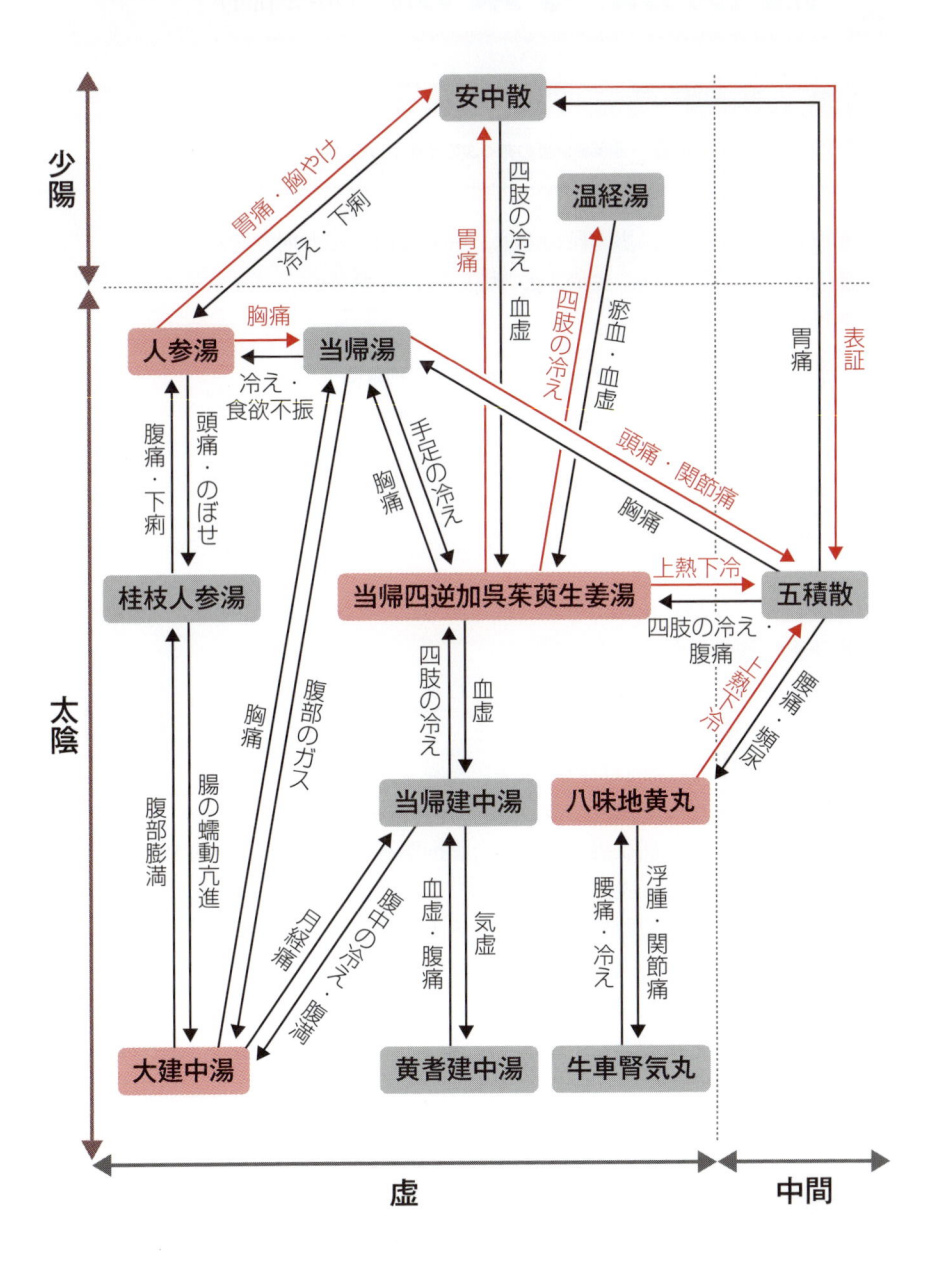

少陽

- 安中散
  - 胃痛・胸やけ → 人参湯
  - 冷え・下痢
  - 四肢の冷え・血虚
  - 胃痛 → 当帰湯
  - 表証 ← 五積散

- 温経湯
  - 瘀血・血虚
  - 四肢の冷え
  - 頭痛・関節痛 → 五積散

- 人参湯 → 胸痛 → 当帰湯
  - 冷え・食欲不振
  - 頭痛・のぼせ
  - 腹痛・下痢
  - 手足の冷え
  - 胸痛

- 当帰湯
  - 胸痛
  - 腹部のガス

太陰

- 桂枝人参湯
  - 腸の蠕動亢進
  - 腹部膨満

- 当帰四逆加呉茱萸生姜湯
  - 上熱下冷 ← 五積散
  - 四肢の冷え・腹痛
  - 腰痛・頻尿
  - 上熱下冷 → 八味地黄丸
  - 四肢の冷え
  - 血虚

- 八味地黄丸
  - 浮腫・関節痛
  - 腰痛・冷え

- 当帰建中湯
  - 血虚・腹痛
  - 気虚
  - 月経痛
  - 腹中痛

- 大建中湯

- 黄耆建中湯

- 牛車腎気丸

虚 ─ 中間

桂枝加芍薬湯(傷寒論)

温

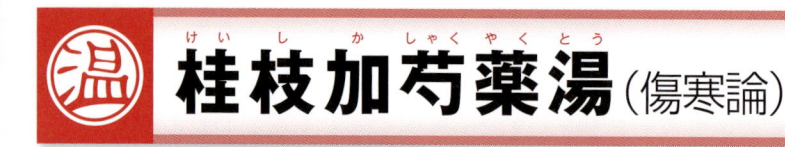

適応

ツムラ　クラシエ　コタロー　・腹部膨満感のある次の諸症：しぶり腹，腹痛

方意　桂枝加芍薬湯は，虚寒証の下痢，腹痛に用いる方剤である．

構成　桂皮4g，芍薬6g，生姜1g，大棗4g，甘草2g

分析

君薬	桂皮	中（胃腸）を温め，筋骨を堅くし，血脈を通ず（別録）．
臣薬	芍薬	血脈を通順し，中を緩にす（別録）．
佐薬	甘草	気力を倍す（神農）．百薬の毒を解す（別録）．
使薬	生姜	嘔吐を止め，痰を去り，気を下す（別録）．
	大棗	中を補い，気を益す（別録）．

（君臣佐使は高山宏世による）

薬方の由来　桂枝湯にさらに芍薬三両を加えたものである．

症状　下痢，腹満，腹痛．

古典　本，太陽病，医反って之を下し，しかるに因って腹満し，時に痛む者，太陰に属すなり．桂枝加芍薬湯之を主る（太陽病に対して，医師が誤って下剤で瀉下した，そのために腹部が膨満し，時々に痛む者は，太陰病であり桂枝加芍薬湯の主治である）『傷寒論・太陰病篇』．

口訣　桂枝加芍薬湯，桂枝湯証にして，腹拘攣甚だしき者を治す（桂枝加芍薬湯は，桂枝湯証で，腹部の拘攣が甚だしい者を治す）『方極』．

解説　桂枝加芍薬湯は，脾胃を補い痛みを止める方剤である．原典では，もともと太陽病であった患者に，医師が誤って薬で下してしまったために腹部が膨満し，痛みを生ずるのは，太陽病から，太陰病に移ったのであり，桂枝加芍薬湯の主治である，とある．桂枝加芍薬湯は，大腸炎，慢性腹膜炎などに用いる．腹証は，腹皮拘急がみられる．

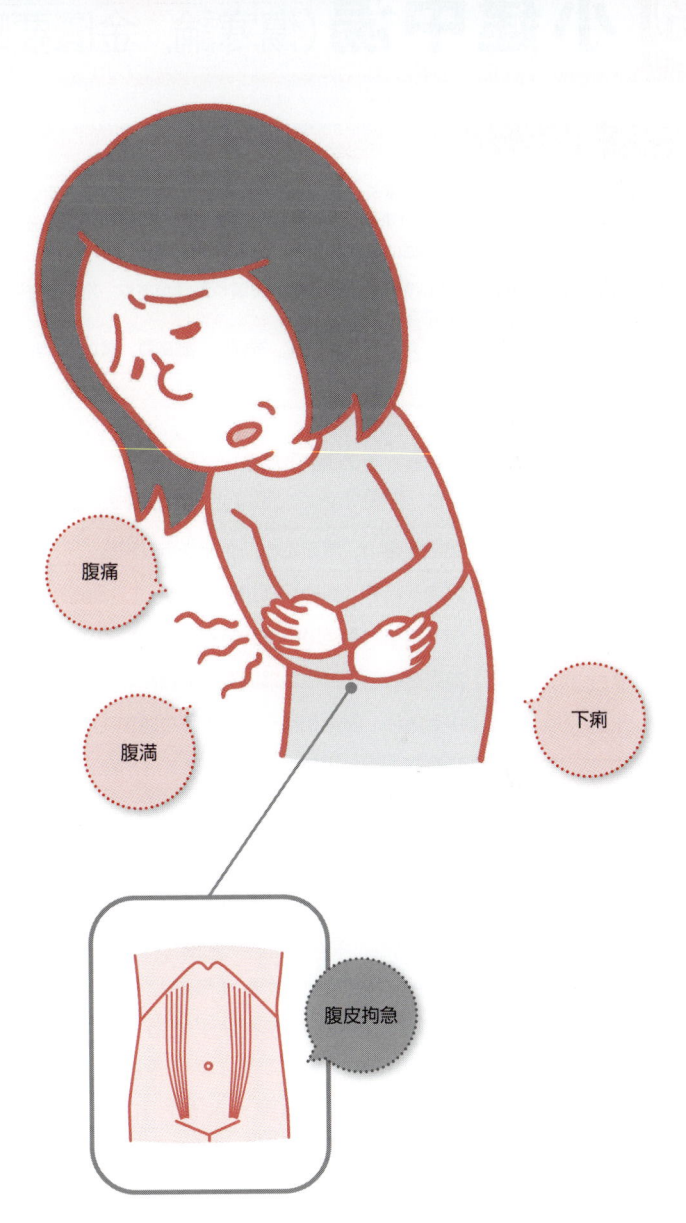

5 温剤

| 太陽 | 少陽 | 陽明 | **太陰** | 少陰 | 厥陰 | | 実 | 中間 | **虚** |

腹痛

腹満

下痢

腹皮拘急

小建中湯（傷寒論，金匱要略）
しょうけんちゅうとう

適応

ツムラ
・体質虚弱で疲労しやすく，血色がすぐれず，腹痛，動悸，手足のほてり，冷え，頻尿および多尿などのいずれかを伴う次の諸症：小児虚弱体質，疲労倦怠，神経質，慢性胃腸炎，小児夜尿症，夜なき

コタロー
・虚弱体質で疲労しやすく，のぼせ，腹痛や動悸があり，冷え症で手足がほてり，排尿回数，尿量ともに多いもの
・胃腸病，小児の下痢あるいは便秘，神経質，腺病質，貧血症，頻尿，小児夜啼症，小児夜尿症

方意 脾胃の虚寒証を治療する方剤である．

構成 桂皮4g，芍薬6g，生姜1g，大棗4g，甘草2g，膠飴10g

分析

君薬	膠飴	虚乏を補い，渇を止め，血を去る（別録）．
臣薬	甘草	気力を倍す（神農）．百薬の毒を解す（別録）．
	大棗	中（胃腸）を補い，気を益す（別録）．
佐薬	芍薬	血脈を通順し，中を緩にす（別録）．
使薬	桂皮	中を温め，筋骨を堅くし，血脈を通ず（別録）．
	生姜	嘔吐を止め，痰を去り，気を下す（別録）．

（『金鏡内台方議』による）

薬方の由来 桂枝湯の中の芍薬を倍にして，膠飴を加えたものである．

症状 胃腸虚弱，腹痛，動悸，鼻出血，全身倦怠．

古典 傷寒，陽脈濇，陰脈弦，法当に腹中急痛すべき者は，先ず小建中湯を与え，差えざる者は小柴胡湯之を主る（傷寒にかかって，寸脈が濇で，尺脈が弦の場合には，腹部の痛みがあるはずであるが，その時にはまず，虚証に対して用いる小建中湯を与え，治らない時は，より実証の薬である小柴胡湯を投与すべきである）『傷寒論・太陽病中篇』．虚労裏急，悸，衄，腹中痛，夢失精，四肢痠疼，手足煩熱，咽乾口燥するは，小建中湯之を主る（虚労病で，腹直筋が突っ張っていて，動悸，鼻出血，腹痛，夢で失精し，四肢が痛み，手足がほてり，口や咽が乾燥する時は小建中湯の主治である）『金匱要略・血痺虚労病脉証并治 第六』．

口訣 小建中湯，裏急，腹皮拘急，及び急痛する者を治す（小建中湯は，腹直筋

5 温剤

| 太陽 | 少陽 | 陽明 | **太陰** | 少陰 | 厥陰 | | 実 | 中間 | **虚** |

鼻出血

動悸

腹皮拘急

胃腸虚弱
腹痛

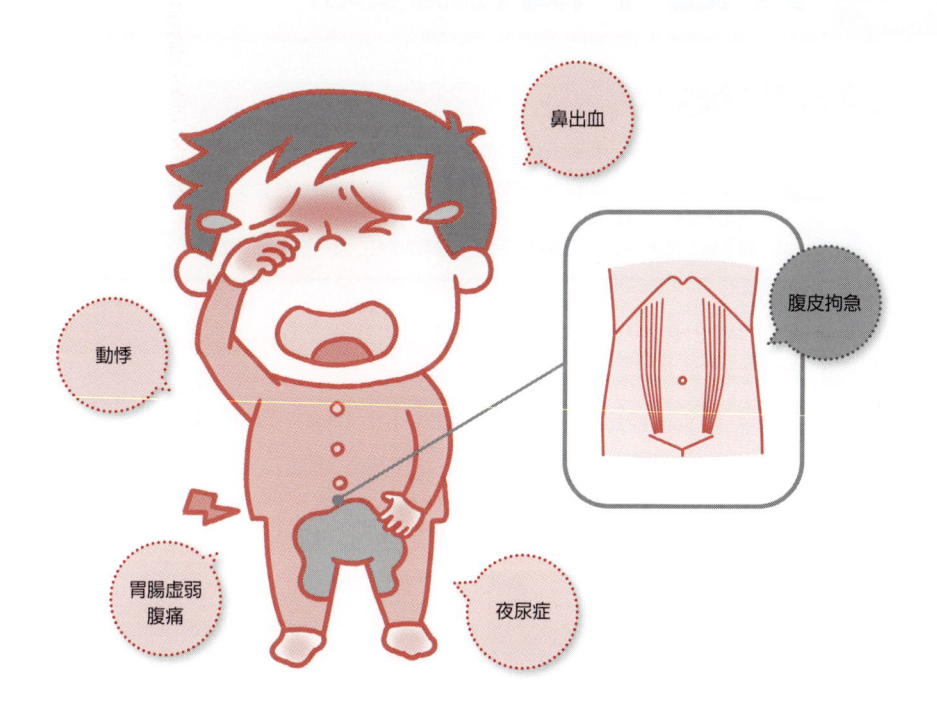

夜尿症

が突っ張っていて，急痛する者を治す）『方極』．小建中湯は，中気虚して，腹中の引ぱり痛むを治す．すべて古方書に中と云ふは，脾胃のことにて，建中は脾胃を建立するの義なり（小建中湯は，脾胃の気虚で，腹直筋が突っ張っていて痛むのを治す．すべて古方書に「中」というのは，脾胃のことであり，建中は脾胃を建立するの意味である）『方函・口訣』．

解説 小建中湯は，脾胃の虚寒証を治し，止痛の効果がある．すなわち，脾胃の虚証を温めて，疼痛を改善する作用がある．また，普段から，体が虚弱である者，心身を酷使している者に使用する機会がある．よって，胃炎，胃十二指腸潰瘍，慢性肝炎，慢性腹膜炎などに用いられる．腹証は，腹皮拘急（腹直筋の突っ張った状態）や腹部全体の軟弱がみられる．

温 大建中湯（金匱要略）
だいけんちゅうとう

適応

ツムラ
- 腹が冷えて痛み，腹部膨満感のあるもの

コタロー
- 腹壁胃腸弛緩し，腹中に冷感を覚え，嘔吐，腹部膨満感があり，腸の蠕動亢進と共に，腹痛の甚だしいもの
- 胃下垂，胃アトニー，弛緩性下痢，弛緩性便秘，慢性腹膜炎，腹痛

方意 腹部の寒とガスの停滞による病態を治す方剤である．

構成 蜀椒 2 g，乾姜 5 g，人参 3 g，膠飴 10 g

分析

君薬	蜀椒	中（胃腸）を温める．気を下す（神農）．六腑の寒冷を除く（別録）．
臣薬	膠飴	虚乏を補い，渇を止め，血を去る（別録）．
佐薬	乾姜	胸満（胸が張って苦しくなること）欬逆上気（激しい咳）を治す．中を温め，血を止め，汗を出だす（神農）．
使薬	人参	五臓を補う（神農）．中を調う（別録）．

（君臣佐使は高山宏世による）

症状 腹痛，腹満，嘔吐，下痢，便秘，腸閉塞，尿路結石．

古典 心胸中大いに寒え痛み，嘔して飲食する能わず，腹中寒え，上衝すれば皮起り，出で見われ頭足有り，上下し痛みて触れ近くべからず，大建中湯之を主る（胸腹部がひどく冷え痛み，嘔気がして飲食できず，腹部が冷え，上へ衝き上がるので，腹部の皮膚が盛り上がって，頭や足があるように腹壁が上下し，疼痛のため触れることができない場合は，大建中湯の主治である）『金匱要略・腹満寒疝宿食病脉証并治 第十』．

口訣 大建中湯，腹大痛し，嘔して食する能わず，腹皮起ること，頭足あるが如き者を治す（大建中湯は，腹部が大いに痛み，嘔気があり食べることができず，腹部に頭や足があるような状態を治す）『方極』．大建中湯は，小建中湯と方意は大いに異なるけれども膠飴一味があるので，建中の意味は明らかである．寒気の腹痛は大建中湯で治することができる．腹全体に腹痛があって胸にかかって嘔気があるか腹中で塊の如く凝結するのが目的である．故に諸々のひどい腹痛で，下から上へむくむくと持上る様な者に用いて著効がある（大建中湯は，小建中湯と方意は大いに異なるけれども膠飴

5 温剤

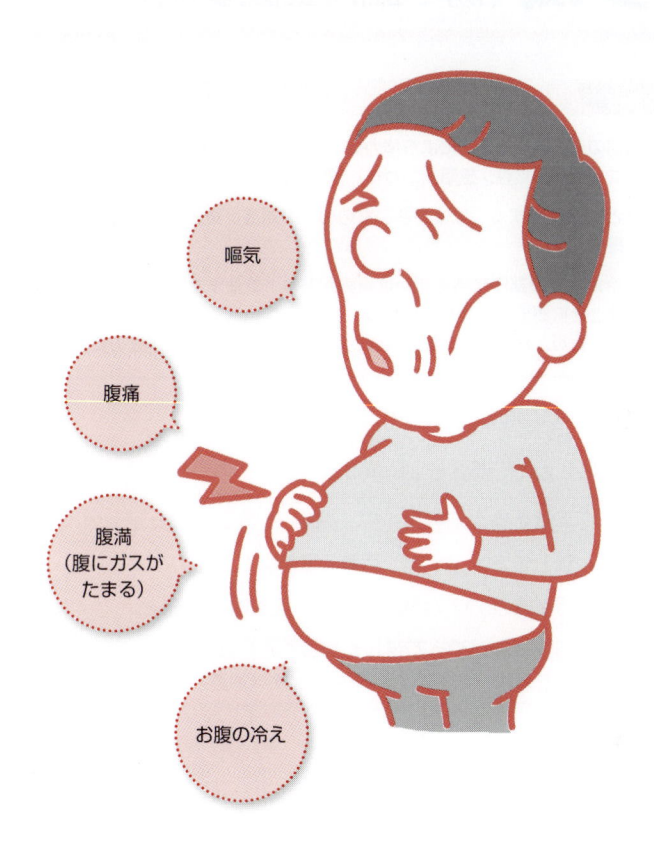

| 太陽 | 少陽 | 陽明 | **太陰** | 少陰 | 厥陰 | | 実 | 中間 | **虚** |

嘔気

腹痛

腹満
（腹にガスが
たまる）

お腹の冷え

一味があるので，建中の意味は明らかである．寒気による腹痛は大建中湯で治療する．腹全体の腹痛が胸に及び嘔気があり，腹中で腫瘤のようになったものが目的である．さまざまなひどい腹痛で，下から上へむくむくと持ち上がるような者に用いて著効がある）『方函・口訣』．

解説 大建中湯は，胸腹部がひどく冷えて痛み，ガスと液体がたまり，腹満がある場合に用いられる．腹は，軟弱無力で腸の動きが腹壁上より見ることができる場合と，腹部が緊満している場合がある．大建中湯は，ガスが多く腹満があるもの，癒着による腸閉塞，便秘，尿路結石，インポテンツ，胃十二指腸潰瘍，膵臓炎，胆石症などに用いられる．

人参湯（傷寒論，金匱要略）

適応

ツムラ
- 体質虚弱の人，或いは虚弱により体力低下した人の次の諸症：急性・慢性胃腸カタル，胃アトニー症，胃拡張，悪阻（つわり），萎縮腎

クラシエ
- 手足などが冷えやすく，尿量が多いものの次の諸症：胃腸虚弱，胃アトニー，下痢，嘔吐，胃痛

コタロー
- 貧血，冷え症で胃部圧重感あるいは胃痛があり，軟便または下痢の傾向があるもの，あるいはときに頭重や嘔吐を伴うもの
- 慢性下痢，胃炎，胃アトニー症，貧血症，虚弱児の自家中毒，小児の食欲不振

方意 脾胃（中焦）の虚寒を温め補う方剤である．

構成 人参3g，蒼朮3g，乾姜3g，甘草3g

分析

君薬	人参	五臓を補う（神農）．中（胃腸）を調う（別録）．
臣薬	甘草	気力を倍す（神農）．百薬の毒を解す（別録）．
佐薬	蒼朮	胃を暖め，穀（穀物）を消し，食を嗜む（別録）．
使薬	乾姜	胸満（胸が張って苦しくなること）欬逆上気（激しい咳）を治す．中を温め，血を止め，汗を出だす（神農）．

（『金鏡内台方議』による）

症状 下痢，腹痛，嘔吐，手足の冷え，口に唾液がたまる．

古典 大病差えて後，しばしば唾し，久しく了了たらざるもの，胸上に寒あり，まさに丸薬でもってこれを温むべし．理中丸に宜し（大病が差えて後に，しばしば唾液が増加し，胸上に寒ある時は，丸薬で温めるべきである．理中丸を服用すると宜しい）『傷寒論・陰陽易差労復病篇』．霍乱，頭痛発熱，身疼痛，熱多く飲水を欲する者，五苓散之を主る．寒多く，水を用いざる者，理中丸之を主る（嘔吐下痢症で，頭痛・発熱，身体は痛み，熱多く，飲水を欲する者，五苓散之の主治である．寒多く，水を用いざる者，理中丸之の主治である）『傷寒論・霍乱病篇』．

口訣 人参湯は，胸痺の虚症を治する方であるが，理中丸を湯となすの意にて，中寒霍乱すべて大陰吐痢の症に用いて宜し．厥冷の者は，『局方』に従って附子を加ふべし．白朮，附子と伍する時は，附子湯，真武湯の意にて内湿を駆るの効あり．四逆湯とはその意やや異なり，四逆湯は即ち下痢清穀

5 温剤

| 太陽 | 少陽 | 陽明 | **太陰** | 少陰 | 厥陰 | | 実 | 中間 | **虚** |

- 嘔吐
- 口に唾液がたまる
- 手足の冷え
- 下痢腹痛
- 振水音
- 心下痞鞕
- 腹は軟弱

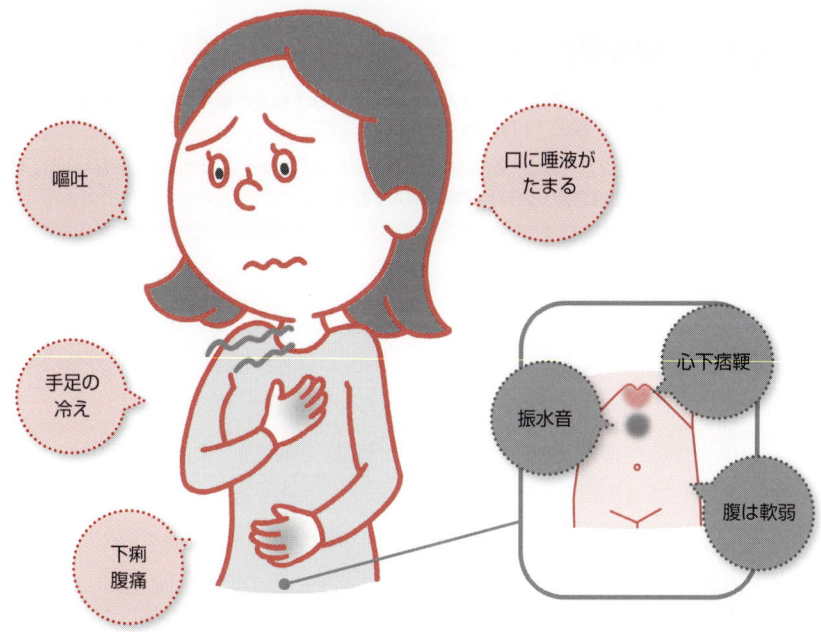

を以て第一の目的とす．此方のゆく処は吐痢を以て目的とするなり（人参湯は，胸痺の虚症を治療する処方であるが，理中丸を湯にした意味で，中寒により生じた嘔吐下痢症で，すべて太陰病の吐痢の証に用いてよい．四肢が厥冷する者は，『和剤局方』に従って附子を加える．白朮は，附子と配合する時は，附子湯，真武湯の意味で，体内の湿を除く効果がある．四逆湯とはその意味はやや異なり，四逆湯は下痢清穀が第一の目標であるが，人参湯は，嘔吐・下痢が目標である）『方函・口訣』．

解説 人参湯は，理中丸と同じである．人参湯は，体内の寒を温め，気を補い，脾胃を強める効果がある．人参湯証の病態の本質は，脾胃の寒であり，治療原則の「寒はこれを熱する」（『素問・至真要大論』）により，熱性の薬が最も重要な薬である．人参湯の構成生薬の中で最も強い熱性の薬は，乾姜であるので，乾姜を君薬とし，人参を臣薬とする意見がある．腹は軟弱で，腹部には心下痞鞕がある．

温 当帰四逆加呉茱萸生姜湯（傷寒論）

とうきしぎゃくかごしゅゆしょうきょうとう

適応

ツムラ クラシエ	・手足の冷えを感じ，下肢が冷えると下肢又は下腹部が痛くなり易いものの次の諸症： しもやけ，頭痛，下腹部痛，腰痛
コタロー	・貧血，冷え症で頭痛，胃部圧重感，腰痛または下腹痛があって凍傷にかかりやすいもの ・凍傷，慢性頭痛，坐骨神経痛，婦人下腹痛

方意 血を補い経絡を温める方剤である．

構成 当帰3g，桂皮3g，芍薬3g，細辛2g，大棗5g，甘草2g，木通3g，呉茱萸2g，生姜1g

分析

君薬	当帰	五臓を補い，肌肉を生ず（別録）．
臣薬	芍薬	血脈を通順し，中（胃腸）を緩にす（別録）．
佐薬	桂皮	中を温め，筋骨を堅くし，血脈を通ず（別録）．
	細辛	中を温め，気を下し，痰を破り，水道を利す（水のめぐりをよくする）（別録）．
	呉茱萸	中を温め，気を下し，痛を止める（神農）．
	木通	九竅（人体の9つの穴），血脈，関節を通利す（神農）．
	生姜	嘔吐を止め，痰を去り，気を下す（別録）．
使薬	大棗	中を補い，気を益す（別録）．
	甘草	気力を倍す（神農）．百薬の毒を解す（別録）．

（『金鏡内台方議』を参考にした）

薬方の由来 桂枝湯（桂皮，芍薬，大棗，甘草，生姜）に，当帰，細辛，木通，呉茱萸を加えたものである．

症状 手足の冷え，冷えに関係する慢性疼痛性疾患，凍傷，腰痛，坐骨神経痛，子宮下垂，慢性腹膜炎，頭痛．

古典 手足厥寒，脈細にして絶せんと欲する者，当帰四逆湯之を主る．若し其の人，内に久寒有る者，当帰四逆加呉茱萸生姜湯に宜し（手足冷えて，脈が細で触れにくい者は，当帰四逆湯の主治である．もし病人の体内に長期間にわたる冷え〔久寒〕がある者は，当帰四逆加呉茱萸生姜湯で治療するの

5 温剤

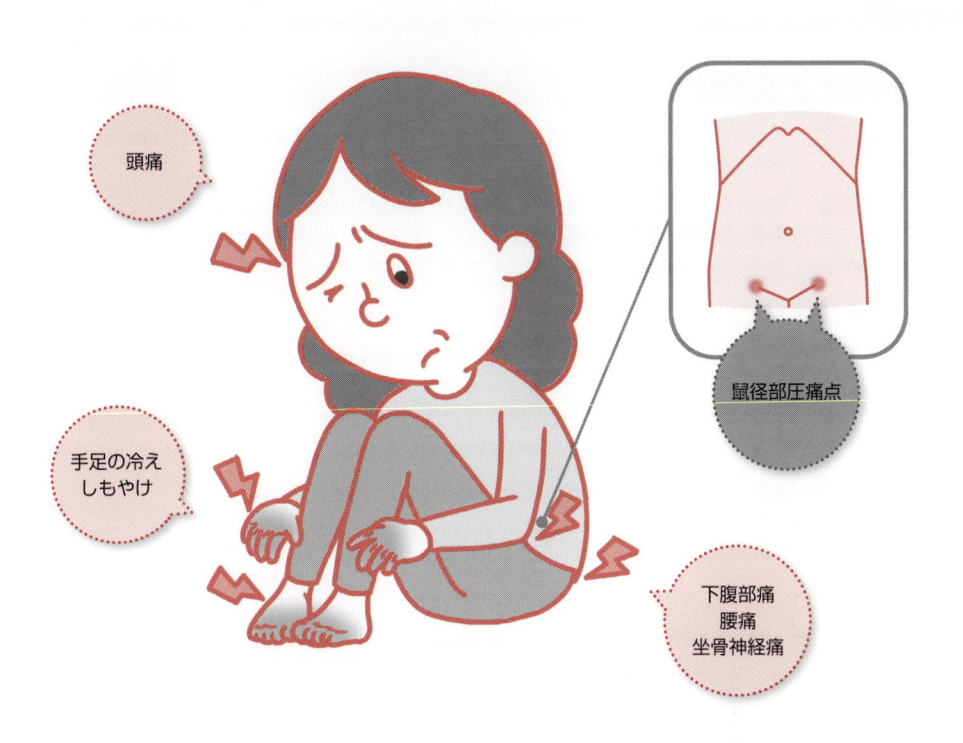

| 太陽 | 少陽 | 陽明 | 太陰 | 少陰 | 厥陰 | | 実 | 中間 | 虚 |

- 頭痛
- 手足の冷え しもやけ
- 鼠径部圧痛点
- 下腹部痛 腰痛 坐骨神経痛

がよい）『傷寒論・厥陰病篇』．

口訣 当帰四逆加呉茱萸生姜湯の訣，吐血の証，出血の後，四肢厥冷すれども附子も用い難し，又独参湯を用ゆる程の虚にも非ず，ただ手足微冷して心下痞するを標的とすべし『餐英館療治雑話』．当帰四逆加呉茱萸生姜湯，当帰四逆湯症にして，胸満嘔吐，腹痛劇しき者を治す．産婦，悪露綿延止まず（悪露がなかなか止まらず），身熱頭痛，腹中冷痛，嘔して微利し，腰脚酸麻（腰や下肢が痛んでしびれ）或いは微腫する者を治す『類聚方廣義』．

解説 当帰四逆加呉茱萸生姜湯は，血虚証と体内の寒を温める効能がある．当帰と芍薬で，血虚証を治療し，桂皮，細辛，木通，呉茱萸で，経絡を温める．当帰四逆加呉茱萸生姜湯の腹証は，鼠径部に圧痛がみられることがある．

呉茱萸湯（傷寒論）

適応

ツムラ
- 手足の冷えやすい中等度以下の体力のものの次の諸症：習慣性偏頭痛，習慣性頭痛，嘔吐，脚気衝心

コタロー
- 頭痛を伴った冷え症で，胃部圧重感があり，悪心または嘔吐するもの
- 吃逆，片頭痛，発作性頭痛，嘔吐症

方意 脾胃の虚を温め補い，上逆した気を下し，吐き気を止める方剤である．

構成 呉茱萸3g，人参2g，生姜1.5（1）g，大棗4g

分析

君薬	呉茱萸	中（胃腸）を温め，気を下し，痛を止める（神農）．
臣薬	生姜	嘔吐を止め，痰を去り，気を下す（別録）．
佐薬	人参	五臓を補う（神農）．中を調う（別録）．
使薬	大棗	中を補い，気を益す（別録）．

（『金鏡内台方議』を参考にした）

症状 頭痛，嘔吐，心窩部のつかえ，首肩の凝り，心下痞鞕の腹証．

古典 穀を食して嘔せんと欲するものは，陽明に属すなり．呉茱萸湯之を主る．湯を得て反って劇しき者，上焦に属す（穀物を食べて吐き気がくるものは，陽明病に属するのであり，呉茱萸湯の主治である．呉茱萸湯を服用して症状が激しい者は，上焦に属するのである）『傷寒論・陽明病篇』．乾嘔，涎沫を吐し，頭痛の者，呉茱萸湯之を主る（からえずきをし，唾液を吐き，頭痛がある者は，呉茱萸湯の主治である）『傷寒論・厥陰病篇』．

口訣 呉茱萸湯，嘔して胸満，心下痞鞕する者を治す（呉茱萸湯は，嘔気があり胸が張って，心下痞鞕する者を治す）『方極』．呉茱萸湯は，濁飲を下降するを主とする．故に涎沫を吐するを治し，頭痛を治し，食穀欲嘔を治し，煩躁吐逆を治す．肘後にては吐醋嘈雑を治し，後世にては噦逆を治す．凡て危篤の症状濁飲の上溢を審にしてこの方を処するときはその効挙げて数えがたし（呉茱萸湯は，濁った水毒を下降させることが主な効能である．故に唾液を嘔吐するのを治し，頭痛を治し，穀物を食して嘔気を生ずるのを治す．煩躁吐逆を治す．『肘後方』では，胃酸を嘔吐したり，げっぷをするのを治し，後世では，しゃっくりを治す．濁った水毒が上部にある危

5 温剤

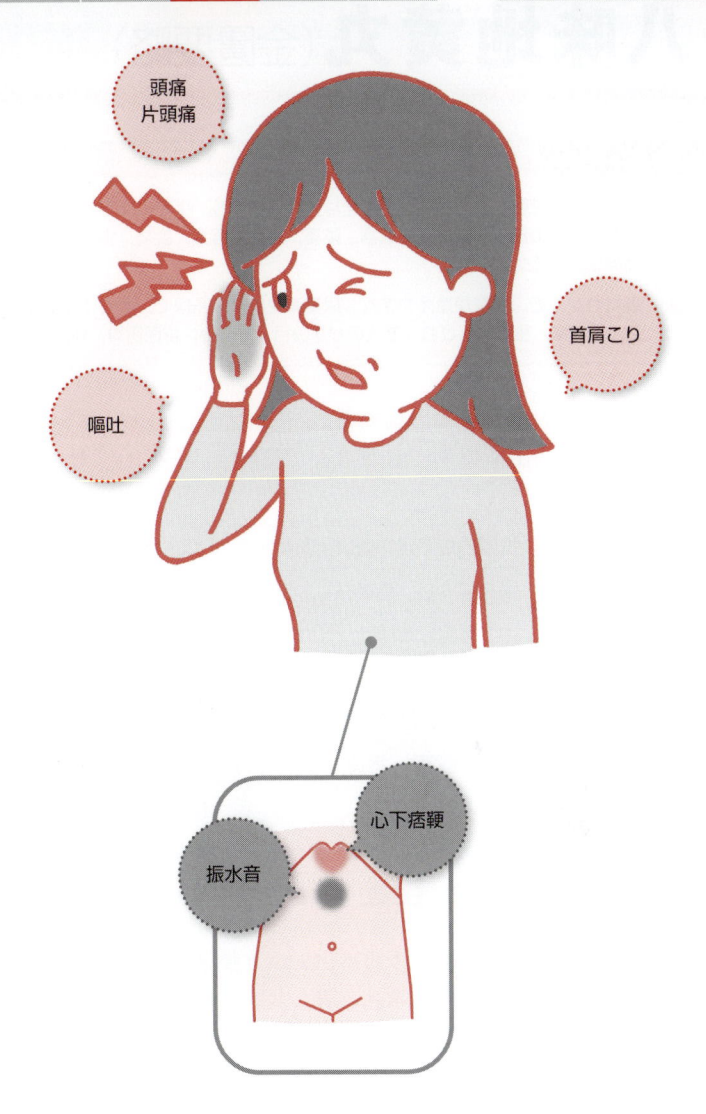

| 太陽 | 少陽 | 陽明 | **太陰** | 少陰 | 厥陰 | | 実 | 中間 | **虚** |

- 頭痛 片頭痛
- 嘔吐
- 首肩こり
- 心下痞鞭
- 振水音

篤の症状で，呉茱萸湯を処方する時はたいへん効果がある）『方函・口訣』．

解説 呉茱萸湯は，脾胃を温め補い，上逆した気を下し，吐き気を止め，片頭痛，しゃっくり，嘔吐などを治療する方剤である．呉茱萸の含まれる薬はたいへん苦く飲みにくいので，服薬指導の時にその旨を説明するとよい．腹証は，心下痞鞭がみられる．

八味地黄丸（金匱要略）
はちみじおうがん

適応

ツムラ
- 疲労，倦怠感著しく，尿利減少または頻数，口渇し，手足に交互的に冷感と熱感のあるものの次の諸症：腎炎，糖尿病，陰萎，坐骨神経痛，腰痛，脚気，膀胱カタル，前立腺肥大，高血圧

クラシエ
- 疲れやすくて，四肢が冷えやすく，尿量減少または多尿で，ときに口渇がある次の諸症：下肢痛，腰痛，しびれ，老人のかすみ目，かゆみ，排尿困難，頻尿，むくみ

方意 腎虚（腎陽虚）を治する方剤である．

構成 地黄6（5）g，山茱萸3g，山薬3g，沢瀉3g，茯苓3g，牡丹皮2.5（3）g，桂皮1g，附子0.5（1）g

分析

君薬	地黄	五臓内傷不足を補い，血脈を通じ，気力を益す（別録）．
臣薬	山茱萸	陰を強くし，精を益し，五臓を安んず（別録）．
	山薬	中（胃腸）を補い，気力を益し，肌肉を長じ，陰を強くす（神農）．
佐薬	茯苓	気力を益し，神（精神）を保ち，中を守る（別録）．
	桂皮	中を温め，筋骨を堅くし，血脈を通ず（別録）．
	牡丹皮	癥堅（腫瘤），瘀血，腸胃に留め舎るを除く（神農）．
使薬	沢瀉	風寒湿痺（関節炎）を治す．水（水毒）を消す（神農）．
	附子	風寒，欬逆（咳），邪気を治す．中を温める（神農）．

（君臣佐使は高山宏世による．その他，桂皮と附子を君薬とする説〔呉儀洛〕などがある）

症状 腰痛，尿減少．少腹拘急，少腹不仁という腹証がある．

古典 虚労腰痛，少腹拘急，小便不利の者，八味腎気丸之を主る（虚労病で腰痛があり，下腹部が突っ張って，尿が十分出ない者は，八味腎気丸の主治である）『金匱要略・血痺虚労病脈証并治 第六』．男子，消渇，小便反って多く，一斗を飲むに以て，小便一斗なるは，腎気丸之を主る（男子の消渇〔糖尿病様疾患〕で，小便が多く，1斗〔約2リットル〕を飲んで，1斗の小便が出るのは，八味腎気丸の主治である）『金匱要略・消渇小便利淋病脈証并治 第十三』．崔氏八味丸，脚気，上りて少腹に入り不仁するを治す（崔氏の八味丸は，下肢の病気で，下肢から上って下腹部に入り麻痺するのを治す）『金匱要略・中風歴節病脈証并治 第五』．

5 温剤

| 太陽 | 少陽 | 陽明 | 太陰 | **少陰** | 厥陰 | | 実 | 中間 | **虚** |

図中ラベル：少腹拘急／少腹不仁／尿減少 インポテンツ／腰痛

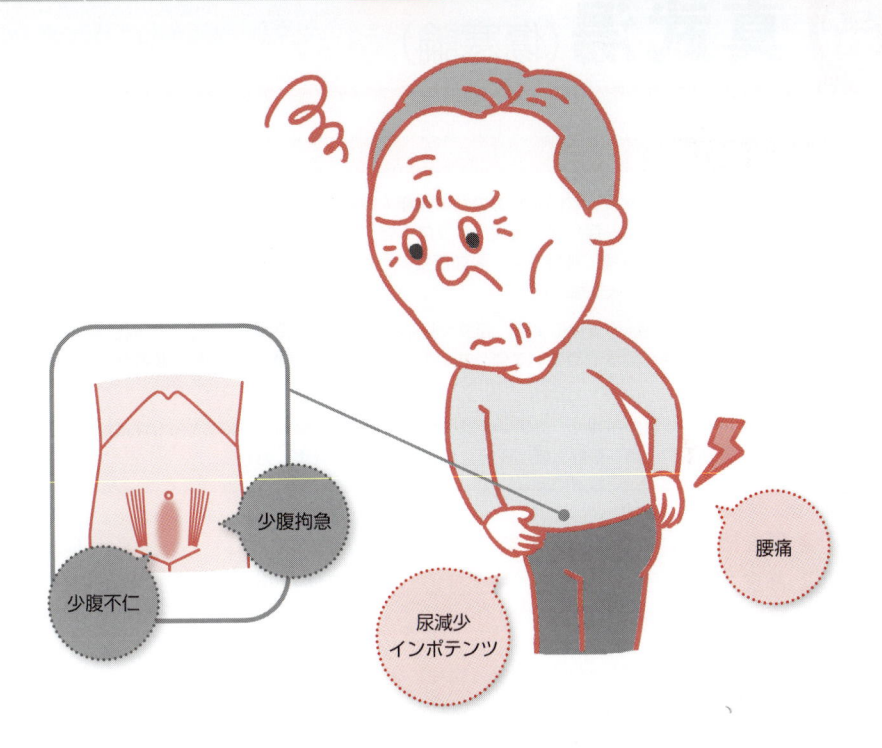

口訣 八味地黄丸は，専ら下焦を治す．故に金匱少腹不仁，或は小便自利，或は轉胞に運用す．又，虚腫，或は虚労腰痛等に用いて効あり．其内，消渇を治するは此方に限る也（八味地黄丸は，もっぱら下腹部以下の病気を治療することができる．故に『金匱要略』の，少腹不仁や尿がよく出るもの，下腹部痛に尿減少を伴う疾患に運用する．虚証の浮腫，虚労による腰痛などに用いて効果がある．糖尿病を治療するには八味地黄丸に限るのである）『方函・口訣』．

解説 八味地黄丸は，漢方医学的な腎（腰，泌尿器，生殖器を含む）の虚した病状を補う薬方であり，腎を温め虚労を補う効能がある．慢性腎炎，前立腺肥大症，糖尿病，気管支喘息，高血圧症，白内障，腰痛，インポテンツ，尿閉，頻尿，尿失禁などに用いられる．八味地黄丸の腹証は，臍下不仁（臍下丹田に力の抜けている状態），少腹拘急（下腹部の腹直筋が突っ張っている状態）がある．地黄が含まれているので，胃腸虚弱の人には用いない方がよい．

真武湯 (傷寒論)
しんぶとう

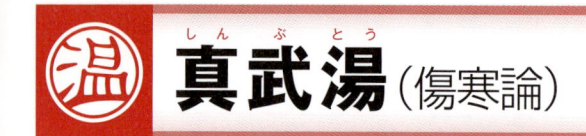

適応

ツムラ
- 新陳代謝の沈衰しているものの次の諸症：胃腸疾患，胃腸虚弱症，慢性腸炎，消化不良，胃アトニー症，胃下垂症，ネフローゼ，腹膜炎，脳溢血，脊髄疾患による運動ならびに知覚麻痺，神経衰弱，高血圧症，心臓弁膜症，心不全で心悸亢進，半身不随，リウマチ，老人性瘙痒症

クラシエ
- 新陳代謝機能の衰退により，四肢や腰部が冷え，疲労倦怠感が著しく，尿量減少して，下痢し易く動悸やめまいを伴うものの次の諸症：胃腸虚弱症，慢性胃腸カタル，慢性腎炎

コタロー
- 冷え，倦怠感が強く，めまいや動悸があって尿量減少し，下痢しやすいもの
- 慢性下痢，胃下垂症，低血圧症，高血圧症，慢性腎炎，カゼ

方意 陽を補い水分代謝を改善する方剤である．

構成 蒼朮3g，茯苓4（5）g，芍薬3g，附子0.5（1）g，生姜1.5（0.8〜1）g

分析

君薬	附子	風寒，欬逆（咳），邪気を治す．中（胃腸）を温める（神農）．
臣薬	茯苓	気力を益し，神（精神）を保ち，中を守る（別録）．
佐薬	芍薬	血脈を通順し，中を緩にす（別録）．
使薬	蒼朮	胃を暖め，穀（穀物）を消し，食を嗜む（別録）．
	生姜	嘔吐を止め，痰を去り，気を下す（別録）．

（『成方便読』を参考にした）

症状 下痢，四肢の冷え，動悸，腹痛，眩暈．

古典 太陽病，発汗，汗出解せず，其の人なお発熱，心下悸，頭眩，身瞤動，振振として地に擗おれんと欲する者は，真武湯之を主る（太陽病で，発汗したが，治らない．病人はなお発熱や心窩部の動悸や眩暈，身体がぴくぴくしたり，ふらふらして倒れそうになる．このような場合は真武湯の主治である）『傷寒論・太陽病中篇』．少陰病，二三日已まず．四五日に至り，腹痛，小便不利，四肢沈重，疼痛，自下利の者，此れ水気有りとなす．其の人或いは欬し，或いは小便利し，或いは下利し，或いは嘔する者，真武湯之を主る（少陰病になって，2〜3日しても改善せず，4〜5日たって，腹痛が起こり，小便が少なく，四肢が重く痛み，下痢する者は，水気があるのであるから真武湯の主治である．あるいは咳をし，あるいは小便が出

5 温剤

| 太陽 | 少陽 | 陽明 | 太陰 | **少陰** | 厥陰 | | 実 | 中間 | **虚** |

- 眩暈
- 動悸
- 振水音
- 臍2横指左に圧痛あり
- 腹痛 下痢
- 手足の冷え

て，あるいは下痢し，あるいは嘔気のある者は，真武湯の主治である）『傷寒論・少陰病篇』．

口訣 真武湯，心下悸，身瞤動，振振として地に擗おれんと欲し，腹痛，小便不利，或いは嘔し，或いは下利する者を治す（真武湯は，心窩部の動悸や眩暈，身体がぴくぴくしたり，ふらふらして倒れそうになる，腹痛，尿減少，あるいは嘔気があり，あるいは下痢する者を治す）『方極』．腰疼，腹痛，悪寒し，下利日に数行，夜間尤も甚だしい者，之れ疝痢と称す，この方（真武湯）に宜し．産後下利，腸鳴，腹痛，小便不利，支体酸軟，或いは麻痺し，水気あり．悪寒発熱，咳嗽止まず，漸く労状となる者，尤も難治となす，真武湯に宜し（腰痛，腹痛，悪寒し，1日に数回下痢し夜間にひどい者，これを疝痢と称し，真武湯に宜しい．産後の下痢，腸鳴，腹痛，尿減少，身体がだるく，あるいは麻痺し，水毒がある．悪寒・発熱，

咳嗽止まず，しばらくして結核様となる者は最も難治である．真武湯に宜しい）『類聚方廣義』．真武湯は，内に水気ありと云うが目的にて，他の附剤と違って，水飲のために心下悸し，身潤動すること振々として地に倒れんとし，或は麻痺不仁，手足引きつることを覚え，或は水腫小便不利，その腫虚濡にして力なく，或は腹以下に腫ありて，臂肩胸背羸痩，その脈微細，或は浮腫にして大に心下痞悶して飲食美ならざる者，或は四肢沈重，疼痛下痢する者に用ひて効あり（真武湯は，体内に水毒があるというのが目的である．他の附子剤と違って，水毒のために心窩部の動悸があり，身体がぴくぴくしたり，ふらふらして倒れそうになる，あるいはしびれや，手足が引きつることを覚え，あるいは浮腫，尿減少，その腫は虚濡にして力なく，あるいは腹以下が腫れていて，臂，肩，胸，背中が羸痩，その脈は微細で，あるいは浮腫にして大いに心窩部がつかえ悶えて，食物がおいしくなく，あるいは四肢が重く沈み，疼痛し下痢する者に用いて効果がある）『方函・口訣』．

解説 真武湯は，新陳代謝が低下したために，胃腸の働きが低下して水毒が停滞し，水毒のために，眩暈，動悸，下痢などの症状を生ずる．真武湯の中で，最も重要な生薬は，附子である．慢性大腸炎，腎炎，蕁麻疹，湿疹，眩暈などに応用される．脈は沈脈．腹診では腹部は軟弱で，臍左外側2横指に圧痛がみられる場合がある〔寺師睦宗〕．

太陽　少陽　陽明　**太陰**　少陰　厥陰　　実　中間　**虚**

㊩ 当帰建中湯(とうきけんちゅうとう)（金匱要略）

適応
ツムラ ・疲労しやすく，血色のすぐれないものの次の諸症：月経痛，下腹部痛，痔，脱肛の痛み

方意 脾胃を温め血虚を補い止痛の方剤である．
構成 当帰4g，桂皮4g，芍薬5g，生姜1g，甘草2g，大棗4g
分析

君薬	当帰	五臓を補い，肌肉を生ず（別録）．
臣薬	甘草	気力を倍す（神農）．百薬の毒を解す（別録）．

佐薬	桂皮	中（胃腸）を温め，筋骨を堅くし，血脈を通ず（別録）．
	芍薬	血脈を通順し，中を緩にす（別録）．
使薬	生姜	嘔吐を止め，痰を去り，気を下す（別録）．
	大棗	中を補い，気を益す（別録）．

（君臣佐便は高山宏世による）

薬方の由来 小建中湯に当帰を加えたものである．

症状 月経痛，腰痛，腹は腹皮拘急と軽度の瘀血の腹証がみられる．

古典 千金内補当帰建中湯，婦人産後，虚羸不足，腹中刺痛止まず，吸吸少気，或は少腹中急，摩痛を苦しみ，腰背に引き，食飲する能わざるを治す．産後一月，日に四五剤を服し得て善しとなす．人をして強壮ならしむるに宜し（『千金方』の内補当帰建中湯は，出産後，虚証となり痩せて，腹部が刺すような痛みが続き，浅い呼吸をし，あるいは下腹部が痛み腰や背中も痛み，飲食できないのを治す．この薬を産後の1ヵ月間，一日に4～5剤を服するのがよい．身体を丈夫にする効能がある）『金匱要略・婦人産後病脉証并治 第二十一』．

解説 当帰建中湯は，小建中湯よりも補血の効果が強く，小建中湯証に血虚証が加わった証に用いられる．当帰建中湯は，通常では，虚証の月経困難症，腰痛症に用いられる．腹証は，腹皮拘急がみられる．

太陽 少陽 陽明 **太陰** 少陰 厥陰　実 中間 **虚**

黄耆建中湯（金匱要略）

適応

ツムラ ・身体虚弱で疲労しやすいものの次の諸症：虚弱体質，病後の衰弱，ねあせ

方意 脾胃を補い温め，痛を止める方剤である．

構成 黄耆4g，桂皮4g，芍薬6g，生姜1g，甘草2g，大棗4g，膠飴10g

分析

君薬	膠飴	虚乏を補い，渇を止め，血を去る（別録）．
	黄耆	虚を補う（神農）．気を益す（別録）．

君薬	膠飴	虚乏を補い，渇を止め，血を去る（別録）．
	黄耆	虚を補う（神農）．気を益す（別録）．
臣薬	甘草	気力を倍にする（神農）．百薬の毒を解す（別録）．
佐薬	桂皮	中（胃腸）を温め，筋骨を堅くし，血脈を通ず（別録）．
	芍薬	血脈を通順し，中を緩にす（別録）．
使薬	生姜	嘔吐を止め，痰を去り，気を下す（別録）．
	大棗	中を補い，気を益す（別録）．

（君臣佐使は高山宏世による）

薬方の由来 小建中湯に，黄耆を加えたものである．

症状 胃腸虚弱，寝汗，自汗，湿疹，皮膚化膿症，腹皮拘急．

古典 虚労裏急，諸の不足は，黄耆建中湯之を主る（虚労病で，腹直筋が突っ張っていて，様々な虚証の症状がある場合は，黄耆建中湯の主治である）『金匱要略・血痺虚労病脉証并治 第六』．

口訣 黄耆建中湯は，小建中湯の中気不足，腹裏拘急を主として，諸虚不足を帯ぶる故，黄耆を加うるなり．仲景の黄耆は，大抵，表托止汗祛水の用とす．此方も外体の不足を目的とする者と知るべし．此方は虚労の症，腹皮背に貼す．熱なく咳する者に用うと雖も或は微熱ある者，或は汗出づる者，汗無き者倶に用うべし（黄耆建中湯は，小建中湯の胃腸機能の低下，腹裏拘急の症状に加えて，さらに諸々の虚証，不足の症状があるので，黄耆を加えるのである．張仲景の黄耆の使用法は，ほとんど，病邪を中から外へ押し出すこと，汗を止めること，水を去ることである．この方は体の不足を目的とするのである．この方は虚労の症，腹の皮が背に着くような痩せて，熱はなく咳する者に用いるのであるが，微熱ある者や汗が出る者，汗がない者にも，ともに用いるべきである）『方函・口訣』．黄耆建中湯は，小建中湯の証で盗汗或は自汗ある者を治す（黄耆建中湯は，小建中湯の証で寝汗あるいは自然に発汗する者を治す）『方極』．

解説 黄耆建中湯は，原典には，虚労病で，腹直筋が突っ張っていて，さまざまな虚証の症状がある場合に用いる，とある．黄耆建中湯は，虚証で慢性中耳炎などの慢性化膿性疾患や神経症に用いられる処方である．

5 温剤

太陽 少陽 陽明 **太陰** 少陰 厥陰　実 中間 **虚**

温 当帰湯（千金方）
とうきとう

適応
ツムラ　・背中に寒冷を覚え，腹部膨満感や腹痛のあるもの

方意　当帰湯は，気虚証と血虚証を治し，体内の寒を温める方剤である．
構成　当帰5g，芍薬3g，半夏5g，桂皮3g，厚朴3g，人参3g，黄耆1.5g，蜀椒1.5g，甘草1g，乾姜1.5g

分析

君薬	当帰	五臓を補い，肌肉を生ず（別録）．
臣薬	芍薬	血脈を通順し，中（胃腸）を緩にす（別録）．
佐薬	桂皮	中を温め，筋骨を堅くし，血脈を通ず（別録）．
	人参	五臓を補う（神農）．中を調う（別録）．
	黄耆	虚を補う（神農）．気を益す（別録）．
	厚朴	中を温め，気を益し，痰を消し，気を下す（別録）．
	半夏	気を下す（神農）．心腹胸膈の痰熱満結（水毒と熱邪の結合）を消す（別録）．
使薬	乾姜	胸満（胸が張って苦しくなること）欬逆上気（激しい咳）を治す．中を温め，血を止め，汗を出だす（神農）．
	蜀椒	中を温める．気を下す（神農）．六腑の寒冷を除く（別録）．
	甘草	気力を倍にする（神農）．百薬の毒を解す（別録）．

（君臣佐便は高山宏世による）

症状　胸痛，腹痛，冷え症，貧血．
古典　当帰湯，心腹絞痛，諸虚冷気満ちて痛むを治す（当帰湯は，心と腹が絞られるように痛み，諸々の虚の冷気が満ちて痛むのを治す）『備急千金要方・巻十三　心臓方・心腹痛 第六』．
口訣　当帰湯は，心腹冷気，絞痛肩背へ徹して痛む者を治す．津田玄仙は此方より枳縮二陳湯が効ありと云へども，枳縮二陳湯は胸膈に停飲ありて，肩背へこり痛む者に宜し．此方は腹中に拘急ありて痛み，それより肩背へ徹して強痛する者に宜し．方位の分別混ずべからず（当帰湯は，心と腹に冷気

があり，絞られるような痛みが肩や背中へ放散して痛む者を治す．津田玄仙は当帰湯よりも枳縮二陳湯の方が効果が良いと言うが，枳縮二陳湯は胸膈に水毒があって，肩や背中へ凝り痛む者によい．当帰湯は腹中に突っ張って痛み，腹から肩背へ放散して強く痛む者に宜しい．症状の方向を区別すべきである）『方函・口訣』．

解説 当帰湯は，貧血気味の冷え症の患者で腹部にガスがあり胸痛を訴える者に効果がある．当帰と芍薬で血を補い，人参，黄耆，甘草で気を補い，半夏で水毒を治し，厚朴で気を巡らし，桂皮，蜀椒，乾姜で温める．原南陽は，「胸痺心痛，並に陳久腹痛を治す」としている．冷え症で虚証の狭心症に用いる．

太陽 少陽 陽明 **太陰** 少陰 厥陰　実 中間 **虚**

安中散（和剤局方）

適応

ツムラ / クラシエ
・やせ型で腹部筋肉が弛緩する傾向にあり，胃痛または腹痛があって，ときに胸やけ，げっぷ，食欲不振，はきけなどを伴う次の諸症：神経性胃炎，慢性胃炎，胃アトニー

コタロー
・冷え症，神経質で，胃痛や胸やけのあるもの
・胃腸病，胃炎，胃酸過多症，胃潰瘍による胃痛

方意 虚証で冷え症の患者で慢性腹痛を治療する方剤である．

構成 延胡索 3 g，良姜 0.5 g，縮砂 1 g，茴香 1.5 g，桂皮 4 g，牡蛎 3 g，甘草 1 g

分析

君薬	桂皮	中（胃腸）を温め，筋骨を堅くし，血脈を通ず（別録）．
臣薬	延胡索	血を活かし，気を利し，痛を止め，小便を通ず（綱目）．
佐薬	茴香	気を理め，胃を開く（綱目）．
	牡蛎	煩満，心痛，気結を除く（別録）．
	甘草	気力を倍にする（神農）．百薬の毒を解す（別録）．
使薬	縮砂	脾胃の気，結滞して散ぜざるを治す（珍珠嚢）．
	良姜	胃中逆冷，霍乱，腹痛を治す（珍珠嚢）．

（君臣佐使は高山宏世による）

症状	腹痛，冷え症，嘔吐．
古典	安中散は遠年，日近く脾疼み翻胃，口に酸水を吐し，寒邪之気，内に留滞して，停積，消えず，胸膈脹満し，悪心嘔逆，面黄して肌痩せ，四肢倦怠を治す．又，治婦人，血気刺痛，小腹より腰に連なり，疰を攻め，痛みを重ねを並びに能く治す（安中散は，胃腸が痛み嘔吐症で胃液を嘔吐し，寒邪が胃腸に留滞して，腫瘤となり，胸膈は張って，悪心や嘔逆して，顔面は黄色となり肌は痩せ，四肢は倦怠するのを治す．また，婦人で，瘀血のために刺痛を生じ，疼痛が下腹部より腰に連なるのを治す）『太平恵民和剤局方・巻之三 治一切気』．
口訣	安中散は，世上には癖囊の主薬とすれども，吐水甚しき者には効なし．痛み甚しき者を主とす．反胃に用うるにも腹痛を目的とすべし（安中散は，世上には癖囊〔胃下垂〕の主薬であるが，嘔吐がひどい者には無効である．痛みが甚しい場合を主とする．嘔吐症に用いる場合にも腹痛の症状を目標とすべきである）『方函・口訣』．
解説	安中散は，虚証で冷え症を有する胃痛に効果がある．胃炎に頻用される．

太陽　少陽　陽明　**太陰**　少陰　厥陰　　　実　中間　**虚**

温 うんけいとう 経湯（金匱要略）

適応	
ツムラ	・手足がほてり，唇がかわくものの次の諸症：月経不順，月経困難，こしけ，更年期障害，不眠，神経症，湿疹，足腰の冷え，しもやけ
コタロー	・冷え症で手掌がほてり，口唇が乾燥しやすいつぎの諸症に用いる：指掌角皮症，更年期神経症，月経不順，月経過多，月経痛，頭痛，腰痛，帯下

方意	温経湯は，寒を温め，補血と駆瘀血を兼ねた方剤である．		
構成	桂皮 2 g，芍薬 2 g，生姜 1（0.5）g，甘草 2 g，当帰 3 g，川芎 2 g，阿膠 2 g，牡丹皮 2 g，人参 2 g，呉茱萸 1 g，半夏 4 g，麦門冬 4 g		
分析	君薬	桂皮	中（胃腸）を温め，筋骨を堅くし，血脈を通ず（別録）．
		呉茱萸	中を温め，気を下し，痛を止める（神農）．

臣薬	当帰	五臓を補い，肌肉を生ず（別録）．
	芍薬	血脈を通順し，中を緩にす（別録）．
	川芎	血中の気薬なり（綱目）．
佐薬	牡丹皮	癥堅（腫瘤），瘀血，腸胃に留め舎るを除く（神農）．
	麦門冬	胃絡脈絶え，羸痩（やせ衰えること），短気（息切れ）するを治す（神農）．陰を強め，精を益し穀（穀物）を消し，中を調え，神（精神）を保ち，肺気を定む（別録）．
	阿膠	女子下血を治す（神農）．陰気不足を治す（別録）．
	人参	五臓を補う（神農）．中を調う（別録）．
使薬	甘草	気力を倍す（神農）．百薬の毒を解す（別録）．
	生姜	嘔吐を止め，痰を去り，気を下す（別録）．
	半夏	気を下す（神農）．心腹胸膈の痰熱満結（水毒と熱邪の結合）を消す（別録）．

（君臣佐便は高山宏世による）

薬方の由来 桂枝湯合芎帰膠艾湯（桂皮，生姜，大棗，川芎，阿膠，艾葉，甘草，当帰，芍薬，地黄）から艾葉，甘草，地黄を抜き，牡丹皮，人参，呉茱萸，半夏，麦門冬を加えたものである．

症状 冷え症，月経不順，腰痛，下腹部痛，腹満，手掌煩熱，口唇やかかとの乾燥

古典 問うて曰く，婦人年五十所，下利を病み，数十日止まず，暮には即ち発熱し，少腹裏急し，腹満し，手掌煩熱し，唇口乾燥するは，何ぞや．師の曰く，此の病，帯下に属す．何を以っての故ぞ，曾て半産を経て，瘀血少腹にありて去らず，何を以て之を知るや，其の証，唇口乾燥す，故に之を知る．当に温経湯を以て之を主るべし（お尋ねします．婦人が50歳で，下痢の病気になり，数十日止まらない．夕方に発熱して下腹部が痛み，お腹が張り，手の掌は熱くほてり，口唇が乾燥するのは，どういうことでしょうか．先生がおっしゃるのには，この病気は帯下〔婦人科の病気〕に属す．どうしてでしょうか．以前に流産して瘀血が下腹部にあるからである．どうしてこれがわかるかと言うと，この証では，口唇が乾燥するのでこれがわかるのである．まさに温経湯の主治するところである）『金匱要略・婦人雑病脉証并治 第二十二』．

口訣 温経湯は，胞門虚寒と云か目的にて，凡そ婦人血室虚弱にして，月水不調，腰冷腹痛，頭疼下血，種々虚寒の候ある者に用ふ．年五十云々に拘る

5 温剤

べからず．却って方後の主治によるべし．また下血の症，唇口乾燥，手掌煩熱，上熱下寒，腹塊なき者を適症として用う．もし徴塊あり，快く血の下らざる者は桂枝茯苓丸に宜し．そのまた一等重き者を桃核承気湯とするなり（温経湯は，子宮の虚寒というのが目標であり，婦人の子宮が虚弱で，月経不順，腰が冷え腹痛，頭痛，下血，種々の虚寒の症状がある者に用う．「年五十云々」にこだわらない．方の後にある主治によるべきである．また下血の症状，唇が乾燥し，手掌の煩熱，上熱下寒，腹に塊ない者を適応として用う．もし少しの塊ある時で，快く月経血が下りない者は桂枝茯苓丸がよい．桂枝茯苓丸よりも一等症状の重い者を桃核承気湯とするのである）『方函・口訣』．

解説 温経湯は，経絡を温め，補血と駆瘀血の効能を有する薬であり，構成は複雑であるが，桂皮と呉茱萸で経絡を温め，当帰，阿膠，艾葉，芍薬，麦門冬で補血し，牡丹皮，川芎で駆瘀血し，人参，半夏，生姜で気を補い，甘草により諸薬を調和する．

太陽 少陽 陽明 太陰 少陰 厥陰　**実** **中間** 虚

温 五積散(ごしゃくさん)（和剤局方）

適応

ツムラ　・慢性に経過し，症状の激しくない次の諸症：胃腸炎，腰痛，神経痛，関節痛，月経痛，頭痛，冷え症，更年期障害，感冒

コタロー　・冷え症，易労性で胃腸の弱い体質の主として次の諸症に用いる：胃炎，胃アトニー，胃下垂，腰痛，坐骨神経痛，リウマチ，婦人科系機能障害，脚気

方意　五積散は表を発し，裏を温める方剤である．

構成　蒼朮3（2）g，茯苓2g，陳皮2g，半夏2g，厚朴1g，枳実1g，桔梗1g，白芷1g，甘草1g，麻黄1g，桂皮1g，生姜1（0.3）g，当帰2g，芍薬1g，川芎1g，大棗1g

分析

君薬	麻黄	表（身体表面）を発し，汗出づ．欬逆上気（激しい咳）を止む（神農）．邪悪の気を泄す（別録）．
	桂皮	中（胃腸）を温め，筋骨を堅くし，血脈を通ず（別録）．

臣薬	白芷	陽明の頭痛を治す（備要）.
	生姜	嘔吐を止め，痰を去り，気を下す（別録）.
佐薬	当帰	五臓を補い，肌肉を生ず（別録）.
	川芎	血中の気薬なり（綱目）.
	芍薬	血脈を通順し，中を緩にす（別録）.
	蒼朮	胃を暖め，穀（穀物）を消し，食を嗜む（別録）.
	厚朴	中を温め，気を益し，痰を消し，気を下す（別録）.
	陳皮	気を下し，嘔欬（吐き気を伴う咳）を止む（別録）.
	半夏	気を下す（神農）．心腹胸膈の痰熱満結（水毒と熱邪の結合）を消す（別録）.
	茯苓	気力を益し，神（精神）を保ち，中を守る（別録）.
使薬	甘草	気力を倍す（神農）．百薬の毒を解す（別録）.
	大棗	中を補い，気を益す（別録）.
使薬	桔梗	中を温め，穀を消し，喉咽痛を療す（別録）.
	枳実	結実を破り，脹満を消す（別録）.

（君臣佐便は高山宏世による）

薬方の由来 麻黄湯，桂枝湯，六君子湯，四物湯，苓桂朮甘湯，当帰芍薬散，平胃散などの合方と見ることができる．

症状 冷え，頭痛，腹痛，嘔吐，悪心，腰痛，上熱下冷．

古典 五積散，中を調え，気を順し，風冷を除き，痰飲を化す．脾胃宿冷，腹脇脹痛，胸膈停痰，嘔逆悪心，或いは外，風寒に感じ，内，生冷に傷られ，心腹痞悶，頭目昏痛，肩背拘急，肢体怠惰，寒熱往来，飲食進まず，血気不調，心腹撮痛，經候均しからず，或は閉じて通ぜずを治す．並びに宜しく之を服すべし（五積散は，胃腸を調え，気をめぐらし，風冷の邪気を除き，水毒を除く．脾胃の冷え，腹脇脹痛，胸膈の水毒，嘔逆悪心，外は，風寒に感じ，内は，生冷の邪に傷られ，心と腹はつかえ悶え，眩暈や頭目の痛み，肩や背中の突っ張り，四肢の倦怠，寒熱往来，食欲なく，血気が整わず，心腹全体の疼痛，月経不順，無月経を治す）『太平惠民和剤局方・卷之二 治傷寒』．

口訣 五積散は，『軒岐救世論』に，気血飲食痰を五積と云えることあり．即ちこの意にて名づくと見ゆ．故に風寒を駆散し発表するの外に，内を温め血を和するの意あれば，風寒湿の気に感じ表症もあり，内には従来の疝癪あ

5 温剤

りて，臍腹疼痛する者最も効あり．先哲此方を用うる目的は，腰冷痛，腰腹攣急，上熱下冷，小腹痛の四症なり（五積散は，『軒岐救世論』に，気血飲食痰を五積と述べていて，この意味で名づけたと思われる．風寒の邪を発表する以外に，内を温め血を和する意味があり，風寒湿の邪に感じて表症もあり，内には従来の疝癖があって，臍腹疼痛する者に最も効あり．先哲が五積散を用いる目標は，腰冷痛，腰腹攣急，上熱下冷，小腹痛の4症状である）『方函・口訣』．

解説 浅田宗伯は，「五積散は，内外感寒を治し，一切の気を和し血絡を通ず」と簡潔に述べている．津田玄仙の次の五積散の口訣は有用である．すなわち，①腰冷痛，②腰腹攣急，③上熱下冷，④小腹痛の4症状である．

太陽 少陽 陽明 太陰 少陰 厥陰　　実 中間 **虚**

桂枝人参湯（けいしにんじんとう）

適応

ツムラ　クラシエ　・胃腸の弱い人の次の諸症：頭痛，動悸，慢性胃腸炎，胃アトニー

方意 桂枝人参湯は，下痢を伴う表証を治す方剤である．
構成 人参3g，蒼朮3g，乾姜2g，甘草3g，桂皮4g
分析

君薬	桂皮	中（胃腸）を温め，筋骨を堅くし，血脈を通ず（別録）．
臣薬	人参	五臓を補う（神農）．中を調う（別録）．
佐薬	蒼朮	胃を暖め，穀（穀物）を消し，食を嗜む（別録）．
使薬	乾姜	胸満（胸が張って苦しくなること）欬逆上気（激しい咳）を治す．中を温め，血を止め，汗を出だす（神農）．
	甘草	気力を倍す（神農）．百薬の毒を解す（別録）．

（君臣佐便は高山宏世による）

薬方の由来 人参湯（人参，蒼朮，乾姜，甘草）に桂皮を加えたものである．
症状 頭痛，発熱，汗出，悪風，下痢，心窩部のつかえ，心下痞鞕の腹証．
古典 太陽病，外証，未だ除かざるに，しばしば之を下し，遂に協熱して利し，利下止まず，心下痞鞕，表裏，解せざる者は，桂枝人参湯之を主る（太陽病で，外証が残っているのに，下剤を与えて下したところ，表熱と裏の寒

が合わさって下痢を起こし，下痢が止まらなくなった．心下痞鞕，表証，裏証があるものは，桂枝人参湯の主治である）『傷寒論・太陽病下篇』．

口訣 桂枝人参湯，人参湯証にして，上衝急迫の劇しき者を治す（桂枝人参湯は，人参湯証で，上衝や急迫症状の激しい者を治す）『方極』．頭痛，発熱，汗出，悪風，支体倦怠，心下支撐，水瀉傾く如きもの夏秋の間に多く之あり．この方（桂枝人参湯）によろし．按ずるに人参湯は吐利を主り，この方は下利表証あるを主る（頭痛，発熱，汗出，悪風，四肢倦怠，心下痞鞕，下痢を呈する病気は夏秋の間に多くあり．桂枝人参湯でよい．人参湯は嘔吐下痢を治療し，桂枝人参湯は，下痢と表証のあるものを治療する）『類聚方廣義』．

解説 桂枝人参湯は，太陽病で，下剤を与えて下したところ，表熱と裏の寒が合わさって下痢を起こした病態を治療する薬である．桂枝人参湯は，人参湯に桂枝を加えたものであり，身体の表面は熱があるのに，身体の内部は冷えていて下痢がある．胃腸が虚弱の人の慢性頭痛に用いる場合がある．

太陽 少陽 陽明 太陰 **少陰** 厥陰   **実** 中間 虚

温 牛車腎気丸（済生方）
ごしゃじんきがん

適応
ツムラ ・疲れやすくて，四肢が冷えやすく尿量減少または多尿で時に口渇がある次の諸症：下肢痛，腰痛，しびれ，老人のかすみ目，かゆみ，排尿困難，頻尿，むくみ

方意 牛車腎気丸は，八味地黄丸証に水毒を伴う病態を治す方剤である．
構成 地黄5g，山茱萸3g，山薬3g，沢瀉3g，茯苓3g，牡丹皮3g，桂皮1g，附子1g，牛膝3g，車前子3g

分析

君薬	地黄	五臓内傷不足を補い，血脈を通じ，気力を益す（別録）．
臣薬	山茱萸	陰を強くし，精を益し，五臓を安んず（別録）．
	山薬	中（胃腸）を補い気力を益し，肌肉を長じ，陰を強くす（神農）．
	茯苓	気力を益し，神（精神）を保ち，中を守る（別録）．
佐薬	桂皮	中を温め，筋骨を堅くし，血脈を通ず（別録）．
	牡丹皮	癥堅（腫瘤），瘀血，腸胃に留め舎るを除く（神農）．

使薬	沢瀉	風寒湿痺（関節炎）を治す．水（水毒）を消す（神農）．
	附子	風寒，欬逆（咳），邪気を治す．中を温める（神農）．
	車前子	水道（水の通り道），小便を利し，湿痺を除く（神農）．
	牛膝	四肢拘攣（引きつること），膝痛して屈伸すべからざるを治す（神農）．

（君臣佐便は高山宏世による）

薬方の由来 八味地黄丸に，牛膝と車前子を加えたものである．

症状 腰痛，浮腫，尿減少，下半身の冷え．

古典 腎虚，腰重，脚腫，小便利せざるを治す（牛車腎気丸は，腎虚で，腰が重く，脚が腫れ，尿減少するものを治す）『厳氏済生方・巻五 水腫論治』．

口訣 牛車腎気丸は，八味丸の症にして，腰重，脚腫，或は痿弱する者を治す．一男子三十余，年々脚気を患ひ，腰重脚軟歩する能はず，冬月はやや差るに似たれども，春夏の際に至れば復発すること故の如し．余強いて秋冬より春末に至るまで，此方を服せしめて全く癒ゆ（牛車腎気丸は，八味丸の証で，腰が重く，脚が腫れ，あるいは萎縮して弱る者を治す．ある30余歳の男子，年々脚気を患い，腰が重く脚が軟くなり歩行することができず，冬はやや改善するが，春夏には再発する病気を，私は秋冬より春末に至るまで，牛車腎気丸を服用させて全治した）『方函・口訣』．

解説 牛車腎気丸は，八味地黄丸証で，浮腫や尿減少のあるものに用いる．

6 気剤

　気剤は，気に関する方剤であり，補気剤，理気剤，安神剤，気血双補剤などがある．

　気に関する病気には，気虚，気滞，精神不安，不眠などがあり，ここでは，気血両虚についても言及する．

　補気剤は気を補う作用のある方剤であり，気虚を治療する方剤である．『素問』の「三部九候論」には「虚する者は，これを補う」（虚証の病人は補う薬で治療する）という治療原則が述べられている．気虚の症状は，元気がない，身体がだるい，汗が出やすい，食欲がないなどである．気を補う作用のある生薬は，人参，大棗，黄耆，膠飴，山薬，甘草，竹節人参，山茱萸などがある．

　理気剤は，気を巡らせる方剤である．気滞に用いられる．気滞とは気のめぐりが悪くなった状態で，気が咽のあたりに停滞して，咽が詰まっている感じがしたり，あぶった肉片が咽につかえている感じとも表現される．『素問』の「至真要大論」には，「結する者は，散ず」（結合し固まった病気は散ずる治療をする）とあり，気滞の治療原則が述べている．気滞は，神経症，うつ病などでみられる．気を巡らせる生薬は，厚朴，陳皮，蘇葉などがある．

　安神剤は，鎮静や催眠作用を有する方剤である．主に精神疾患の治療に用いる．精神を安定させる生薬としては，竜骨，牡蛎，遠志，酸棗仁，蓮肉などがある．

　気血双補剤は，気虚と血虚が同時にある病態を治療する方剤である．補気薬と補血薬を合わせたものである．

補気剤	主要方剤：四君子湯，六君子湯，補中益気湯 副方剤：清暑益気湯，啓脾湯
理気剤	主要方剤：半夏厚朴湯，四逆散，抑肝散，加味逍遙散 副方剤：抑肝散加陳皮半夏，女神散，釣藤散
安神剤	主要方剤：酸棗仁湯，甘麦大棗湯，桂枝加竜骨牡蛎湯，柴胡加竜骨牡蛎湯
気血双補剤	主要方剤：炙甘草湯，十全大補湯 副方剤：人参養栄湯，帰脾湯，加味帰脾湯

● 補気剤の関連図 ●

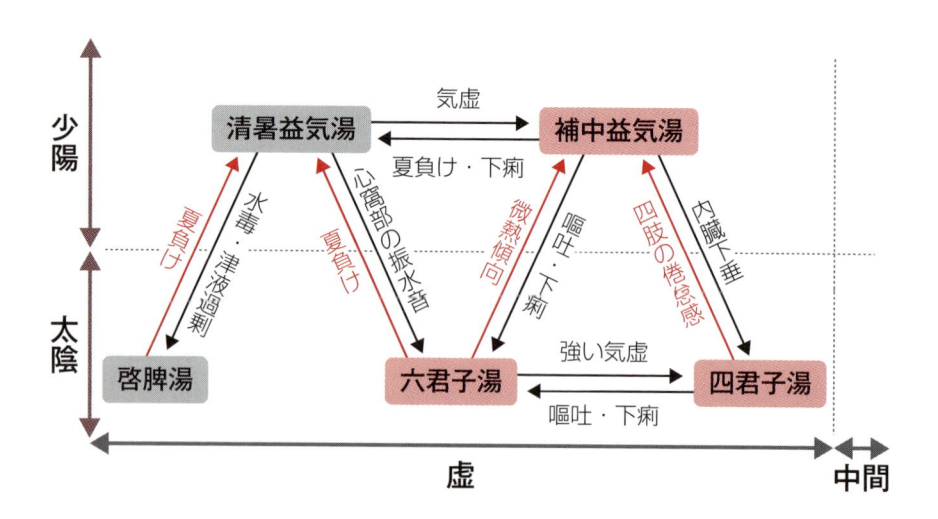

```
少陽
  ↑
  │       気虚
  │   清暑益気湯 ⇄ 補中益気湯
  │       ↑  夏負け・下痢  ↑
  │  夏負け│ 心窩部の振水音 │夏負け   微熱傾向  嘔吐・下痢   四肢の倦怠感   内臓下垂
  │  水毒・津液過剰
太陰
  │    啓脾湯           六君子湯 ⇄ 四君子湯
  │                        強い気虚
  │                        嘔吐・下痢
  ↓
        ←──────── 虚 ────────→ ←中間→
```

● 理気剤の関連図 ●

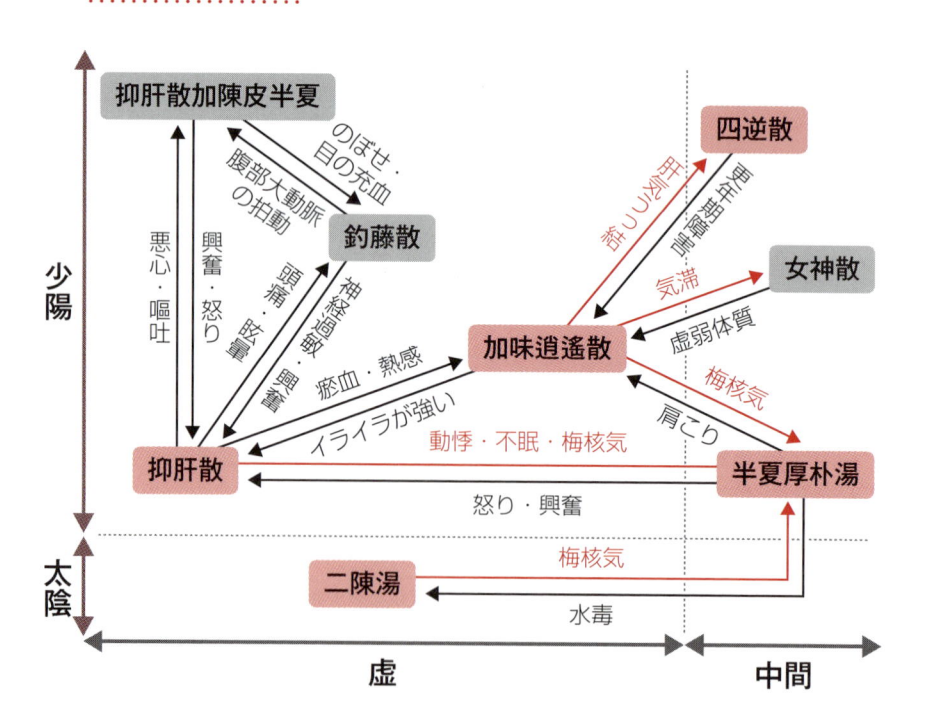

```
少陽
  ↑    抑肝散加陳皮半夏
  │        │ のぼせ・目の充血
  │        │ 腹部大動脈の拍動
  │        │      釣藤散              四逆散
  │   悪心・│  興奮・怒り  ↑           ↑
  │   嘔吐 │   頭痛・肩こり │          │ 甲状腺・乳腺腫瘍
  │        │   神経過敏    │          │
  │        │              │          │ 気滞      女神散
  │        │              │          │           ↑
  │        │   瘀血・熱感  │          │           │ 虚弱体質
  │        ↓              加味逍遙散 ←──────────┤
  │                        ↑    ↑      梅核気   │
  │       抑肝散 ─────────┘    │              肩こり
  │              イライラが強い  │ 動悸・不眠・梅核気
  │                              └──────── 半夏厚朴湯
  │              怒り・興奮
太陰
  │        二陳湯 ←─── 梅核気 ─── 半夏厚朴湯
  │                水毒
  ↓
        ←──────── 虚 ────────→ ←中間→
```

6 気剤

● **安神剤の関連図** ●

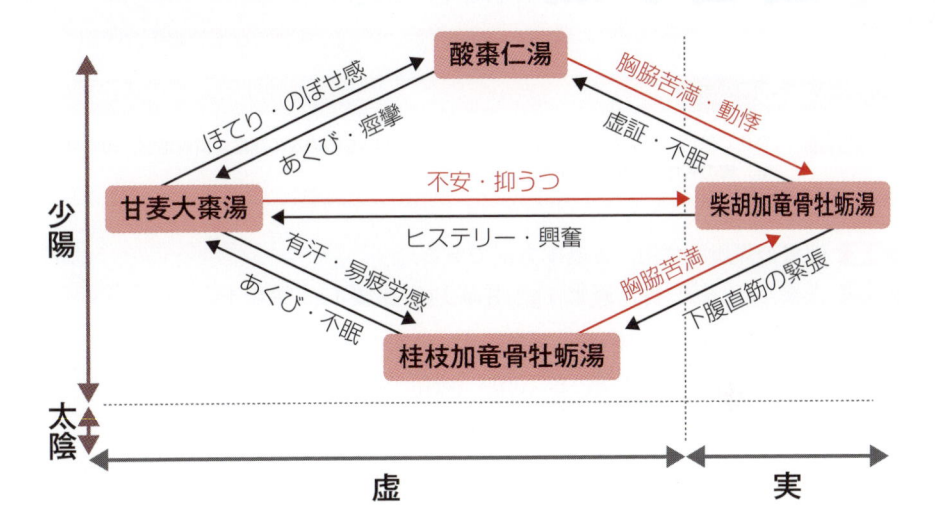

```
                                    酸棗仁湯
                  ほてり・のぼせ感   ┌──────┐   胸脇苦満・動悸
                 ←─────────      ─────────→
                  あくび・痙攣              虚証・不眠
        少陽
                 ┌──────┐    不安・抑うつ    ┌────────┐
                 │甘麦大棗湯│ ─────────→ │柴胡加竜骨牡蛎湯│
                 └──────┘  ヒステリー・興奮  └────────┘
                      有汗・易疲労感              胸脇苦満
                     ←─────────      ─────────→
                      あくび・不眠            下腹直筋の緊張
                                  ┌────────┐
        太陰                      │桂枝加竜骨牡蛎湯│
                                  └────────┘

              ←────────── 虚 ──────────┼────── 実 ──────→
```

● **気血双補剤の関連図** ●

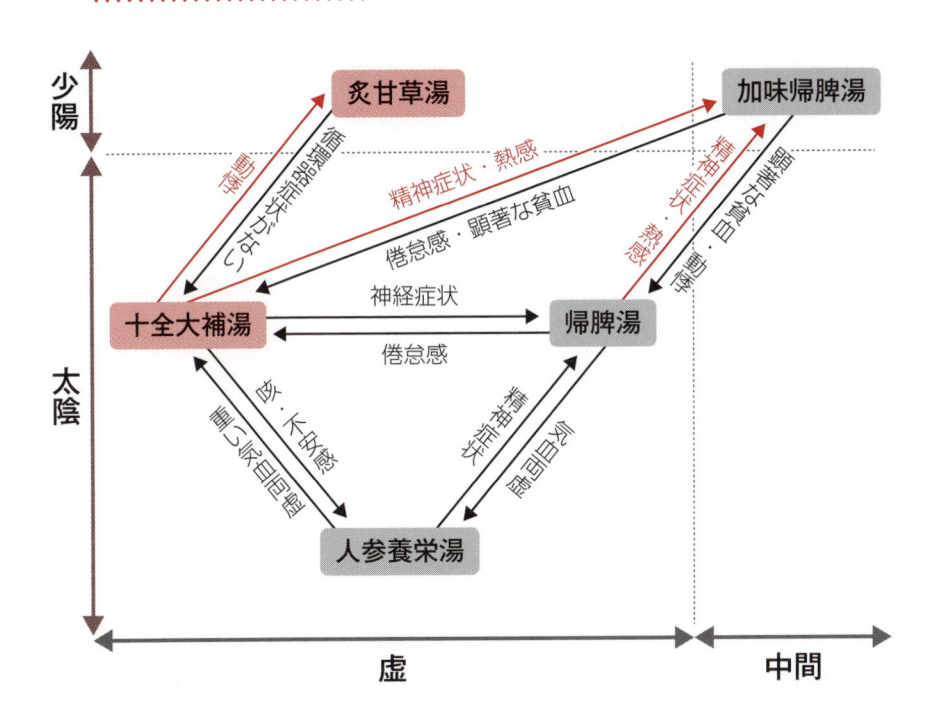

```
        少陽             炙甘草湯              加味帰脾湯
                        ┌────┐              ┌─────┐
                        └────┘              └─────┘
                   循環器系症状    精神症状・熱感
                                倦怠感・顕著な貧血
                  ┌──────┐   神経症状   ┌────┐
                  │十全大補湯│ ────────→ │帰脾湯│
                  └──────┘    倦怠感    └────┘
        太陰         咳・不安感              精神症状
                    重い疲労倦怠            自覚症状

                          ┌──────┐
                          │人参養栄湯│
                          └──────┘

              ←────────── 虚 ──────────┼──── 中間 ────→
```

四君子湯 (和剤局方)
しくんしとう

適応

ツムラ ・やせて顔色が悪くて，食欲がなく，つかれやすいものの次の諸症：胃腸虚弱，慢性胃炎，胃のもたれ，嘔吐，下痢

方意 脾胃の気虚証に用いる基本方剤である．
構成 人参4g，茯苓4g，蒼朮4g，甘草1g，生姜1g，大棗1g
分析

君薬	人参	五臓を補う（神農）．中（胃腸）を調う（別録）．
臣薬	蒼朮	胃を暖め，穀（穀物）を消し，食を嗜む（別録）．
佐薬	茯苓	気力を益し，神（精神）を保ち，中を守る（別録）．
	甘草	気力を倍にする（神農）．百薬の毒を解す（別録）．
使薬	生姜	嘔吐を止め，痰を去り，気を下す（別録）．
	大棗	中を補い，気を益す（別録）．

（『成方便読』による）

薬方の由来 『傷寒論』の人参湯（人参，蒼朮，乾姜，甘草）から，乾姜を去り，茯苓，生姜を加えたものである．人参湯は脾胃の気虚証と寒証を治療する方剤である．人参湯の［人参，白朮，甘草］は脾胃の気虚証を治療する組み合わせであり，［乾姜］は寒証を治療する生薬である．人参湯から乾姜を抜くことによって寒証の適応がなくなり，茯苓，生姜，大棗を加えて脾胃の気虚証を治療するというより広範な適応の薬方となったものである．

> 人参湯：脾胃の気虚証（人参，白朮，甘草）＋寒証（乾姜）
> 四君子湯：脾胃の気虚証（人参，茯苓，白朮，甘草，生姜，大棗）

症状 顔色が悪く，言葉にも力がない，四肢にも力がなく，脈が弱い，疲れやすい．
口訣 四君子湯，気虚を主とす．故に一切脾胃の元気虚して諸症を見す者，此方に加減斟酌して療すべし（四君子湯は気虚を主として用い，一切の脾胃の気が虚してさまざまな症状を現す者は，四君子湯を加減斟酌して治療すべきである）〔浅田宗伯〕．
解説 四君子湯は，慢性胃炎，胃下垂，胃腸虚弱，貧血，手術後の衰弱を改善する目的で用いられる．

6 気剤：補気剤

| 太陽 | 少陽 | 陽明 | **太陰** | 少陰 | 厥陰 | 実 | 中間 | **虚** |

- 顔色蒼い
- 言語に力がない
- 食欲ない
- 疲れやすい
- 少し食べると胃が張って苦しい
- 手足がだるい
- 振水音
- 軟弱無力

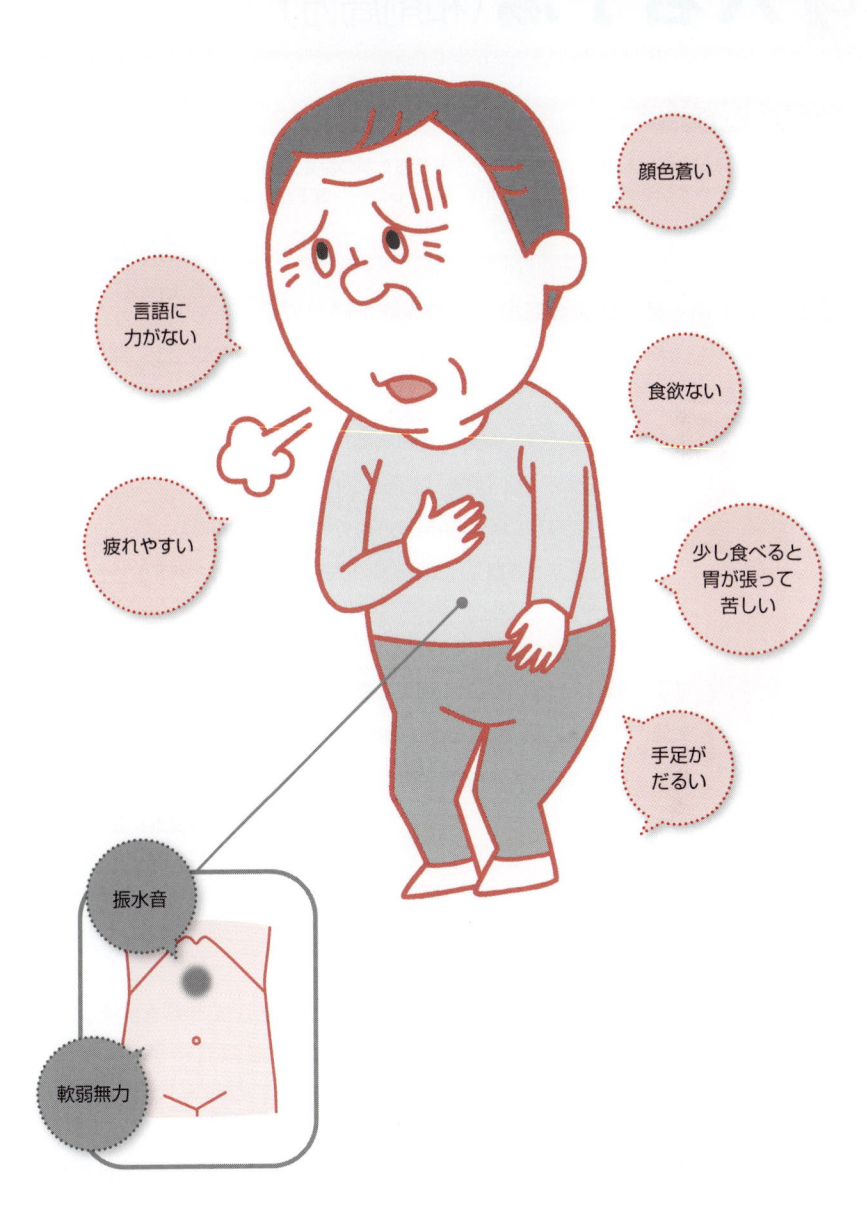

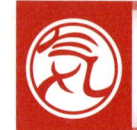

六君子湯 (和剤局方)

りっくんしとう

適応

ツムラ / クラシエ：・胃腸の弱いもので，食欲がなく，みぞおちがつかえ，疲れやすく，貧血性で手足が冷えやすいものの次の諸症：胃炎，胃アトニー，胃下垂，消化不良，食欲不振，胃痛，嘔吐
コタロー：嘔吐

方意 四君子湯の証（脾胃の気虚証）で痰飲を伴う方剤である．

構成 人参4g，茯苓4g，蒼朮4g，甘草1g，生姜0.5g，大棗2g，半夏4g，陳皮2g

分析

君薬	人参	五臓を補う（神農）．中（胃腸）を調う（別録）．
臣薬	蒼朮	胃を暖め，穀（穀物）を消し，食を嗜む（別録）．
佐薬	茯苓	気力を益し，神（精神）を保ち，中を守る（別録）．
	半夏	気を下す（神農）．心腹胸膈の痰熱満結（水毒と熱邪の結合）を消す（別録）．
	陳皮	気を下し，嘔欬（吐き気を伴う咳）を止む（別録）．
使薬	甘草	気力を倍す（神農）．百薬の毒を解す（別録）．
	生姜	嘔吐を止め，痰を去り，気を下す（別録）．
	大棗	中を補い，気を益す（別録）．

（『成方便読』を参考にした）

薬方の由来 六君子湯は，四君子湯に痰飲の薬である半夏と陳皮を加えたものである．

症状 食欲がない，悪心嘔吐，胃もたれ，疲れやすい．

古典 脾胃虚弱，飲食少思，或は久しく瘧痢を患ひ，若くは内熱を覚え，或は飲食化し難く，酸となり，虚火に属する者を治す（六君子湯は，脾胃の虚弱，食欲不振，長期間のマラリア性下痢を患い，内熱を覚え，消化不良，酸となり，虚火証に属する者を治す）『方函・口訣』．

口訣 この方（六君子湯）は理中湯の変方にして，中気を扶け胃を開くの効あり．故に老人脾胃虚弱にして痰あり，飲食を思はず，或は大病後，脾胃虚し，食味なき者に用ふ．陳皮半夏は胸中胃口の停飲を推し開くこと一層力

6 気剤：補気剤

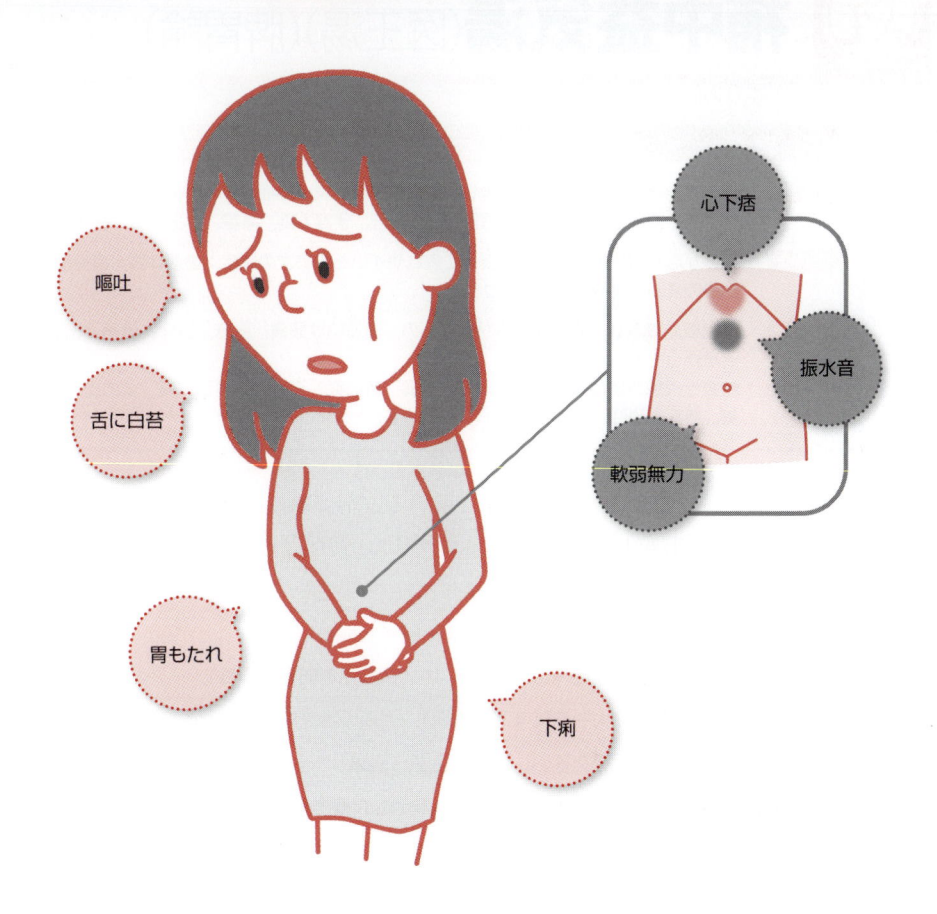

| 太陽 | 少陽 | 陽明 | **太陰** | 少陰 | 厥陰 | | 実 | 中間 | **虚** |

図中ラベル：嘔吐／舌に白苔／胃もたれ／下痢／心下痞／振水音／軟弱無力

ありて，四君子湯に比すれば最も活用あり（六君子湯は理中湯の変方で，中気を扶け胃を開く効果がある．故に老人の脾胃虚弱で水毒があり，食欲不振，あるいは大病後の脾胃虚証や，食物の味がない者に用いる．陳皮と半夏は胸中や胃の水毒を除く効果があり，四君子湯に比すればより適応がある）〔浅田宗伯〕．

解説 六君子湯は，脾胃の虚証の薬方であるが，四君子湯証に痰飲の症状が加わったものである．胃もたれ，食欲不振に多用される薬方である．現代では，胃炎，胃潰瘍に用いる．

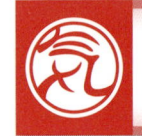

補中益気湯(医王湯)(脾胃論)

適応

ツムラ
・消化機能が衰え，四肢倦怠感著しい虚弱体質者の次の諸症：夏やせ，病後の体力増強，結核症，食欲不振，胃下垂，感冒，痔，脱肛，子宮下垂，陰萎，半身不随，多汗症

クラシエ
・元気がなく胃腸のはたらきが衰えて疲れやすいものの次の諸症：虚弱体質，疲労倦怠，病後の衰弱，食欲不振，ねあせ

コタロー
・胃腸機能減退し，疲労倦怠感があるもの，あるいは頭痛，悪寒，盗汗，弛緩性出血などを伴うもの
・結核性疾患および病後の体力増強，胃弱，貧血症，夏やせ，虚弱体質，低血圧，腺病質，痔疾，脱肛

方意 脾胃の気を補い，内臓下垂症に用いる方剤である．

構成 黄耆4g，甘草1.5g，人参4g，升麻1g，柴胡2g，陳皮2g，当帰3g，蒼朮4g，生姜0.5g，大棗2g

分析

君薬	黄耆	虚を補う（神農）．気を益す（別録）．
臣薬	人参	五臓を補う（神農）．中（胃腸）を調う（別録）．
	甘草	気力を倍にする（神農）．百薬の毒を解す（別録）．
佐薬	当帰	五臓を補い，肌肉を生ず（別録）．
	蒼朮	胃を暖め，穀（穀物）を消し，食を嗜む（別録）．
使薬	升麻	百毒を解する（別録）．胃中の清気を升らす（李東垣）．
	柴胡	陽気下陥（陽の気が下へ落ち込むこと）を治す（李時珍）．
	陳皮	気を下し，嘔欬（吐き気を伴う咳）を止む（別録）．
	生姜	嘔吐を止め，痰を去り，気を下す（別録）．
	大棗	中を補い，気を益す（別録）．

（『医方集解』による）

薬方の由来 補中益気湯は，もともと李東垣が，小建中湯，十全大補湯，人参養栄湯などを参考にして組み立てた気を補う処方である〔浅田宗伯〕．

症状 顔色が悪く，言葉にも力がない，四肢にも力がなく，発熱，自汗，暖かいものを好む．脱肛，子宮脱，胃下垂，長期間の下痢．

古典 脾胃乃ち傷れ，労役過度，元気を損耗し，身熱頭痛，或は渇して止まず，

6 気剤：補気剤

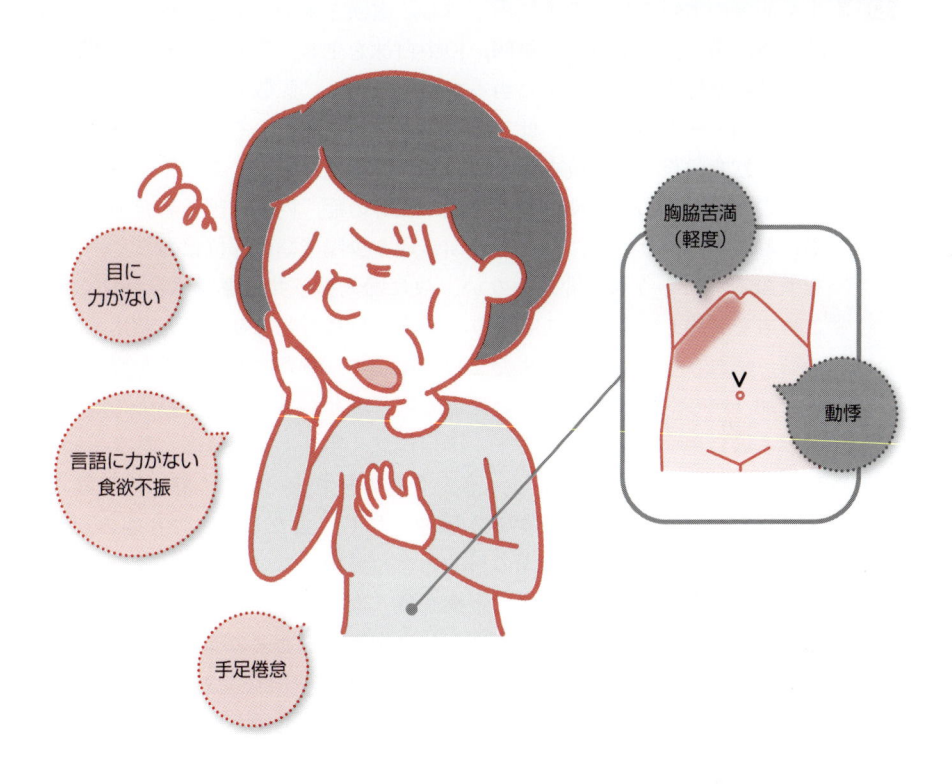

| 太陽 | 少陽 | 陽明 | 太陰 | 少陰 | 厥陰 | | 実 | 中間 | 虚 |

- 目に力がない
- 言語に力がない 食欲不振
- 手足倦怠
- 胸脇苦満（軽度）
- 動悸

　風寒にたへず，気高ぶりて喘するを治す．また発汗後二三日，脈芤，面赤く，悪熱，或は下痢二三行，舌上に胎あり，或は胎なく，而して食を欲せず，熱飲を喜び，食進み難く，重き者は寝ねず，問へば譫語妄言あり，眼目赤きを治す．麦門・五味子を加へ，味麦益気湯と名づく．また医王合生脈（湯）と称す．乾姜・附子を加へ，姜附益気湯と名づく．芍薬・茯苓を加へ，調中益気湯と名づく（補中益気湯は，消化機能が障害され，過剰な労働や，元気を消耗し，身熱頭痛，口渇が止まらず，風寒の邪に耐えられず，気が高ぶって喘々するのを治す．発汗後2〜3日して，脈が芤，顔面が赤く，悪熱，下痢2〜3行，舌苔があり，あるいは舌苔がなく，食欲不振で，熱い飲みものを喜び，重症の者は眠ることができず，うわ言や妄言あり，眼目赤きものを治す．麦門冬，五味子を加え，味麦益気湯と名づける．また医王湯合生脈散〔湯〕と称す．乾姜，附子を加え，姜附益気湯と

153

名づく．芍薬，茯苓を加え，調中益気湯と名づける）『方函・口訣』．

口訣 小柴胡湯の虚候を帯びる者に用うべし．虚候を第一，手足倦怠，第二，言語軽微，第三，眼勢無力，第四，口中白沫を生じ，第五，食味を失ひ，第六，熱物を好み，第七，臍に当って動気，第八，脈散大にして力なし等の八症の内，一二症あれば，此方の目的となして用う．その他，薛立斉がいはゆる飲食労役して瘧痢を患う等の症，脾胃虚に因って久しく癒ゆる能はずだの，襲雲林のいはゆる気虚卒倒中風等の症，内傷に因る者だのと云う処に着眼して用うべし．前にも述ぶる通り少陽柴胡の部位にありて，内傷を兼ぬる者に与うれば間違いない．故に婦人男子共に虚労雑症に拘らず，この方を長服し効を取ることあり．婦人には最も効あり．また諸痔，脱肛の類，疲れ多き者に用う．またこの症にして，煮たてた熱い物を好むは附子を加うべし．何ほど渇すといえども附子苦しからず（小柴胡湯の虚候を帯びる者に用いる．虚候を第1：手足倦怠，第2：言語軽微，第3：眼勢無力，第4：口中白沫を生じ，第5：食味を失い，第6：熱い物を好み，第7：臍に当たって動気，第8：脈散大にして力なしなどの8症のうち，1〜2症あれば，補中益気湯の目的となして用いる．その他，薛立斉がいわゆる飲食労役してマラリア性下痢を患うなどの症，脾胃の虚によって久しく治らない者，襲雲林のいわゆる気虚卒倒中風などの症，内傷による者という処に着眼して用いる．前にも述べた通り少陽柴胡の部位にあって，内傷を兼ぬる者に与えれば間違いない．故に婦人男子ともに虚労雑症に拘らず，この方を長服し効を取ることがある．婦人には最も効果がある．また諸痔，脱肛の類，疲れが多い者に用いる．またこの症にして，煮たてた熱い物を好む者には附子を加えるとよい．どれほど口渇があっても附子を用いてよい）『方函・口訣』．

解説 補中益気湯は，気虚証によるさまざまな疾患に応用される．小柴胡湯証の虚証に用いる．病後の衰弱，胃下垂，慢性肝炎，痔核，脱肛，子宮下垂などに用いられる．

6　気剤：補気剤

| 太陽 | 少陽 | 陽明 | 太陰 | 少陰 | 厥陰 | | 実 | 中間 | 虚 |

清暑益気湯（せいしょえっきとう）(脾胃論)

適応
- ツムラ ・暑気あたり，暑さによる食欲不振・下痢・全身倦怠，夏やせ

方意 夏負けの薬．

構成 人参3.5g，蒼朮3.5g，麦門冬3.5g，五味子1g，陳皮3g，甘草1g，黄柏1g，当帰3g，黄耆3g

薬方の由来 清暑益気湯は，補中益気湯から生姜，柴胡，大棗，升麻を抜き，五味子，麦門冬，黄柏を加えたものである．エキス製剤は『医学六要』の処方で蒼朮，神曲，青皮，沢瀉，升麻，葛根が加えられている．

症状 夏負け，倦怠感，食欲不振．

古典 清暑益気湯は，長夏，湿熱，炎蒸，四肢困倦，精神減少，胸満気促し，身熱心煩，口渇，悪食，自汗身重し，肢体疼痛し，小便赤濇，大便溏黄にして脈虚の者を治す（清暑益気湯は，初夏で，湿熱，炎蒸による，四肢困倦，精神減少，胸満で呼吸困難を呈し，身熱心煩，口渇，悪食，自汗身重し，肢体疼痛し，小便が濃く渋る，大便軟便で脈虚の者を治す）『医方集解』．

解説 暑気あたりを予防することも可能である．

| 太陽 | 少陽 | 陽明 | 太陰 | 少陰 | 厥陰 | | 実 | 中間 | 虚 |

啓脾湯（けいひとう）(万病回春)

適応
- ツムラ ・やせて，顔色が悪く，食欲がなく，下痢の傾向があるものの次の諸症：胃腸虚弱，慢性胃腸炎，消化不良，下痢

方意 脾胃虚証の慢性下痢に用いる方剤である．

| **構成** | 人参3g，蒼朮4g，茯苓4g，甘草1g，陳皮2g，蓮肉3g，山薬3g，山査子2g，沢瀉2g

| **薬方の由来** | 四君子湯去生姜大棗に陳皮，蓮肉，山薬，山査子，沢瀉を加えたものである．

| **症状** | 慢性下痢．

| **古典** | 啓脾丸（原典には，湯でなく丸である）は，食を消し瀉を止め，吐を止め疳を消す，黄を消し，脹を消し，腹痛を定め，脾を益し胃を健にす（啓脾丸〔原典は，湯でなく丸〕は，食物を消化し下痢を止め，嘔吐を止め，小児の慢性消化不良，黄疸を消し，張りを消し，腹痛を止め，脾を益し胃を健にする）『万病回春・小兒泄瀉』．

| **解説** | 真武湯や半夏瀉心湯に無効の脾胃の虚証に用いる．小児に用いる機会が多い．

Column 印象に残る治験例

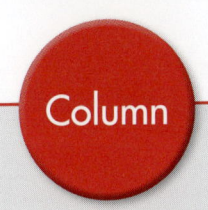

1．脊髄腫瘍の術後の下肢疼痛に八味地黄丸料

　50歳男性．199X年1月11日初診．約3年前に某大学病院で脊髄腫瘍の手術を受けた．術後に両大腿から下腿の内側に広範な部位に疼痛としびれが残った．脈は沈で尺脈が弱く，腹証は臍下不仁が見られた．八味地黄丸料（附子0.5g）を処方し，2週間後，疼痛としびれの面積は著明に改善して，疼痛は3割程度残るのみとなった．以前は，坂の上にある自宅まで歩くことができず，駅からタクシーを利用していたが，漢方薬を服用してからは，ゆっくりであれば自宅まで坂道を歩いて帰ることができるようになったという．附子を徐々に増量して2gまでにした．約1年2ヵ月服用して，良好な経過であったが，関西の田舎に転居した．

2．うわ言を伴う高熱患者に白虎加人参湯

　68歳女性．主訴は発熱，譫語，口渇．199X年6月21日の夜より，突然に38から39℃の発熱を生じ，夜間，意味不明のうわ言を言う．約7日間大便がない．解熱剤は無効．このような状態が5日間続いている．6月25日午後7時，往診の依頼があり診察した．患者はひどく口渇を訴え，水を大量に飲む．尿は少量ずつ頻回である．顔は赤く，全身に発汗が見られる．特に額に大粒の汗が見られる．診察時，尿失禁の状態で，自分で便所まで歩行することができない．舌は黄色の舌苔．脈診は洪，大，数．腹診は全体に軟弱．白虎加人参湯証と診断．午後8時頃，2倍量の白虎加人参湯を1回に煎じ，その1/3を服用させた．20分後，「気分が良い，楽になった」と言い，発汗は止まっていた．約1時間後，ひどい口渇はなくなっていた．午後10時前に薬を服用し，午後10時過ぎには，患者は安らかな様子で眠った．翌日の6月26日朝，さらに，薬を服用し，患者は元気になり，便所も1人で行くことができるようになった．6月26日昼頃，患者は家族とともに来院した．ほぼ治癒となる．

半夏厚朴湯（金匱要略）
はんげこうぼくとう

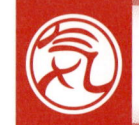

適応

ツムラ
・気分がふさいで，咽喉，食道部に異物感があり，ときに動悸，めまい，嘔気などを伴う次の諸症：不安神経症，神経性胃炎，つわり，せき，しわがれ声，神経性食道狭窄症，不眠症

クラシエ
・気分がふさいで，咽喉・食道部に異物感があり，ときに動悸，めまい，嘔気などを伴う次の諸症：不安神経症，神経性胃炎，つわり，せき，しわがれ声

コタロー
・精神不安があり，咽喉から胸元にかけてふさがるような感じがして，胃部に停滞膨満感のあるもの．通常消化機能悪く，悪心や嘔吐を伴うこともあるもの
・気管支炎，嗄声，咳嗽発作，気管支喘息，神経性食道狭窄，胃弱，心臓喘息，神経症，神経衰弱，恐怖症，不眠症，つわり，その他嘔吐症，更年期神経症，浮腫，神経性頭痛

方意 気を行らし痰を散じ，梅核気を治す方剤である．

構成 半夏6g，厚朴3g，茯苓5g，生姜1（1.3）g，蘇葉2g

分析

君薬	半夏	気を下す（神農）．心腹胸膈の痰熱満結（水毒と熱邪の結合）を消す（別録）．
臣薬	厚朴	中（胃腸）を温め，気を益し，痰を消し，気を下す（別録）．
	茯苓	気力を益し，神（精神）を保ち，中を守る（別録）．
佐薬	生姜	嘔吐を止め，痰を去り，気を下す（別録）．
	蘇葉	気を下す（別録）．

症状 咽喉の異物感．

古典 婦人，咽中に炙臠（あぶった肉片）有るが如きは，半夏厚朴湯之を主る（婦人，咽にあぶった肉片があるような時は，半夏厚朴湯が主治する）『金匱要略・婦人雑病脉証并治 第二十二』．

口訣 半夏厚朴湯，気剤の権輿なり．故に，梅核気を治するのみならず諸気疾に活用してよし（半夏厚朴湯は，気剤の始まりの薬方である．故に梅核気を治するのみならず，諸々の気の疾患に活用してよい）『方函・口訣』．

解説 半夏厚朴湯証は，七情の気の流れが停滞して，津液（体液）が巡らず，痰飲となり気と結合し咽に停滞することにより梅核気が生じたと考えられる．さまざまな気の疾患に用いる．咽喉部神経症，統合失調症，慢性胃炎などに応用される．

| 太陽 | **少陽** | 陽明 | 太陰 | 少陰 | 厥陰 |

6　気剤：理気剤

| 実 | **中間** | 虚 |

- 抑うつ気分 精神不安
- 咽喉の異物感
- 心下痞（軽度）
- 心窩部の軽度膨満

四逆散（傷寒論）

> **適応**
> **ツムラ** ・比較的体力のあるもので，大柴胡湯証と小柴胡湯証との中間証を表わすものの次の諸症：胆嚢炎，胆石症，胃炎，胃酸過多，胃潰瘍，鼻カタル，気管支炎，神経質，ヒステリー

方意 肝の気が伸びやかに流れない病態（肝気うっ結）を治す方剤である．
構成 柴胡5g，芍薬4g，枳実2g，甘草1.5g
分析

君薬	柴胡	心下の煩熱，諸の痰熱（水毒と熱邪）結実，胸中邪逆（病邪）を除く（別録）．
臣薬	芍薬	血脈を通順し，中（胃腸）を緩にす（別録）．
佐薬	枳実	胸脇の痰癖（水毒）を除く（別録）．
使薬	甘草	気力を倍す（神農）．百薬の毒を解す（別録）．

薬方の由来 芍薬甘草湯に柴胡と枳実が加わった薬方である．
症状 抑うつ症状，腹痛，嘔吐，食欲不振，下痢，両脇の張満．
古典 少陰病，四逆，其の人或は欬し，或は悸し，或は小便不利し，或は腹中痛み，或は泄利下重の者，四逆散之を主る（少陰病になって，手足が冷える，あるいは咳し，あるいは動悸し，あるいは小便が少なくなり，あるいは腹が痛み，あるいはしぶり腹で下痢する者は，四逆散の主治である）『傷寒論・少陰病篇』．
口訣 四逆散は大柴胡湯の変方にして，少陰の熱厥を治するのみならず，傷寒に痼を兼ぬること甚しく，譫語煩躁し，えつ逆を発する等の症に特験あり．その腹形専ら心下及び両脇下に強く聚り，その凝り胸中にも及ぶ位にて，拘急は強けれども熱実は少き故大黄・芒硝を用ひず，ただ心下両肋を緩して和ぐることを主とするなり（四逆散は，大柴胡湯の変方であり，少陰病の熱証で四肢が冷える状態を治するのみならず，傷寒病で痼を兼ぬること甚しく，譫語煩躁し，えつ逆を発する病気に特に効果がある．腹証は心下および両脇下に強く集まり，その凝りが胸中に及び，拘急は強いが熱の実証は少ないので，大黄，芒硝を用いない．ただ心下両肋を緩めて和ぐことを主とする）〔浅田宗伯〕．

| 太陽 | 少陽 | 陽明 | 太陰 | **少陰** | 厥陰 |

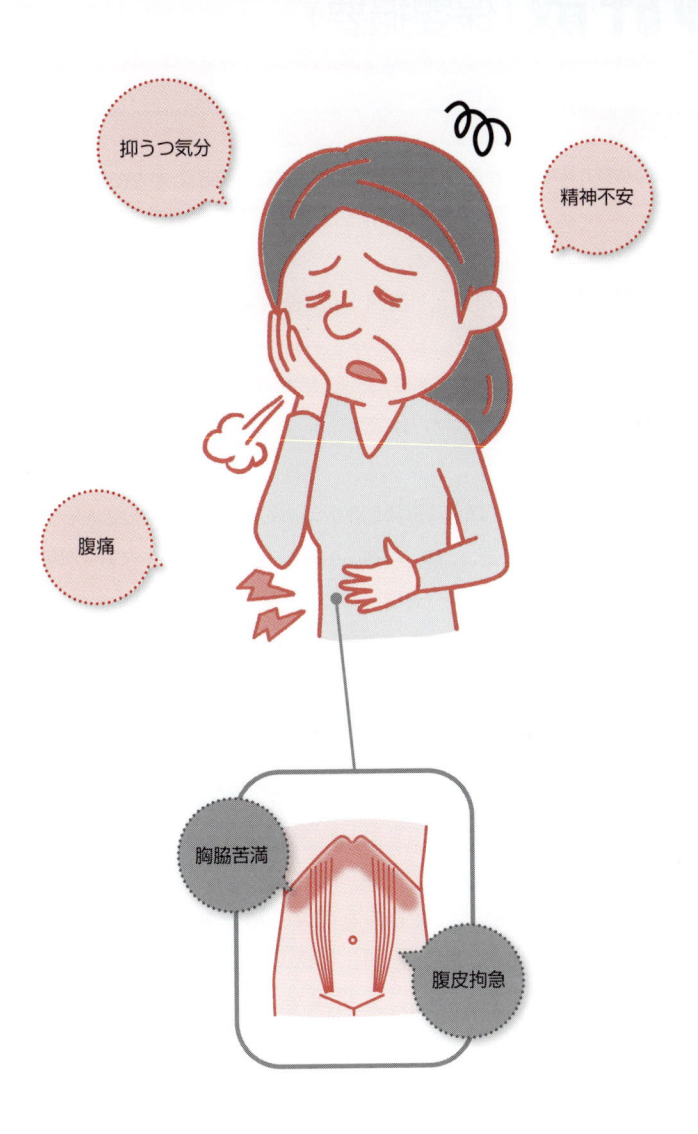

6　気剤：理気剤

| 実 | **中間** | 虚 |

- 抑うつ気分
- 精神不安
- 腹痛
- 胸脇苦満
- 腹皮拘急

解説 四逆散は，肝気うっ結の基本処方である．虚実は，大柴胡湯と小柴胡湯の中間に位置する薬方である．四逆散の自覚症状は抑うつ症状が主なものであり，腹証では腹力中等度で胸脇苦満，腹皮拘急，心下痞鞕がある．

抑肝散（保嬰撮要）

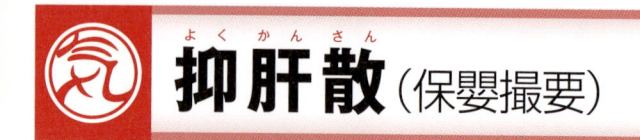

適応

ツムラ ・虚弱な体質で神経がたかぶるものの次の諸症：神経症，不眠症，小児夜なき，小児疳症

方意 肝の気の昂りを抑える方剤である．

構成 柴胡2g，甘草1.5g，川芎3g，当帰3g，蒼朮4g，茯苓4g，釣藤鈎3g

分析

君薬	柴胡	心腹腸胃中の結気（気が結ばれて滞る状態）を治す（神農）．心下の煩熱，諸の痰熱（水毒と熱邪）結実，胸中邪逆（病邪）を除く（別録）．
臣薬	川芎	血中の気薬なり（綱目）．
	当帰	五臓を補い，肌肉を生ず（別録）．
	釣藤鈎	小児の寒熱十二驚癇を治す（別録）．大人の頭旋目眩を治す（綱目）．
佐薬	茯苓	気力を益し，神（精神）を保ち，中（胃腸）を守る（別録）．
	蒼朮	胃を暖め，穀（穀物）を消し，食を嗜む（別録）．
使薬	甘草	気力を倍す（神農）．百薬の毒を解す（別録）．

薬方の由来 傷寒論の四逆散（柴胡，芍薬，枳実，甘草）より芍薬，枳実を除き，川芎，当帰，蒼朮，茯苓，釣藤鈎を加えたものである．

症状 興奮しやすく，神経過敏，怒りやすい，不眠，眼瞼瘈瘲，痙攣性症状．

古典 抑肝散は，肝経虚熱，搐を発し，或は痰熱咬牙，或は驚悸寒熱，或は木土に乗じて嘔吐痰涎，腹脹少食，睡臥不安を治す（抑肝散は，肝経虚熱で，痙攣を生じ，あるいは痰熱による歯を噛みしめたり，あるいは驚悸，悪寒発熱，あるいは木〔肝〕が土〔胃腸〕に乗じて〔悪い影響を与えて〕嘔吐したり痰を吐いたり，腹が張り，食事量が少ない，不眠症を治す）『保嬰撮要・巻一 肝臓』．

口訣 抑肝散は四逆散の変方にて，すべて肝部に属し，筋脈強急する者を治す．四逆散は腹中任脈通り拘急して，胸脇の下に衝く者を主とす．此方は左腹拘急よりして，四肢筋脈攣急する者を主とす（抑肝散は四逆散の変方で，肝の病であり，筋脈が強ばるのを治す．四逆散は腹中の任脈を通り拘急して，胸脇の下に衝く者を治療する．抑肝散は，左腹が突っ張って，四肢の筋脈が攣急する者を主治する）『方函・口訣』．

6 気剤：理気剤

| 太陽 | **少陽** | 陽明 | 太陰 | 少陰 | 厥陰 | | 実 | 中間 | **虚** |

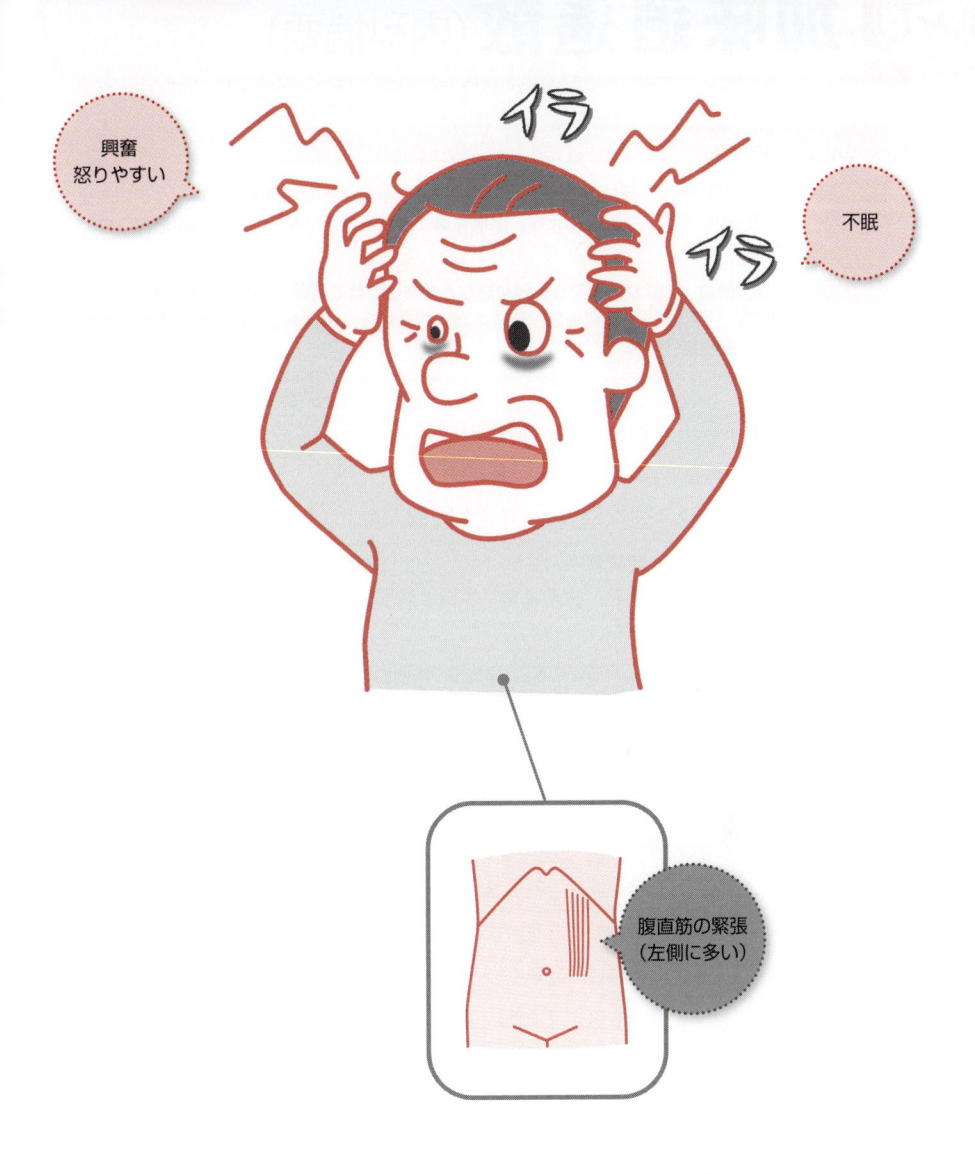

興奮
怒りやすい

イラ
イラ

不眠

腹直筋の緊張
（左側に多い）

解説 もともとは小児の肝の気の昂りによる痙攣性疾患に用いる．最近では，アルツハイマー病などの認知症の周辺症状に用いる．腹証では，胸脇苦満がみられる．

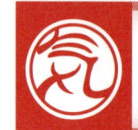

加味逍遙散（内科摘要）

適応

ツムラ
クラシエ
・体質虚弱な婦人で肩がこり，疲れやすく，精神不安などの精神神経症状，ときに便秘の傾向のある次の諸症：冷え症，虚弱体質，月経不順，月経困難，更年期障害，血の道症

コタロー
・頭痛，頭重，のぼせ，肩こり，倦怠感などがあって食欲減退し，便秘するもの
・神経症，不眠症，更年期障害，月経不順，自律神経症，胃アトニー症，胃下垂症，胃拡張症，便秘症，湿疹

方意 虚証で精神症状を伴う血の道証に用いる方剤である．

構成 柴胡3g，当帰3g，芍薬3g，蒼朮3g，茯苓3g，生姜1（0.5）g，薄荷1g，山梔子2g，牡丹皮2g，甘草1.5（2）g

分析

君薬	柴胡	心腹腸胃中の結気（気が結ばれて滞る状態）を治す（神農）．心下の煩熱，諸の痰熱（水毒と熱邪）結実，胸中邪逆（病邪）を除く（別録）．
	当帰	五臓を補い，肌肉を生ず（別録）．
	芍薬	血脈を通順し，中（胃腸）を緩にす（別録）．
臣薬	蒼朮	胃を暖め，穀（穀物）を消し，食を嗜む（別録）．
	茯苓	気力を益し，神（精神）を保ち，中を守る（別録）．
	生姜	嘔吐を止め，痰を去り，気を下す（別録）．
佐薬	薄荷	頭目を清し，風熱を除く（李東垣）．
	山梔子	心中煩悶するを治す（別録）．
	牡丹皮	血を和し，血を生じ，血を涼し，血中の伏火を治す（綱目）．
使薬	甘草	気力を倍す（神農）．百薬の毒を解す（別録）．

（君臣佐使は高山宏世による）

薬方の由来 『和剤局方』の逍遙散に，牡丹皮，山梔子を加えたものである．

症状 憂うつ，いらいら，不安，不眠などの精神症状，自律神経失調症，更年期症状．

古典 加味逍遙散は，肝脾血虚，発熱，或潮熱，晡熱，或自汗盗汗，或頭痛，目澁，或は怔忡寧かならず，或は頬，赤口干，或は月經不調，肚腹，痛をな

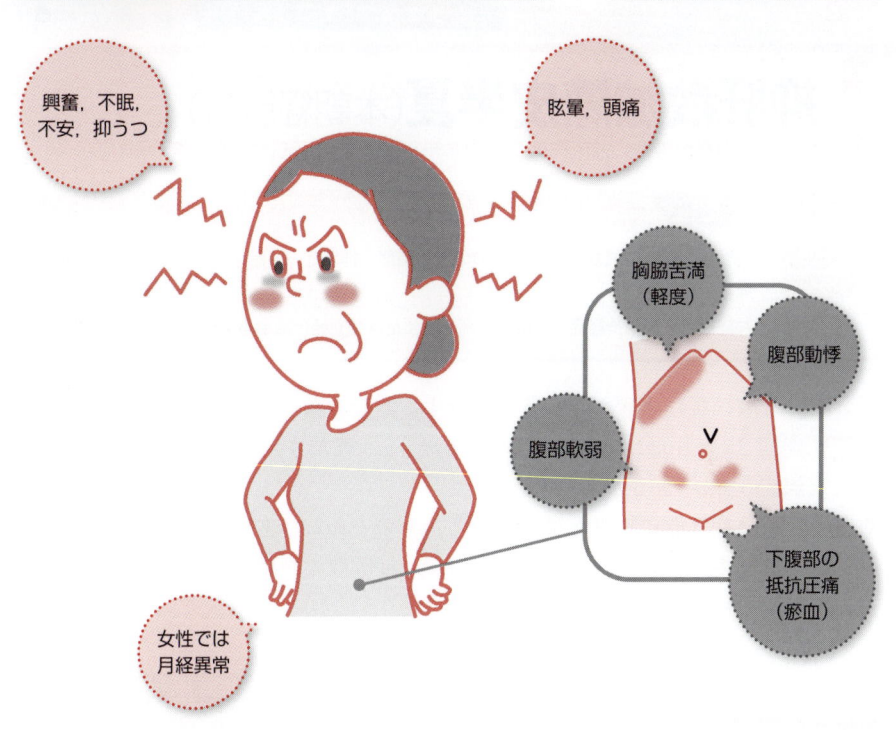

6　気剤：理気剤

| 太陽 | **少陽** | 陽明 | 太陰 | 少陰 | 厥陰 | | 実 | 中間 | **虚** |

- 興奮, 不眠, 不安, 抑うつ
- 眩暈, 頭痛
- 胸脇苦満（軽度）
- 腹部動悸
- 腹部軟弱
- 下腹部の抵抗圧痛（瘀血）
- 女性では月経異常

す，或は小腹重墜，水道渋り痛み，或は腫痛膿出で，内熱，渇を作る等の症を治す（加味逍遙散は，肝脾の血虚，発熱，あるいは潮熱，夕方の熱，あるいは自汗・盗汗，あるいは頭痛，目が渋り，あるいは動悸して穏やかでなく，あるいは頬は赤く口は乾燥し，あるいは月経不調，腹痛を生ずる．あるいは小腹重墜，水道が渋り痛み，あるいは腫れ痛み膿が出て，内熱や口渇を生ずるものを治す）『内科摘要』．

口訣　加味逍遙散は清熱を主とし，上部の血症に効あり．故に逍遙散の症にして頭痛面熱，肩背強り，鼻衄などあるに佳なり．また下部の湿熱を解す．婦人の淋疾，竜胆瀉肝湯などより，一等虚候の者に用いて効あり（加味逍遙散の効能は清熱を主としている．身体の上部の血症に効果がある．故に逍遙散の証で頭痛，顔面の熱，肩背こり，鼻出血などに効果がある．また身体の下部の湿熱を治療する．婦人の淋疾で，竜胆瀉肝湯などより，一等虚候の者に用いて効果がある）〔浅田宗伯〕．

解説　加味逍遙散は，通常の更年期症状に広く応用される．肝炎，血の道症に用いる．

太陽 **少陽** 陽明 太陰 少陰 厥陰　　実 **中間** 虚

抑肝散加陳皮半夏（本朝経験方）
よくかんさんかちんぴはんげ

適応

ツムラ / クラシエ
・虚弱な体質で神経がたかぶるものの次の諸症：神経症，不眠症，小児夜なき，小児疳症

コタロー
・神経症，更年期神経症，不眠症，高血圧または動脈硬化による神経症状，小児夜啼症

方意 抑肝散の証に痰飲を伴う証を治療する方剤である．

構成 柴胡2g，甘草1.5g，川芎3g，当帰3g，蒼朮4g，茯苓4g，釣藤鈎3g，陳皮3g，半夏5g

薬方の由来 抑肝散に陳皮と半夏を加えたものである．本朝経験方である．

解説 抑肝散の証に痰飲が加わったもので，抑肝散の腹証に，左の腹部大動脈の拍動を伴う．

太陽 **少陽** 陽明 太陰 少陰 厥陰　　実 **中間** 虚

女神散（浅田家方）
にょしんさん

適応

ツムラ
・のぼせとめまいのあるものの次の諸症：産前産後の神経症，月経不順，血の道症

方意 血証で，上衝，眩暈を治す方剤である．

構成 当帰3g，川芎3g，桂皮2g，蒼朮3g，木香1g，黄芩2g，黄連1g，人参2g，甘草1g，香附子3g，檳榔子2g，丁子1g

薬方の由来 浅田宗伯の家方である．

解説 もともとは戦場での神経症を治療する方剤であったが，婦人の血症（月経に関連する病気）に用いると効果がある．

釣藤散（本事方）

太陽 **少陽** 陽明 太陰 少陰 厥陰　　実 **中間** 虚

適応

ツムラ　・慢性に続く頭痛で中年以降，または高血圧の傾向のあるもの

方意 眩暈を伴う頭痛に用いる方剤である．

構成 釣藤鈎3g，陳皮3g，半夏3g，麦門冬3g，茯苓3g，人参2g，菊花2g，防風2g，石膏5g，甘草1g，生姜1g

症状 眩暈を伴う早朝の頭痛．

古典 釣藤散は，肝厥頭暈を治し，頭目を清す（釣藤散は，肝の病による頭暈を治し，頭部や目を清す）『本事方・巻二 頭痛頭暈方』．

応用 頭痛，神経症，高血圧症などに用いる．

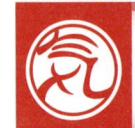

酸棗仁湯（金匱要略）
さんそうにんとう

適応

ツムラ ・心身がつかれ弱って眠れないもの

方意 体力が低下した人の不眠症を治す方剤である．

構成 酸棗仁10g，川芎3g，知母3g，茯苓5g，甘草1g

分析

君薬	酸棗仁	煩心して眠るを得ざるを治す（別録）．
臣薬	茯苓	気力を益し，神（精神）を保ち，中（胃腸）を守る（別録）．
佐薬	川芎	血中の気薬なり（綱目）．
	知母	消渇（糖尿病），熱中を治し，邪気を除く（神農）．
使薬	甘草	気力を倍にする（神農）．百薬の毒を解す（別録）．

症状 心身が疲労して眠れない，精神不安，神経過敏．

古典 虚労，虚煩，眠るを得ず，酸棗湯之を主る（虚労病で，いらいらして，眠ることができないのは，酸棗湯の主治である）『金匱要略・血痺虚労病脈証并治 第六』．

口訣 酸棗仁湯，心気を和潤して安眠せしむるの策なり．同じ不得眠に三策あり．若し心下肝胆の部分に当りて停飲あり，之か為に動悸して眠を得ざるは，温胆湯の症なり．若し胃中虚し，客気膈に動じて，眠るを得ざる者は甘草瀉心湯の症なり．若し血気虚燥，心火亢りて眠を得ざる者は，此方の主なり（酸棗仁湯は，心気を調和し潤して安眠させるのである．同じ不眠症の治療に3つの方法がある．もし心下肝胆の部分に水毒があり，このために動悸がして，不眠症となる時は温胆湯の症である．もし胃中虚し客気膈に動じて，不眠症となるのは甘草瀉心湯の症である．もし血気が虚して燥き，心火が亢りて，不眠症となるのは酸棗仁湯の主治である）『方函・口訣』．

解説 漢方の睡眠薬である．通常は，5g程度を夕食後に服用させることが多い．

6 気剤：安神剤

| 太陽 | 少陽 | 陽明 | **太陰** | 少陰 | 厥陰 | | 実 | 中間 | **虚** |

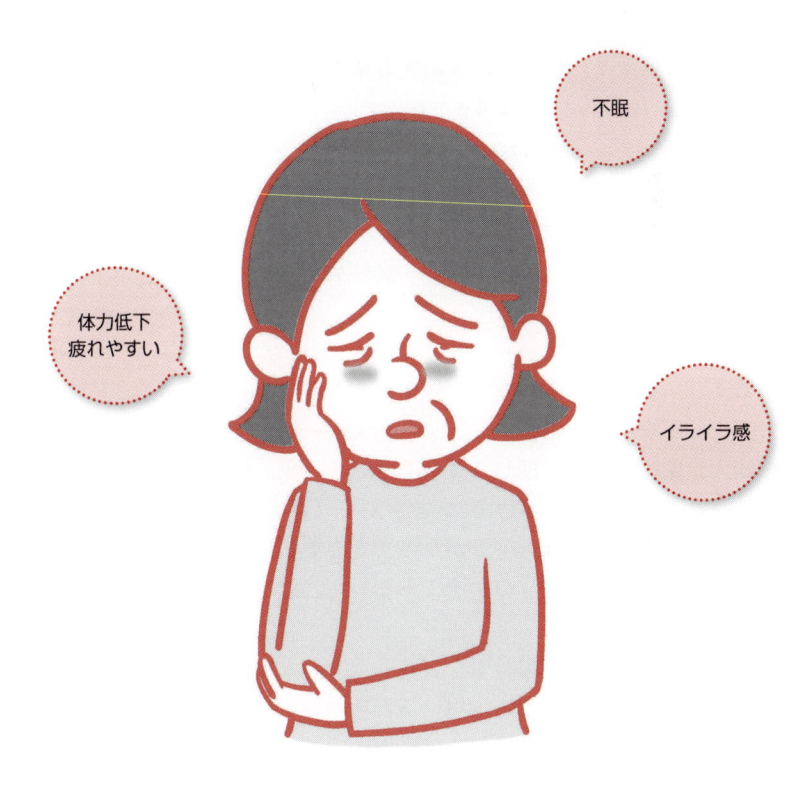

不眠

体力低下
疲れやすい

イライラ感

甘麦大棗湯（金匱要略）

かんばくたいそうとう

適応	
ツムラ	・夜泣き，ひきつけ
コタロー	・小児および婦人の神経症，不眠症

方意 臓躁（ヒステリー様疾患）を治す方剤である．

構成 甘草5g，小麦20g，大棗6g

分析

君薬	小麦	客熱を除き，煩渇（いらいらして口渇すること）咽燥を止め，小便を利し，肝気を養う（別録）．
臣薬	甘草	気力を倍にする（神農）．百薬の毒を解す（別録）．
佐使薬	大棗	中（胃腸）を補い，気を益す（別録）．

（君臣佐便は高山宏世による）

症状 あくび，突然の興奮，痙攣，理由もなく悲しみ，些細なことに泣き，意識消失，不眠などを生ずる．

古典 婦人，蔵躁，喜，悲傷して哭せんと欲し，象，神霊の作す所の如く，数欠伸（あくび）す，甘麦大棗湯之を主る（婦人の神経症で，しばしば悲しみ，声を上げて泣き，神がかりのような振る舞いをして，あくびを頻繁にするのは，甘麦大棗湯の主治である）『金匱要略・婦人雑病脉証并治 第二十二』．

口訣 甘麦大棗湯は，婦人臓躁を主とする薬なれども，すべて右の脇下臍傍の辺に，拘攣や血塊のある処へ用いると功があるものである．また小児夜啼き止まざる者に用いて速効あり．また大人の癇に用うることあり（甘麦大棗湯は，婦人の神経症，ヒステリーを主とする薬であるが，すべて右の脇下臍傍の辺に，引き攣れや血塊のある処へ用いると効果があるものである．また小児夜啼症に用いると速効あり．また大人の癇に用いることあり）『方函・口訣』．

解説 婦人の臓躁（ヒステリー様疾患）を治す方剤と，古典にはあるが婦人にこだわることはない．現代では，神経症，てんかん，更年期障害，心臓神経症などに用いられる．

6　気剤：安神剤

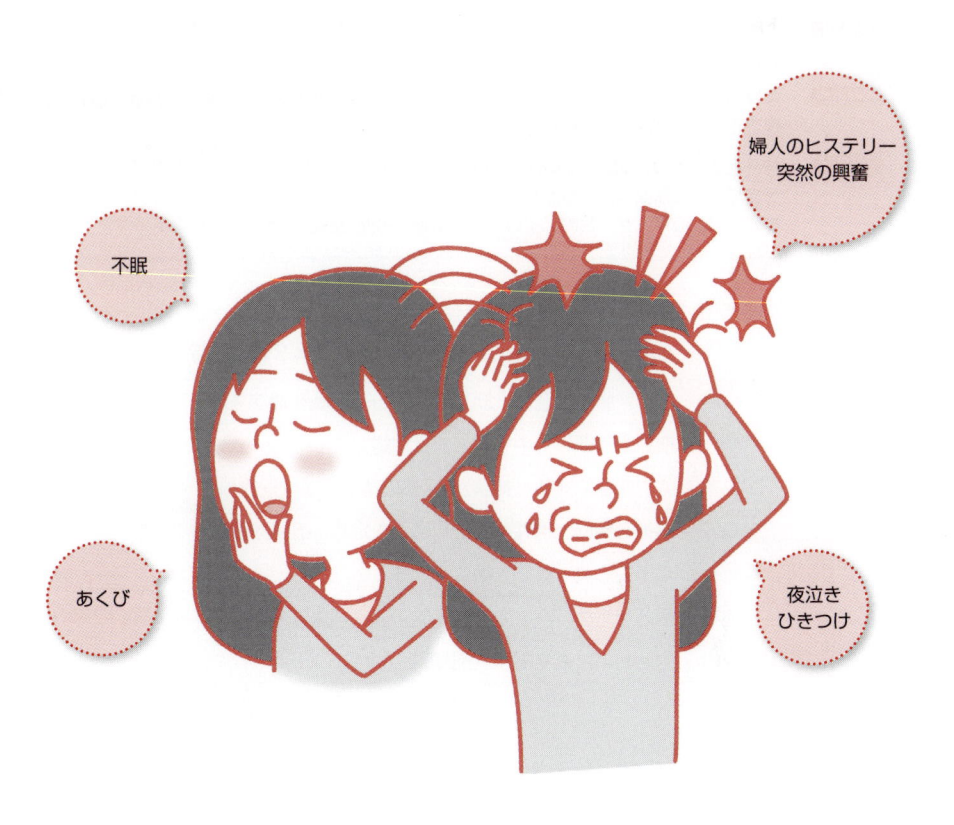

| 太陽 | 少陽 | 陽明 | 太陰 | 少陰 | 厥陰 | | 実 | 中間 | 虚 |

不眠

あくび

婦人のヒステリー
突然の興奮

夜泣き
ひきつけ

桂枝加竜骨牡蛎湯（金匱要略）

適応

ツムラ	・下腹直腹筋に緊張のある比較的体力の衰えているものの次の諸症：小児夜尿症，神経衰弱，性的神経衰弱，遺精，陰萎
クラシエ	・体質の虚弱な人で疲れやすく，興奮しやすいものの次の諸症：神経質，不眠症，小児夜泣き，小児夜尿症，眼精疲労
コタロー	・神経症状があり，頭痛，のぼせ，耳鳴などを伴って疲労しやすく，臍部周辺に動悸を自覚して排尿回数，尿量ともに増加するもの ・神経衰弱，心悸亢進，性的ノイローゼ，陰萎，小児夜尿症，夜驚症，脱毛症

方意　桂枝湯証で精力の衰えたものや神経症状を伴うものに用いる方剤である．

構成　桂皮 4 g，芍薬 4 g，大棗 4 g，生姜 1.5（1）g，甘草 2 g，竜骨 3 g，牡蛎 3 g

分析

君薬	桂皮	中（胃腸）を温め，筋骨を堅くし，血脈を通ず（別録）．
臣薬	芍薬	血脈を通順し，中を緩にす（別録）．
佐薬	甘草	気力を倍にする（神農）．百薬の毒を解す（別録）．
	竜骨	精神を養い，魂魄（たましい）を定め，五臓を安んず（別録）．
	牡蛎	煩満，心痛，気結を除く（別録）．
使薬	生姜	嘔吐を止め，痰を去り，気を下す（別録）．
	大棗	中を補い，気を益す（別録）．

（君臣佐便は高山宏世による）

薬方の由来　桂枝湯に竜骨と牡蛎を加えたものである．

症状　易疲労感，寝汗，脱毛，精神不安，精神過敏のあるものに用いる．

古典　夫れ失精家，少腹弦急，陰頭寒く，目眩，髪落つ，脉極虚芤遅，清穀亡血失精となす．脉は諸を芤動微緊に得れば，男子失精，女子夢交す．桂枝加竜骨牡蛎湯之を主る（精力の衰えた者は，下腹部が突っ張って，陰茎が冷え，眩暈，脱毛が起こり，脉はたいへん虚で芤遅である．下痢したり，出血や遺精が起こり，脉は芤動でやや緊である．男子は遺精，女子は性交の夢をみる．このような場合は桂枝加竜骨牡蛎湯の主治である）『金匱要略・血痺虚労病脉証并治 第六』．

口訣　桂枝加竜骨牡蛎湯は，虚労失精の主方であるが，小児の遺尿に活用して効

6 気剤：安神剤

| 太陽 | 少陽 | 陽明 | 太陰 | 少陰 | 厥陰 | | 実 | 中間 | 虚 |

- 不眠
- 神経過敏
- 精神不安
- 易疲労

自汗

腹皮拘急

腹部大動脈の拍動触知

インポテンツ
月経不順

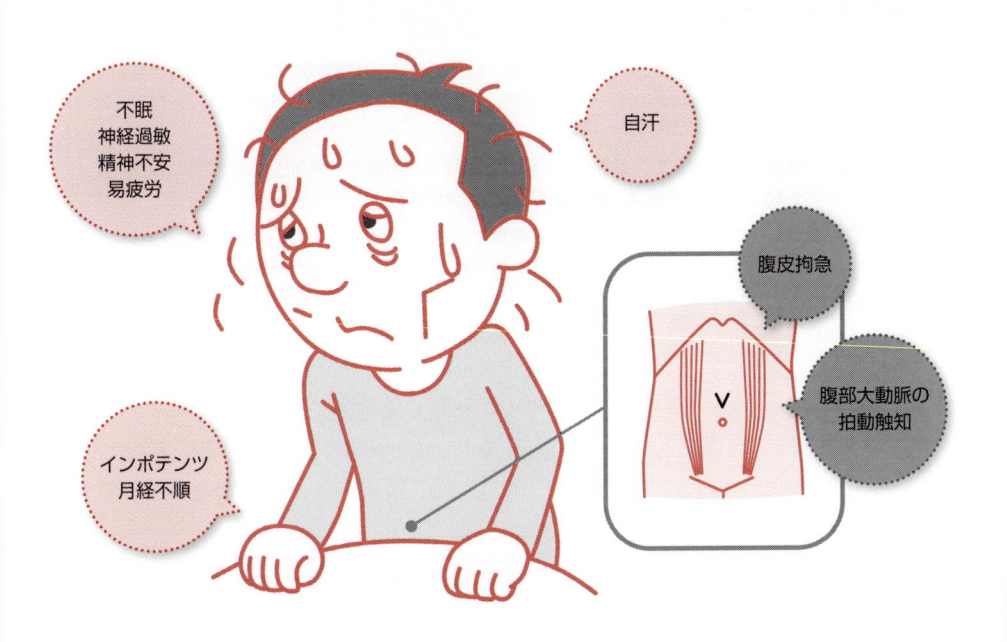

あり．故尾洲殿，年六十余歳の老女は，小便頻数，一時間に五，六回便所に行く，少腹弦急して他に苦しむ所ない時は，この方を長服して癒ゆ（桂枝加竜骨牡蛎湯は，虚労病で精力の衰えた者の主方であるけれど，小児の遺尿に効果がある．故尾洲殿の老女60余歳，小便が頻数で，1時間に5〜6回も便所に行き，下腹部が突っ張って他に異常はない．桂枝加竜骨牡蛎湯を長服して治癒した）〔浅田宗伯〕．

解説 桂枝加竜骨牡蛎湯は，虚労病に用いる桂枝湯の加味方である．腹証としては腹皮拘急がみられる．桂枝加竜骨牡蛎湯は，男性不妊症，インポテンツ，神経症，円形脱毛症，眩暈などに用いられる．

柴胡加竜骨牡蛎湯（傷寒論）

適応

ツムラ
- 比較的体力があり，心悸亢進，不眠，いらだち等の精神症状のあるものの次の諸症：高血圧症，動脈硬化症，慢性腎臓病，神経衰弱症，神経性心悸亢進症，てんかん，ヒステリー，小児夜啼症，陰萎

クラシエ
- 精神不安があって，どうき，不眠などを伴う次の諸症：高血圧の随伴症状（どうき，不安，不眠），神経症，更年期神経症，小児夜なき

コタロー
- 精神不安があって驚きやすく，心悸亢進，胸内苦悶，めまい，のぼせ，不眠などを伴い，あるいは臍部周辺に動悸を自覚し，みぞおちがつかえて便秘し，尿量減少するもの
- 動脈硬化，高血圧，腎臓病，不眠症，神経性心悸亢進，心臓衰弱，テンカン，小児夜啼症，更年期神経症，陰萎，神経症

方意 少陽病の実証で精神症状を伴うものに用いる方剤である．

構成 半夏4g，大棗2.5g，柴胡5g，生姜1（0.7〜0.8）g，人参2.5g，竜骨2.5g，牡蛎2.5g，桂皮3g，茯苓3g，黄芩2.5g（原典には鉛丹があるが，現在は用いない）

分析

君薬	柴胡	心腹腸胃中の結気（気が結ばれて滞る状態）を治す（神農）．心下の煩熱，諸の痰熱（水毒と熱邪）結実，胸中邪逆（病邪）を除く（別録）．
臣薬	黄芩	痰熱，胃中の熱を療す（別録）．
佐薬	半夏	気を下す（神農）．心腹胸膈の痰熱満結を消す（別録）．
	人参	五臓を補う（神農）．中（胃腸）を調う（別録）．
	竜骨	精神を養い，魂魄（たましい）を定め，五臓を安んず（別録）．
	牡蛎	煩満，心痛，気結を除く（別録）．
使薬	茯苓	気力を益し，神（精神）を保ち，中を守る（別録）．
	桂皮	中を温め，筋骨を堅くし，血脈を通ず（別録）．
	大棗	中を補い，気を益す（別録）．
	生姜	嘔吐を止め，痰を去り，気を下す（別録）．

（君臣佐便は高山宏世による）

薬方の由来 柴胡加竜骨牡蛎湯は，『傷寒論』の小柴胡湯より甘草を除き，竜骨，牡蛎，茯苓，桂皮を加えたものである．

症状 神経過敏，精神の興奮錯乱，不眠，痙攣，動悸，便秘がある．

6 気剤：安神剤

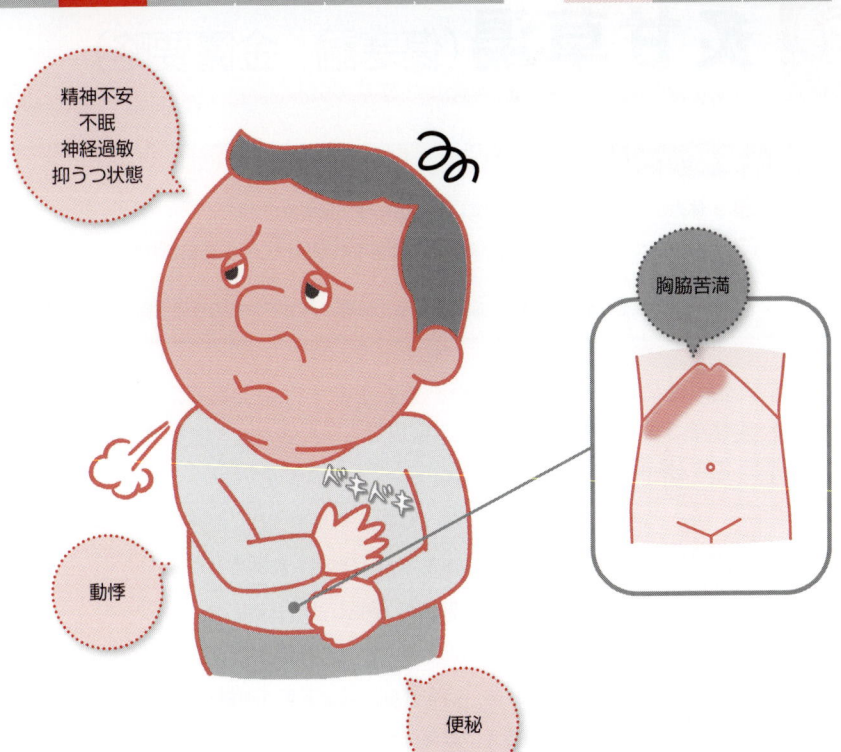

| 太陽 | **少陽** | 陽明 | 太陰 | 少陰 | 厥陰 | | **実** | 中間 | 虚 |

- 精神不安
- 不眠
- 神経過敏
- 抑うつ状態

胸脇苦満

動悸

便秘

古典 傷寒八九日，之を下し，胸満，煩驚（神経過敏），小便不利（尿減少），讝語（うわ言），一身盡く重く，轉側す可からざる（寝返りすることができない）者は，柴胡加竜骨牡蛎湯之を主る『傷寒論・太陽病中篇』．

口訣 柴胡加竜骨牡蛎湯は，小柴胡湯証にして，胸腹に動有り，煩躁驚狂（いらいらして悶え，精神異常），大便難く，小便不利（尿減少）する者を治す〔吉益東洞〕．柴胡加竜骨牡蠣湯は，肝胆の鬱熱を鎮墜する（鎮める）の主薬とす．故に傷寒の胸満，煩驚のみならず，小児の驚癇（けいれん），大人のてんかんに用う．また中風の一種に熱癲癇と称するものあり．この方よく応ずるなり〔浅田宗伯〕．

解説 小柴胡湯証に似て，より実証の精神神経症状（煩驚），興奮，便秘などを伴い，腹力は中等度以上で，胸脇苦満，動悸を認める．不整脈，脳血管障害，神経症，統合失調症，高血圧症，てんかん，インポテンツなどに応用される．

炙甘草湯（傷寒論，金匱要略）

適応

ツムラ
・体力がおとろえて，疲れやすいものの動悸，息切れ

コタロー
・顔色悪く貧血し，不整脈があって動悸息切れがはげしく，便秘がちのもの，あるいは熱感があるもの
・心臓神経症，心臓弁膜症，血痰を伴った咳嗽，バセドウ病の呼吸困難

方意 気血両虚による心臓の動悸や不整脈を治す方剤である．

構成 炙甘草3g，生姜1（0.8）g，桂皮3g，人参3g，地黄6g，阿膠2g，麦門冬6g，麻子仁3g，大棗3g

分析

君薬	炙甘草	気力を倍にする（神農）．経脈を通じ，血気を利す（別録）．
臣薬	人参	五臓を補う（神農）．中（胃腸）を調う（別録）．
	大棗	中を補い，気を益す（別録）．
佐薬	桂皮	中を温め，筋骨を堅くし，血脈を通ず（別録）．
	生姜	嘔吐を止め，痰を去り，気を下す（別録）．
使薬	麦門冬	胃絡脈絶え，羸痩（やせ衰えること），短気（息切れ）するを治す（神農）．陰を強め，精を益し，穀（穀物）を消し，中を調え，神（精神）を保ち，肺気を定む（別録）．
	阿膠	女子下血を治す（神農）．陰気不足を治す（別録）．
	地黄	五臓内傷不足を補い，血脈を通じ，気力を益す（別録）．
	麻子仁	中を補い，気を益す（神農）．積血（瘀血）を破る（別録）．

（『金鏡内台方義』による）

症状 動悸，不整脈．

古典 傷寒，脉結代，心動悸するは，炙甘草湯之を主る（傷寒にかかって，脈が結代して，動悸するのは，炙甘草湯の主治である）『傷寒論・太陽病下篇』．外台炙甘草湯，肺痿，涎唾多く，心中温温液液の者を治す（『外台秘要』の炙甘草湯は，肺結核，よだれが多く，むかむかする者を治す）『金匱要略・肺痿肺癰欬嗽上気病脉証并治 第七』．千金翼炙甘草湯，虚労不足，汗出でて悶し，脉結，悸し，行動常の如きものを治す．（『千金翼』の炙甘草湯は，虚労病で，気血が不足して，発汗して悶え，脈は結し，動悸し，行

6　気剤：気血双補剤

| 太陽 | 少陽 | 陽明 | **太陰** | 少陰 | 厥陰 |

| 実 | 中間 | **虚** |

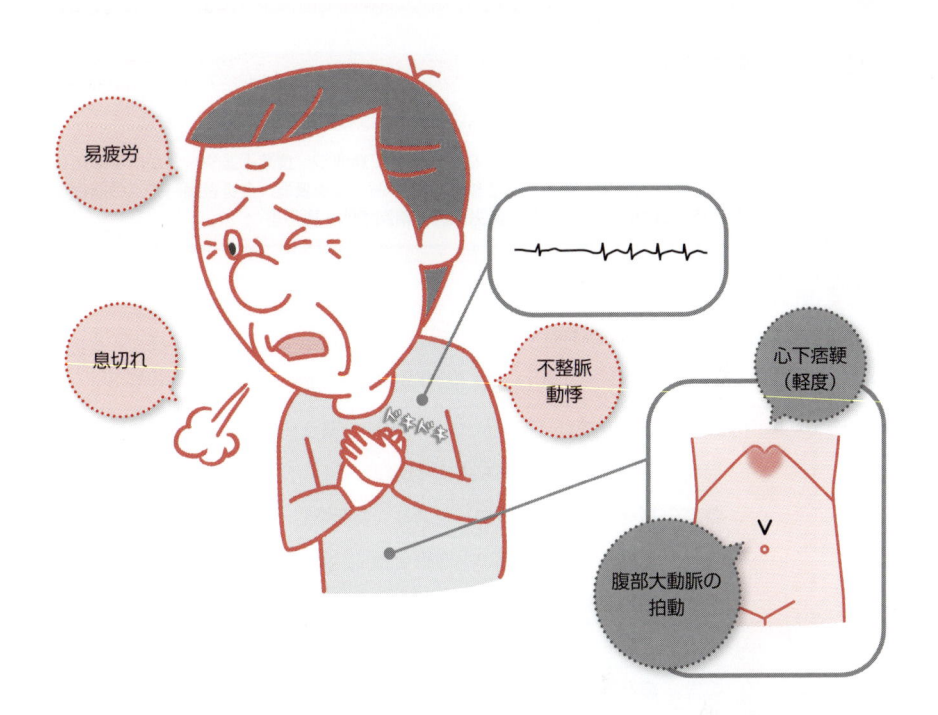

易疲労

息切れ

不整脈
動悸

心下痞鞕
（軽度）

腹部大動脈の
拍動

動は普通の状態であるものを治す）『金匱要略・血痺虚労病脉証并治 第六』.

口訣　炙甘草湯は，心動悸を目的とす．すべて心臓の血不足する時は，気管動揺して悸をなして心臓の血動血脈へ達すること能わず，時として間歇す．故に脈結代するなり．此方よく心臓の血を滋養して脈絡を順流す．これを以て動悸を治するのみならず人迎辺の血脈凝滞して気急促迫する者に効あり（炙甘草湯は，心動悸を目標としている．すべて心臓の血不足する時は，気管が動揺して動悸を生じて心臓の血が血脈へ達することができず，時として途絶する．故に脈結代が生ずるのである．炙甘草湯は，よく心臓の血を滋養して細い血管に流れる．これをもって動悸を治するだけでなく，人迎付近の血脈が凝滞して呼吸困難となる者に効果がある）『方函・口訣』.

解説　炙甘草湯は，動悸，心室性期外収縮などに効果がある．炙甘草，生姜，人参，大棗，麻子仁は気を補い，地黄と阿膠は血を補い，麦門冬は津液を補う効能があり，特に気血を主に補うと考えられる．

十全大補湯（和剤局方）

適応

ツムラ　クラシエ・病後の体力低下，疲労倦怠，食欲不振，ねあせ，手足の冷え，貧血

コタロー・皮膚および粘膜が蒼白で，つやがなく，やせて貧血し，食欲不振や衰弱がはなはだしいもの．消耗性疾患，あるいは手術による衰弱，産後衰弱，全身衰弱時の次の諸症：低血圧症，貧血症，神経衰弱，疲労倦怠，胃腸虚弱，胃下垂

方意　気血両虚証を治す方剤である．

構成　茯苓3（3.5）g，甘草1.5（1）g，蒼朮3g，人参3（2.5）g，桂皮3g，黄耆3（2.5）g，地黄3（3.5）g，当帰3（3.5）g，芍薬3g，川芎3g

分析

君薬	人参	五臓を補う（神農）．中（胃腸）を調う（別録）．
	当帰	五臓を補い，肌肉を生ず（別録）．
臣薬	蒼朮	胃を暖め，穀（穀物）を消し，食を嗜む（別録）．
	地黄	五臓内傷不足を補い，血脈を通じ，気力を益す（別録）．
佐薬	茯苓	気力を益し，神（精神）を保ち，中を守る（別録）．
	芍薬	血脈を通順し，中を緩にす（別録）．
	黄耆	虚を補う（神農）．気を益す（別録）．
	桂皮	中を温め，筋骨を堅くし，血脈を通ず（別録）．
使薬	甘草	気力を倍にする（神農）．百薬の毒を解す（別録）．
	川芎	血中の気薬なり（綱目）．

（君臣佐便は高山宏世による）

薬方の由来　四君子湯と四物湯と合わせ桂皮と黄耆を加えたものである．

症状　全身衰弱，疲労倦怠，食欲不振，寝汗，病後の体力低下，貧血．

古典　十全大補湯　男子，婦人諸虚不足，五労七傷，飲食進まず，久病虚損，時に潮熱を発し，気骨脊を攻め，拘急疼痛し，夜夢遺精，面色萎黄，脚膝無力，一切の病後の気，旧の如からず，憂愁思慮，気血を傷動し，喘嗽中満，脾腎の気弱く，五心煩悶を治す（十全大補湯は，男子，婦人の諸々の虚証，不足，五労七傷，飲食進まず，久病による虚損，時に潮熱を発し，気骨脊を攻め，拘急疼痛し，夜夢を見て遺精し，顔面の色は萎黄となり，

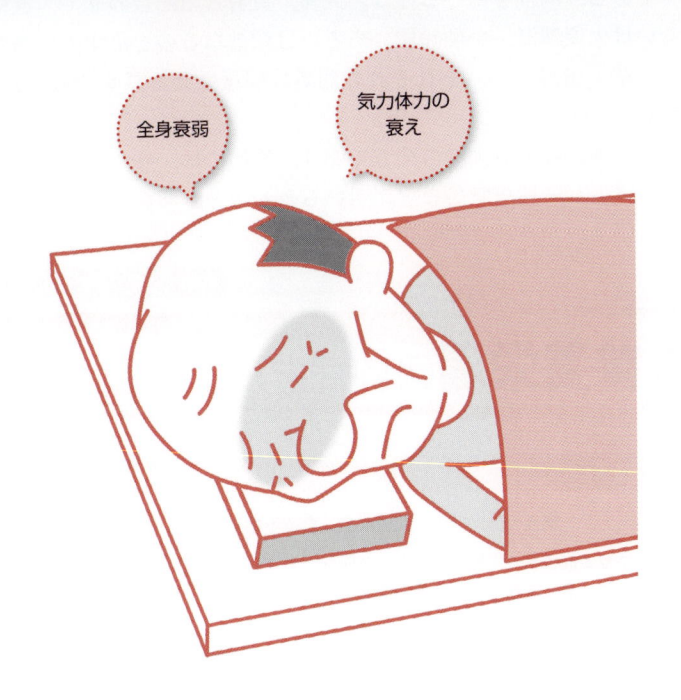

| 太陽 | 少陽 | 陽明 | **太陰** | 少陰 | 厥陰 | | 実 | 中間 | **虚** |

6　気剤：気血双補剤

全身衰弱

気力体力の衰え

脚膝には力なく，一切の病後の気は以前のようではない，憂愁，思慮は気血を傷害し，喘々して咳嗽，腹部が張って，脾や腎の気は弱く，五心の煩悶の病態を治す）『太平恵民和剤局方・巻之五　諸虚』．

口訣　十全大補湯は，『局方』の主治によれば，気血虚すと云うが八珍湯の目的にて，寒と云うが黄耆，肉桂の目的なり．また下元気衰うと云ふも肉桂の目的なり．また癖立斉の主治によれば，黄耆を用うるは，人参に力を合せて自汗盗汗を止め，表気を固むるの意なり．肉桂を用うるは，人参，黄耆に力を合せて，遺精白濁，或は大便滑泄，小便短少，或は頻数なるを治す．また九味の薬を引導して，それぞれの病処に達するの意なり（十全大補湯は，『和剤局方』の主治によれば，気血が虚しているというのが八珍湯の目標であり，寒というのが黄耆，肉桂の目標である．また下半身の元気が衰えるというのも肉桂の目標である．また癖立斉の主治によれば，黄耆を用いるのは，人参と力を合わせて自汗盗汗を止め，表の気を固める意

179

味である．肉桂を用いるのは，人参，黄耆と力を合わせて，遺精白濁，あるいは大便滑泄，小便頻尿，あるいは頻数なるのを治すのである．また九味の薬を引導して，それぞれの病処に到達させる意味である）『方函・口訣』．

解説 十全大補湯は気血両虚の薬方であり，現代では，癌，外科手術後の回復促進，アトピー性皮膚炎などに用いられることが多い．

太陽 少陽 陽明 **太陰** 少陰 厥陰 　 実 中間 **虚**

人参養栄湯(にんじんようえいとう)（和剤局方）

適応

ツムラ **クラシエ** ・病後の体力低下，疲労倦怠，食欲不振，ねあせ，手足の冷え，貧血

コタロー ・やせて血色悪く，微熱，悪寒，咳嗽がとれずに倦怠感が著しく，食欲不振で精神不安，不眠，盗汗などもあり，便秘気味のもの
・病後または産後の体力増強，虚弱体質

方意 気血両虚証，肺と大腸の虚証の病状に用いる方剤である．

構成 茯苓4g，甘草1g，白朮4g，人参3g，桂皮2.5g，黄耆1.5g，地黄4g，当帰4g，芍薬2g，遠志2g，陳皮2g，五味子1g

薬方の由来 十全大補湯から川芎を除き，遠志，陳皮，五味子を加えたものである．

症状 全身衰弱，疲労倦怠，食欲不振，寝汗，病後の体力低下，貧血，咳嗽，下痢．

古典 人参養栄湯は，積労虚損，四肢沉滞，骨肉酸疼，吸吸少気，行動喘啜，小腹拘急，腰背強痛，心虚驚悸，咽乾き唇燥き，飲食味無く，陽陰衰弱，悲憂惨戚，多臥少起．久者積年，急なるものは百日漸く痩削に至る．五臓の気竭し，振復すべきこと難きを治す．又肺と大腸倶に虚し咳嗽下痢，喘乏少気，嘔吐痰涎を治す（人参養栄湯は，長期間の疲労，虚損，四肢が重くて動きづらい，骨や筋肉が痛み，息切れ，喘々し，下腹部が突っ張って，腰と背中が強く痛み，心が虚証となり驚き動悸して，咽乾き唇燥き，飲食物に味がなく，陽陰は衰弱し，悲しみ憂えて，ほとんど臥床して，何年もあるいは百日も痩せてしまう．五臓の気は竭し，回復困難な状態を治す．肺と大腸ともに虚して咳嗽や下痢，喘々して息切れ，嘔吐，痰や涎を治す）『太平惠民和剤局方・巻之五 痼冷』．

解説 十全大補湯に類似した薬方である．十全大補湯証に咳嗽，痰，嘔吐，下痢などを伴う場合に用い，肺と大腸を補う作用が優れている．現代では，C型肝炎などに用いられた例がある．

| 太陽 | 少陽 | 陽明 | **太陰** | 少陰 | 厥陰 | | 実 | 中間 | **虚** |

帰脾湯（済生方）

適応
ツムラ ・虚弱体質で血色の悪い人の次の諸症：貧血，不眠症

方意 気虚証に健忘，不眠，不安などの精神症状を伴うものに用いる方剤である．
構成 人参3g，白朮3g，茯苓3g，甘草1g，大棗2g，生姜1g，黄耆3g，当帰2g，竜眼肉3g，酸棗仁3g，遠志2g，木香1g
薬方の由来 四君子湯に黄耆，当帰，竜眼肉，酸棗仁，遠志，木香を加えたものである．『金匱要略』の酸棗仁湯（酸棗仁，川芎，知母，茯苓，甘草）より由来するという考えもあり，酸棗仁湯から川芎，知母を除き，人参，白朮，黄耆，当帰，竜眼肉，遠志，木香を加えたものとみなすこともできる．
症状 顔色不良，貧血，健忘，不眠，不安症状．
古典 帰脾湯は，思慮過度，労傷心脾，健忘怔忡を治す（帰脾湯は，思い過ぎて，心と脾を傷つけ，健忘し動悸するのを治す）『厳氏済生方・巻三 健忘論治』（厳氏済生方には，当帰と遠志は含まれていない）．
解説 思慮過度のため精神障害，胃腸障害を生じて，吐血，鼻出血，下血などの症状を治す薬方である．

| 太陽 | **少陽** | 陽明 | 太陰 | 少陰 | 厥陰 | | 実 | 中間 | **虚** |

加味帰脾湯（済生方）

適応
ツムラ **クラシエ** ・虚弱体質で血色の悪い人の次の諸症：貧血，不眠症，精神不安，神経症

方意 帰脾湯証にいらいらなどの熱状を伴う方剤である．
構成 人参 3 g，蒼朮 3 g，茯苓 3 g，甘草 1 g，大棗 2（1.5）g，生姜 1（0.5）g，黄耆 3（2）g，当帰 2 g，竜眼肉 3 g，酸棗仁 3 g，遠志 2（1.5）g，木香 1 g，柴胡 3 g，山梔子 2 g
薬方の由来 帰脾湯に柴胡と梔子を加えたものである．
症状 発熱，不眠，うつ状態，貧血，健忘，不安症状．
解説 加味帰脾湯は，漢方のうつ病の薬と言われている．

7 血剤

　血剤は，血に関する病態である，血虚と瘀血を治す方剤である．血虚を治療する方剤は，補血剤である．血虚の症状は，顔色が蒼白い，口唇や爪の色が蒼白い，眩暈，動悸などである．補血の生薬には，阿膠，地黄，芍薬，当帰，川芎などがある．補血剤には，四物湯，芎帰膠艾湯，当帰飲子，七物降下湯などが含まれる．瘀血を治療する方剤は，駆瘀血剤である．駆瘀血薬は，瘀血を治療する生薬である．瘀血とは，血液が局所にうっ滞して病的な状態になることである．瘀血の症状としては，口渇，下腹部痛，肌荒れ，皮膚のしみ，月経異常などがあり，脳梗塞，心筋梗塞，打撲，外傷，皮下出血，腫瘍は瘀血の一種と考えられる．駆瘀血の生薬には，桃仁，サフラン，紅花，牡丹皮，艾葉などがある．駆瘀血剤には，当帰芍薬散，桂枝茯苓丸，桃核承気湯，治打撲一方，通導散，疎経活血湯などが含まれる．

補血剤	主要方剤：芎帰膠艾湯，四物湯 副方剤：当帰飲子，七物降下湯
駆瘀血剤	主要方剤：当帰芍薬散，桃核承気湯，桂枝茯苓丸 副方剤：治打撲一方，通導散，疎経活血湯

● 補血剤の関連図 ●

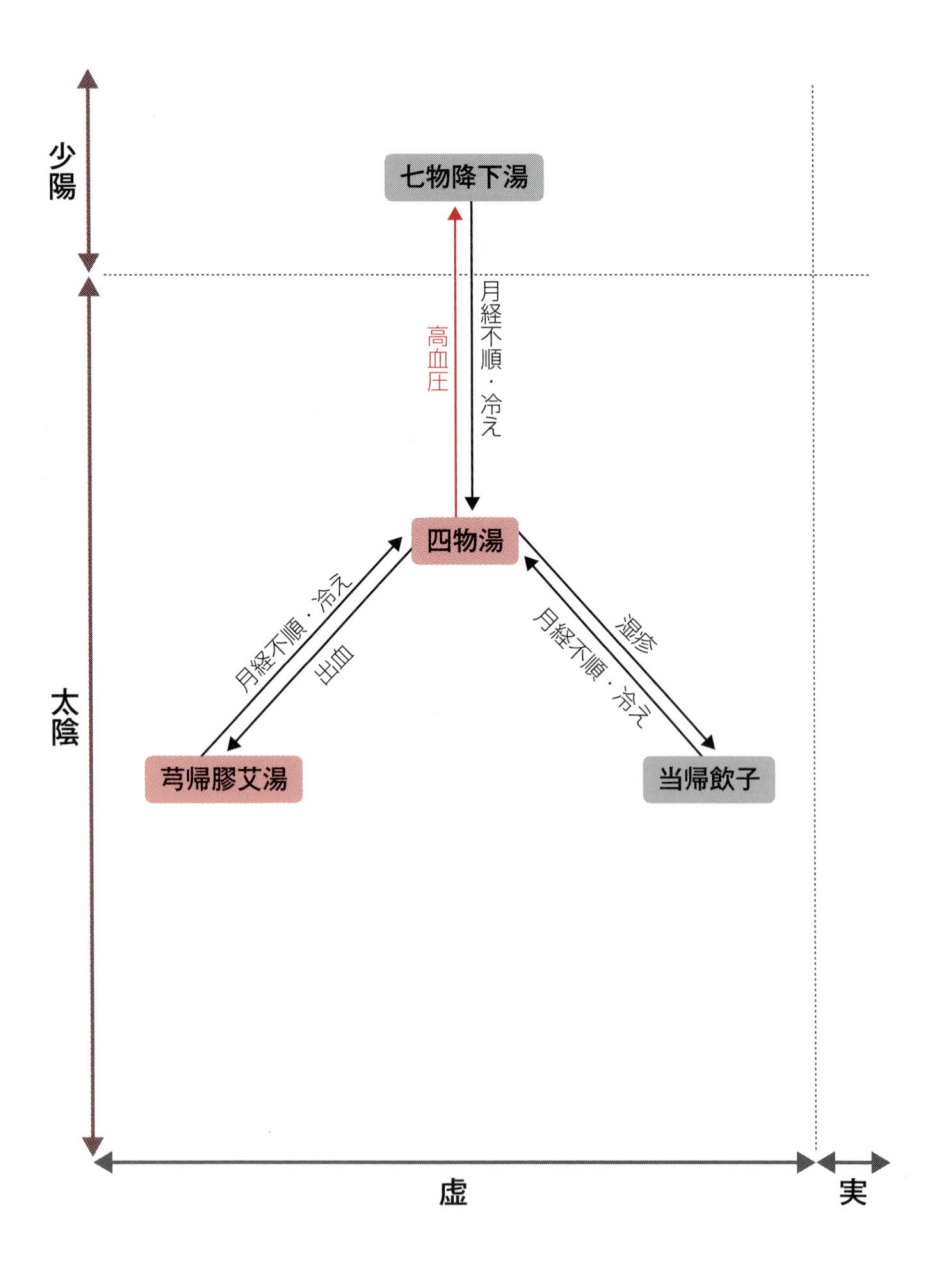

少陽

太陰

七物降下湯

高血圧 ↕ 月経不順・冷え

四物湯

月経不順・冷え / 出血

湿疹 / 月経不順・冷え

芎帰膠艾湯　　　　　当帰飲子

虚　　　　　実

7 血剤

● 駆瘀血剤の関連図 ●

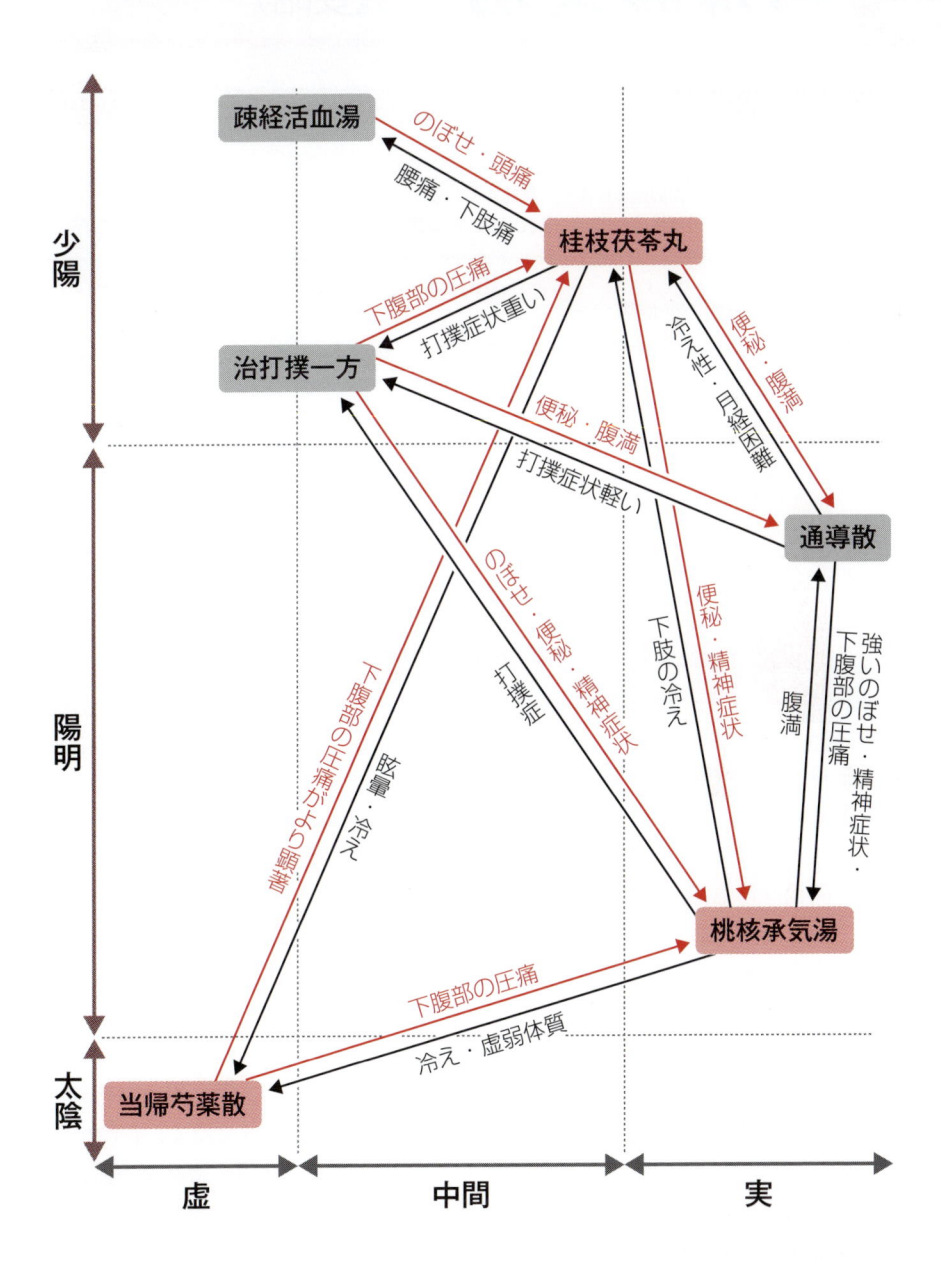

```
少陽
  疎経活血湯 ⇄ 桂枝茯苓丸
    のぼせ・頭痛 / 腰痛・下肢痛

  桂枝茯苓丸 ⇄ 治打撲一方
    下腹部の圧痛 / 打撲症状重い

  桂枝茯苓丸 ⇄ 通導散
    便秘・腹満 / 冷え性・月経困難

陽明
  治打撲一方 ⇄ 通導散
    便秘・腹満 / 打撲症状軽い

  治打撲一方 ⇄ 桃核承気湯
    のぼせ・便秘・精神症状 / 打撲症

  桂枝茯苓丸 ⇄ 桃核承気湯
    便秘・精神症状 / 下肢の冷え

  通導散 ⇄ 桃核承気湯
    強いのぼせ・精神症状・下腹部の圧痛 / 腹満

太陰
  当帰芍薬散 ⇄ 治打撲一方
    下腹部の圧痛がより顕著 / 眩暈・冷え

  当帰芍薬散 ⇄ 桃核承気湯
    下腹部の圧痛 / 冷え・虚弱体質
```

虚 — 中間 — 実

芎帰膠艾湯（金匱要略）
きゅうききょうがいとう

適 応

- **ツムラ**：・痔出血
- **コタロー**：・冷え症で，出血過多により，貧血するもの
  ・痔出血，外傷後の内出血，産後出血，貧血症

方意 虚証の止血，補血剤である．

構成 川芎3g，阿膠3g，甘草3g，艾葉3g，当帰4（4.5）g，芍薬4（4.5）g，地黄5（6）g

分析

君薬	当帰	五臓を補い，肌肉を生ず（別録）．
臣薬	地黄	五臓内傷不足を補い，血脈を通じ，気力を益す（別録）．
佐薬	芍薬	血脈を通順し，中（胃腸）を緩にす（別録）．
	阿膠	女子下血を治す（神農）．陰気不足を治す（別録）．
	艾葉	婦人漏血を治す（別録）．
使薬	甘草	気力を倍にする（神農）．百薬の毒を解す（別録）．
	川芎	血中の気薬なり（綱目）．

症状 痔出血，性器出血，貧血．

古典 師の曰く，婦人漏下の者有り，半産の後，因って続いて下血，都て絶えざる者有り，妊娠下血の者有り．仮令ば，妊娠し腹中痛むを胞阻となす．膠艾湯（芎帰膠艾湯）之を主る（先生が言われるのには，婦人の性器出血が少量だらだらと持続する者，流産の後に出血が持続する者，妊娠して性器出血がある者，例えば妊娠して腹の中が痛むのは胞阻という病気であり，芎帰膠艾湯の主治である）『金匱要略・婦人妊娠病脈証并治 第二十』．

口訣 芎帰膠艾湯は止血の主薬とす．故に漏下，胞阻に用いるのみならず，『千金』『外台』には妊娠失仆，傷産，及び打撲傷損，諸失血に用う（芎帰膠艾湯は止血の主要な薬である．性器出血に用いるだけでなく，『千金方』『外台秘要』には妊娠して倒れたり，出産の障害，打撲，諸々の失血に用いる）『方函・口訣』．

解説 虚証の止血，補血剤であり，さまざまな出血性疾患に用いられる．止血効果

7 血剤：補血剤

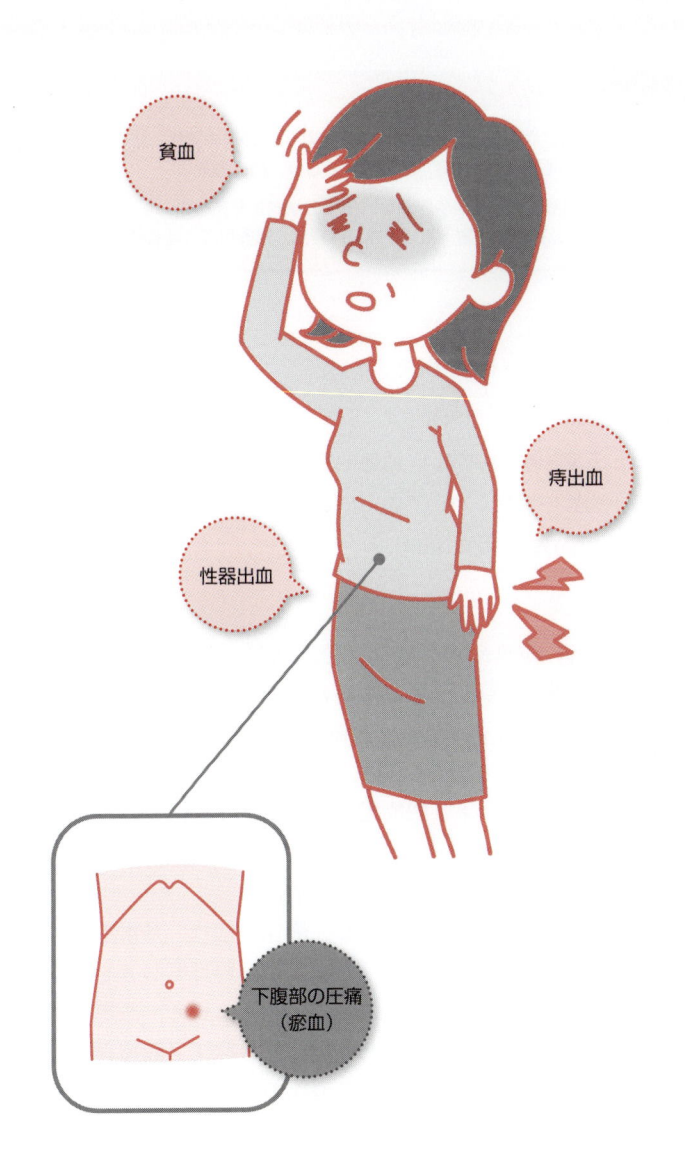

| 太陽 | 少陽 | 陽明 | **太陰** | 少陰 | 厥陰 | | 実 | 中間 | **虚** |

- 貧血
- 痔出血
- 性器出血
- 下腹部の圧痛（瘀血）

を強める場合は，田七人参末1〜2g/日（保険適用外）を併用するとよい．

四物湯(しもつとう)（和剤局方）

適応	
ツムラ クラシエ	・皮膚が枯燥し，色つやの悪い体質で胃腸障害のない人の次の諸症：産後あるいは流産後の疲労回復，月経不順，冷え症，しもやけ，しみ，血の道症
コタロー	・貧血，冷え症で腹部が軟弱でやや膨満し，便秘の傾向があるもの ・高血圧症，貧血症，更年期障害，月経不順，月経痛，過多月経，産前産後の諸種の障害

方意 補血の基本処方である．

構成 当帰3g，芍薬3g，地黄3g，川芎3g

分析

君薬	当帰	五臓を補い，肌肉を生ず（別録）．
臣薬	地黄	五臓内傷不足を補い，血脈を通じ，気力を益す（別録）．
佐薬	芍薬	血脈を通順し，中（胃腸）を緩にす（別録）．
使薬	川芎	血中の気薬なり（綱目）．

（『医方集解』による）

薬方の由来 『金匱要略』の芎帰膠艾湯（川芎，当帰，芍薬，地黄，阿膠，甘草，艾葉）から阿膠，甘草，艾葉を除いたものである．芎帰膠艾湯は補血の組み合わせ（川芎，当帰，芍薬，地黄）の部分と，止血（阿膠，甘草，艾葉）の部分の合わせたものから構成されている．この芎帰膠艾湯より，止血部分を除去することにより四物湯として広範な適応を獲得したと考えられる．

症状 貧血，月経不順，冷え症，しもやけ，血の道症．

古典 四物湯は，栄衛を調益し，気血を滋養し．衝任の虚損，月水不調，臍腹・痛，崩中漏下，血瘕塊硬，発歇疼痛，妊娠宿冷，將理宜しきを失し，胎動不安，血下り止まず，及び産後虚に乗じ，風寒内に搏ち，悪露下らず，結して瘕聚を生じ，少腹堅痛し，時に寒熱を作すを治す（四物湯は，気血を調和し益し，気血を養う．衝脈や任脈の機能の低下，月経不順，臍部の疼痛，子宮出血，下腹部腫瘤，疼痛，妊娠して冷え，胎動不安，性器出血が止まらず，産後の虚証のために風寒の邪に侵され，悪露が下らず，結合して腫瘤を生じ，下腹部が硬く痛み，時に悪寒発熱するのを治す）『太平恵民和剤局方・巻之九 婦人諸疾』．

7　血剤：補血剤

| 太陽 | 少陽 | 陽明 | **太陰** | 少陰 | 厥陰 |　| 実 | 中間 | **虚** |

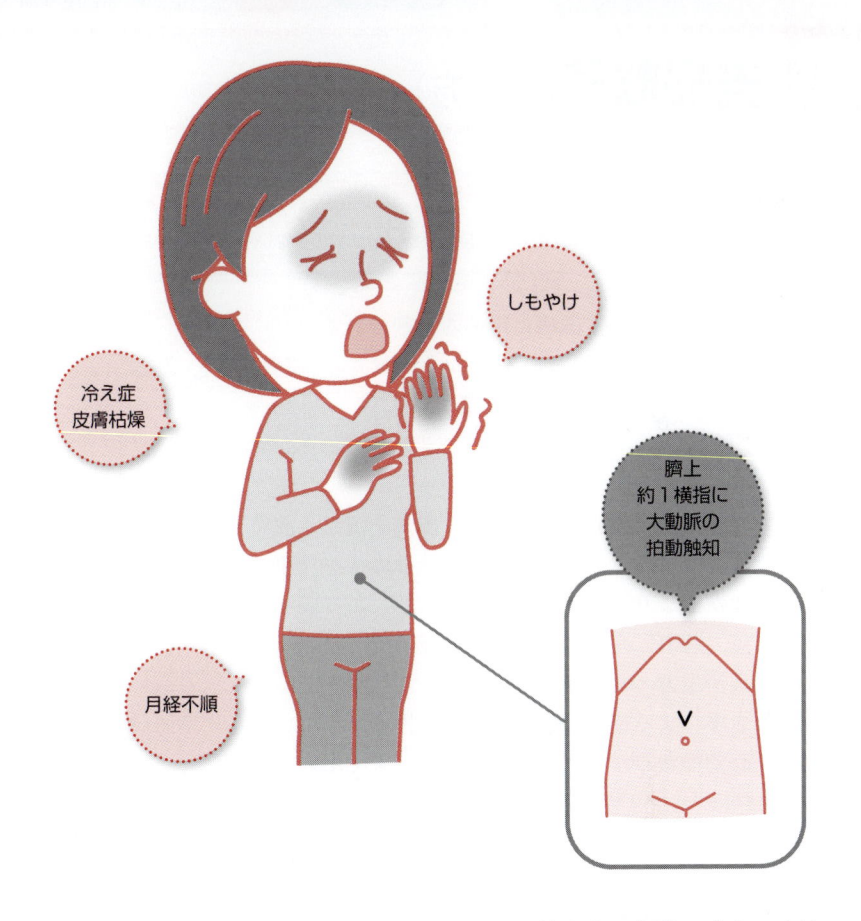

しもやけ

冷え症
皮膚枯燥

臍上
約1横指に
大動脈の
拍動触知

月経不順

口訣　四物湯は，血道を滑かにするの手段なり．それ故血虚は勿論，瘀血，血塊の類，臍腹に滞積して，種々の害をなす者に用うれば，譬へば，戸障子の開閉にきしむものに，上下の溝へ油を塗る如く，活血して通利を付くるなり（四物湯は，血の通る道を滑らかにする効能がある．血虚は当然，瘀血や血塊の類が臍部に停滞して，種々の害をなす者に用いると，例えば，戸や障子の開閉にきしむものに，上下の溝に油を塗ると滑らかになるように，瘀血が改善するのである）『方函・口訣』．

解説　四物湯は，血虚証を治療する基本処方である．単独で用いることもあり，様々な生薬を加味しても用いる．例えば，四君子湯と合わせて八珍湯として用いる．

太陽 少陽 陽明 **太陰** 少陰 厥陰　実 中間 **虚**

血 当帰飲子（済生方）
とうきいんし

適応

ツムラ　・冷え症のものの次の諸症：慢性湿疹（分泌物の少ないもの），かゆみ

- **方意**　血虚による慢性湿疹に用いる方剤である．
- **構成**　当帰5g，芍薬3g，川芎3g，地黄4g，蒺藜子3g，防風3g，荊芥1.5g，何首烏2g，黄耆1.5g，甘草1g
- **薬方の由来**　四物湯に蒺藜子，防風，荊芥，何首烏，黄耆，甘草を加えたものである．
- **症状**　皮膚の痒み，慢性湿疹に用いる．
- **古典**　当帰飲子は，心血凝滞，内に風熱を蘊し，皮膚に発見し，遍身瘡疥，或は腫，或は痒，或は膿水浸淫，或は赤疹を発するを治す（当帰飲子は，心の血が固まり滞り，体内に風熱の邪により障害され皮膚に発症し，全身に湿疹，腫れ，痒みや膿性の滲出液が出て，赤い発疹を生ずる者を治す）『厳氏済生方・巻六 瘡疥論治』．
- **解説**　血虚による皮膚の乾燥を伴う慢性湿疹に用い，冬に増悪傾向がある湿疹に有効である．老人性皮膚瘙痒症によく用いられる．

太陽 少陽 陽明 **太陰** 少陰 厥陰　実 中間 **虚**

血 七物降下湯（大塚敬節）
しちもつこうかとう

適応

ツムラ　・身体虚弱の傾向のあるものの次の諸症：高血圧に伴う随伴症状（のぼせ，肩こり，耳なり，頭重）

- **方意**　血虚証に伴う高血圧症に用いる方剤である．
- **構成**　当帰4g，芍薬4g，川芎3g，地黄3g，黄柏2g，釣藤鈎3g，黄耆3g
- **薬方の由来**　四物湯に黄柏，釣藤鈎，黄耆を加えたものである．

症状 高血圧症に伴う，のぼせ，肩こり，耳鳴り，頭重．
解説 昭和の時代に，大塚敬節の創製した薬方である．釣藤鈎には，降圧成分リンコフィリンが含まれている．

当帰芍薬散 (金匱要略)

適応

ツムラ
- 筋肉が一体に軟弱で疲労しやすく，腰脚の冷えやすいものの次の諸症：貧血，倦怠感，更年期障害（頭重，頭痛，めまい，肩こり等），月経不順，月経困難，不妊症，動悸，慢性腎炎，妊娠中の諸病（浮腫，習慣性流産，痔，腹痛），脚気，半身不随，心臓弁膜症

クラシエ
- 比較的体力が乏しく，冷え症で貧血の傾向があり，疲労しやすく，ときに下腹部痛，頭重，めまい，肩こり，耳鳴り，動悸などを訴える次の諸症：月経不順，月経異常，月経痛，更年期障害，産前産後あるいは流産による障害（貧血，疲労倦怠，めまい，むくみ），めまい，頭重，肩こり，腰痛，足腰の冷え症，しもやけ，むくみ，しみ

コタロー
- 貧血，冷え症で胃腸が弱く，眼の周辺に薄黒いクマドリが出て，疲れやすく，頭重，めまい，肩こり，動悸などがあって，排尿回数多く尿量減少し，咽喉がかわくもの，あるいは冷えて下腹部に圧痛を認めるか，または痛みがあるもの，あるいは凍傷にかかりやすいもの
- 心臓衰弱，腎臓病，貧血症，産前産後あるいは流産による貧血症，痔核，脱肛，つわり，月経不順，月経痛，更年期神経症，にきび，しみ，血圧異常

方意 血を補い，脾胃を補い，水毒を治す方剤である．

構成 当帰3g，芍薬4（6）g，茯苓4g，蒼朮4g，沢瀉4g，川芎3g

分析

君薬	当帰	五臓を補い，肌肉を生ず（別録）．
臣薬	芍薬	血脈を通順し，中（胃腸）を緩にす（別録）．
佐薬	蒼朮	胃を暖め，穀（穀物）を消し，食を嗜む（別録）．
使薬	川芎	血中の気薬なり（綱目）．
	茯苓	気力を益し，神（精神）を保ち，中を守る（別録）．
	沢瀉	風寒湿痺（関節炎）を治す．水（水毒）を消す（神農）．

（君臣佐便は高山宏世による）

症状 貧血，眩暈，月経不順，月経困難，動悸，不妊症，気管支喘息．

古典 婦人，懐妊，腹中疠痛するは，当帰芍薬散之を主る（婦人が妊娠して，腹が痛むのは，当帰芍薬散の主治である）『金匱要略・婦人妊娠病脉証并治第二十』．

口訣 当帰芍薬散は，全体は婦人の腹中疠痛を治するのが本来の薬効であるが，和血に利水を兼ねた方剤なので，建中湯の症に水気を兼ねた者か，逍遙散の症に痛みを帯びる者か，いづれにも広く用うることができる（当帰芍薬

7 血剤：駆瘀血剤

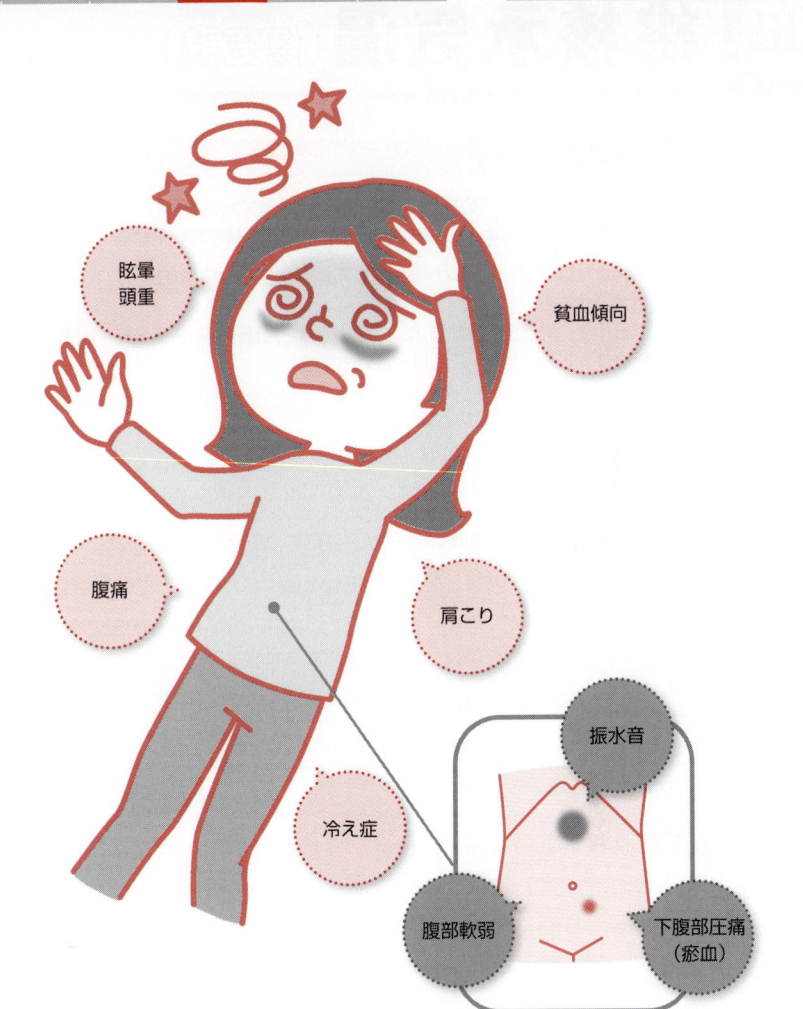

| 太陽 | 少陽 | 陽明 | **太陰** | 少陰 | 厥陰 | | 実 | 中間 | **虚** |

- 眩暈 頭重
- 貧血傾向
- 腹痛
- 肩こり
- 冷え症
- 振水音
- 腹部軟弱
- 下腹部圧痛（瘀血）

散は，婦人の腹中痛の治療が基本であるが，和血に利水を兼ねた処方なので，小建中湯の証に水毒を兼ねた者や，加味逍遙散の証に痛みのある者に，広く用いることができる）『方函・口訣』．

解説 「和血，利水」の薬方であり，月経周辺の問題，妊娠から出産前後のさまざまな病態に応用される．また，「利水」の効果を目的に，腎炎などにも応用される．

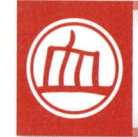

桃核承気湯（傷寒論）

適応

ツムラ
クラシエ
・比較的体力があり，のぼせて便秘しがちなものの次の諸症：月経不順，月経困難症，月経時や産後の精神不安，腰痛，便秘，高血圧の随伴症状（頭痛，めまい，肩こり）

コタロー
・頭痛またはのぼせる傾向があり，左下腹部に圧痛や宿便を認め，下肢や腰が冷えて尿量減少するもの
・常習便秘，高血圧，動脈硬化，腰痛，痔核，月経不順による諸種の障害，更年期障害，にきび，しみ，湿疹，こしけ，坐骨神経痛

方意 桂枝茯苓丸よりも強い実証の瘀血の方剤である．

構成 桃仁5g，桂皮4g，甘草1.5g，芒硝0.9g，大黄3g

分析

君薬	桃仁	瘀血，血閉（無月経），癥瘕（腫瘤），邪気を治す（神農）．
臣薬	桂皮	中（胃腸）を温め，筋骨を堅くし，血脈を通ず（別録）．
佐薬	大黄	瘀血，血閉，寒熱を下し，癥瘕積聚（腹部腫瘤），留飲宿食を破り，腸胃を蕩滌（洗い流す）す（神農）．
	芒硝	六府の積聚，結固留癖を逐う（神農）．
使薬	甘草	気力を倍す（神農）．百薬の毒を解す（別録）．

（君臣佐使は高山宏世による）

薬方の由来 桃核承気湯（桃仁，桂皮，甘草，芒硝，大黄）は，調胃承気湯（甘草，芒硝，大黄）に桃仁，桂皮を加えたものである．

症状 月経困難，月経に伴う精神障害，便秘．

古典 太陽病，解せず，熱膀胱に結び，其の人狂の如く，血自ら下る．下る者は癒ゆ．其の外解せざる者は，尚お未だ攻む可からず．当に先ず外を解すべし．外解しおわって，但だ少腹急結する者は，乃ち之を攻む可し．桃核承気湯に宜し（太陽病で，治癒しない時，熱が膀胱に集まってしまい，狂人のごとくになる．その時，瘀血が自然に下れば治癒する．外証が改善しない時には攻めてはいけない．まず外証を治療すべきである．外証が治って，少腹急結の症状があれば，桃核承気湯で攻めるべきである）『傷寒論・太陽病中篇』．

口訣 桃核承気湯は，傷寒蓄血，少腹急結を治するは勿論にして，諸血証に運用すべし．譬へば吐血衄血止まざるが如き，この方を用いざれば効なし（桃

7 血剤：駆瘀血剤

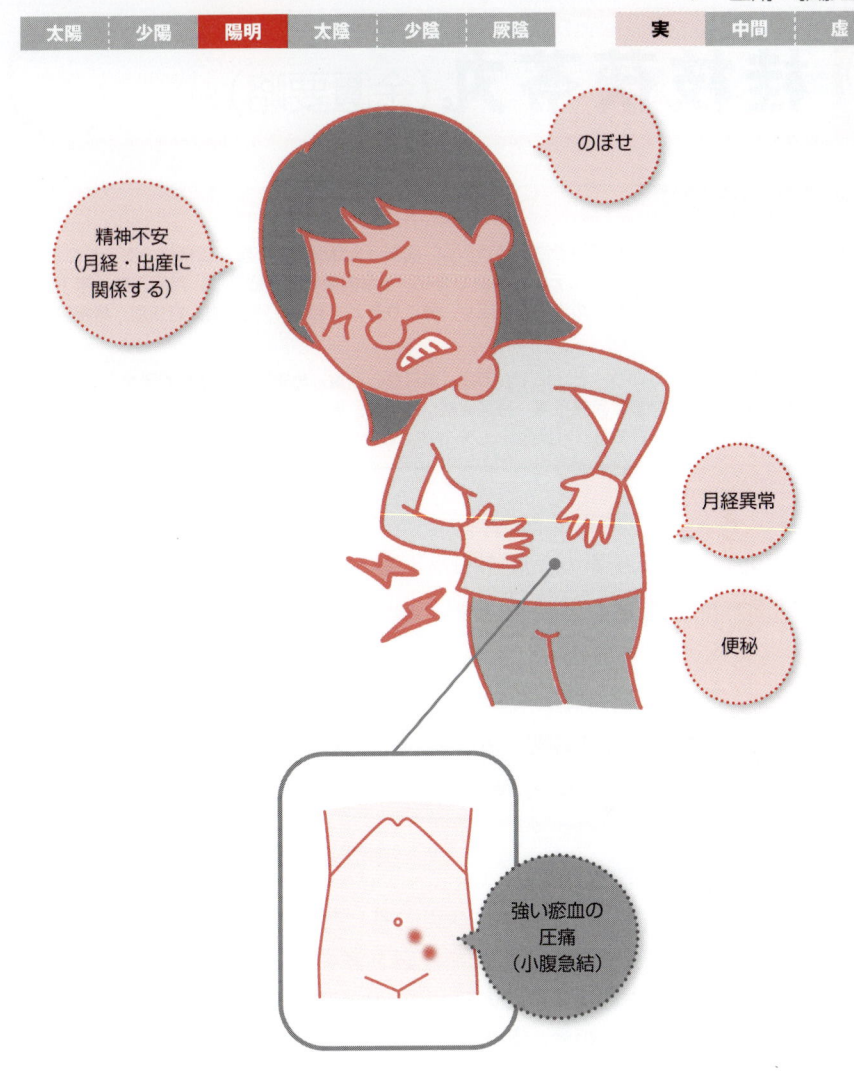

| 太陽 | 少陽 | **陽明** | 太陰 | 少陰 | 厥陰 | **実** | 中間 | 虚 |

- のぼせ
- 精神不安（月経・出産に関係する）
- 月経異常
- 便秘
- 強い瘀血の圧痛（小腹急結）

　桃核承気湯は，『傷寒論』の蓄血証の少腹急結を治するのは当然だが，諸々の血証に運用すべきである．例えば吐血や鼻出血が止まらない病気などは桃核承気湯を用いなければ効果はない）『方函・口訣』.

解説 桃核承気湯は，実証の瘀血の薬方である．「狂の如く」「少腹急結」が要点である．

桂枝茯苓丸（金匱要略）

適応

ツムラ
- 体格はしっかりしていて赤ら顔が多く，腹部は大体充実，下腹部に抵抗のあるものの次の諸症：子宮並びにその付属器の炎症，子宮内膜炎，月経不順，月経困難，帯下，更年期障害（頭痛，めまい，のぼせ，肩こり等），冷え症，腹膜炎，打撲症，痔疾患，睾丸炎

クラシエ / コタロー
- 比較的体力があり，ときに下腹部痛，肩こり，頭重，めまい，のぼせて足冷えなどを訴える次の諸症：月経不順，月経異常，月経痛，更年期障害，血の道症，肩こり，めまい，頭重，打ち身（打撲症），しもやけ，しみ

方意 実証の瘀血を治す方剤である．

構成 桂皮3（4）g，茯苓3（4）g，牡丹皮3（4）g，桃仁3（4）g，芍薬3（4）g

分析

君薬	桃仁	瘀血，血閉（無月経），癥瘕（腫瘤），邪気を治す（神農）．
	牡丹皮	癥堅（腫瘤），瘀血，腸胃に留め舎るを除く（神農）．
臣薬	桂皮	中（胃腸）を温め，筋骨を堅くし，血脈を通ず（別録）．
佐薬	芍薬	血脈を通順し，中を緩にす（別録）．
使薬	茯苓	気力を益し，神（精神）を保ち，中を守る（別録）．

（君臣佐使は高山宏世による）

症状 月経困難，冷え症，打撲症．

古典 婦人，宿，癥病有り．経断ちて未だ三月に及ばず．而も漏下を得て止まず，胎動きて臍上に在る者，癥痼妊娠を害すとなす，六月にして動く者は，前三月，経水利するの時の胎なり．血下る者，断ちて後，三月の衃なり．血止まざる所以の者，其の癥，去らざるが故なり．当に其の癥を下すべし．桂枝茯苓丸之を主る（婦人が以前より，腹部に腫瘤があり，月経がなくなって3ヵ月にならない．性器出血が続いて止まらない，胎が動いて臍の上にある者は，腹部の腫瘤が妊娠に悪い影響を与えている．6ヵ月で動く者は，前の3ヵ月の月経がある時に受胎したものである．血液が下る者は，月経がなくなった後の3ヵ月の流産の出血塊である．出血が止まないのは，腹部の腫瘤がなくならないためであり，瘀血を下すべきである．これは桂枝茯苓丸の主治である）『金匱要略・婦人妊娠病脉証并治 第二十』．

7　血剤：駆瘀血剤

| 太陽 | 少陽 | 陽明 | **太陰** | 少陰 | 厥陰 | | **実** | 中間 | 虚 |

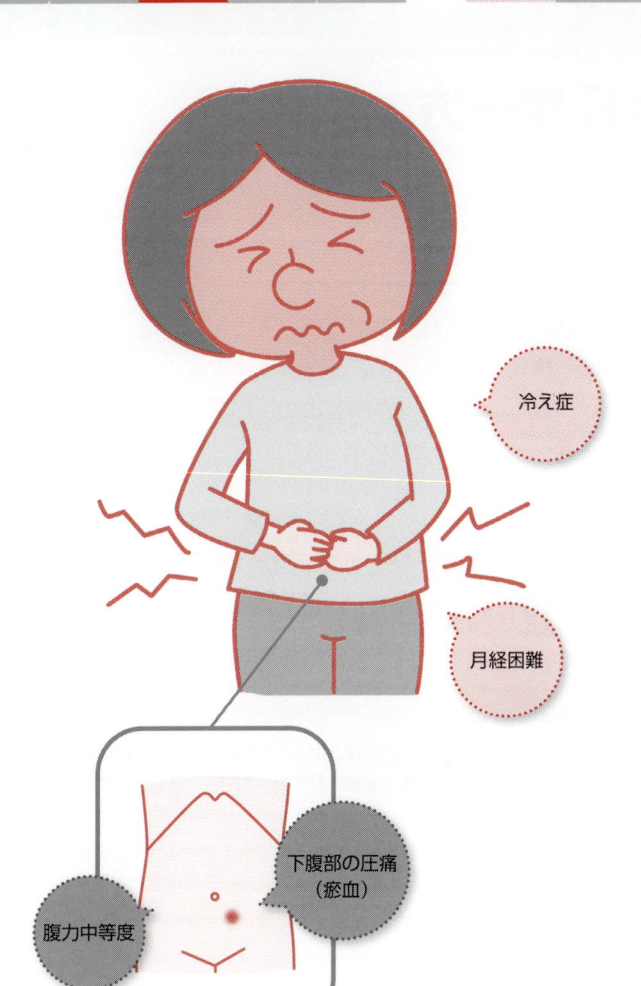

冷え症

月経困難

下腹部の圧痛（瘀血）

腹力中等度

口訣 桂枝茯苓丸は，瘀血より来る癥瘕（腫瘤）を去るが主意にて，すべて瘀血より生づる諸症に活用すべし（桂枝茯苓丸は，瘀血より生ずる腫瘤を取り除くのが主な効能である．すべて瘀血より生ずる諸症状に活用すべきである）〔浅田宗伯〕．

解説 実証の瘀血を治す薬方である．腹力は中等度以上で下腹部に瘀血の圧痛がみられることが多い．

太陽 | 少陽 | 陽明 | 太陰 | 少陰 | 厥陰 　　実 | 中間 | 虚

治打撲一方（香川修庵）

適応

ツムラ ・打撲によるはれ及び痛み

方意 打撲，外傷による疼痛，腫張に用いる方剤である．
構成 川骨3g，樸樕3g，川芎3g，桂皮3g，大黄1g，丁子1g，甘草1.5g
解説 治打撲一方は，打撲症の疼痛を治す．川骨と樸樕が主薬である．

太陽 | 少陽 | 陽明 | 太陰 | 少陰 | 厥陰 　　実 | 中間 | 虚

通導散（万病回春）

適応

ツムラ ・比較的体力があり下腹部に圧痛があって便秘しがちなものの次の諸症：月経不順，月経痛，更年期障害，腰痛，便秘，打ち身（打撲），高血圧の随伴症状（頭痛，めまい，肩こり）

コタロー ・比較的体力があり下腹部に圧痛があって便秘しがちなものの次の諸症：月経不順，月経痛，更年期障害，腰痛，便秘，打撲，高血圧の随伴症状（頭痛，めまい，肩こり）

方意 強力な実証の駆瘀血剤である．
構成 当帰3g，紅花2g，蘇木2g，木通2g，枳実3g，厚朴2g，陳皮2g，大黄3g，芒硝1.8g，甘草2g
薬方の由来 調胃承気湯に駆瘀血薬（当帰，紅花，蘇木，木通）と理気薬（枳実，厚朴，陳皮）を加味したものである．
症状 月経困難，便秘．
古典 通導散　跌撲傷損極めて重く，大小便不通，乃ち瘀血散ぜず，肚腹膨脹，心腹を上って攻め，悶乱して死に至る者を治す．先ず此の薬を服し，死血，瘀血を打ち下し，然る後に方に補損薬を服すべし．酒を用うべからず．飲めばいよいよ通ぜざるなり．また人の虚実を量りて用う（通導散

は，事故による外傷が重症な時，便秘，尿減少となり，瘀血が除かれない．腹が膨脹して，上方に症状が広がり，悶乱して死に至るような病態の患者を治す．まず通導散を服し，死血や瘀血を下した後に補薬を服すべきである．服用の時に酒を用いてはならない．酒を飲めばますます通じなくなる．患者の虚実を考慮して用いる）『万病回春・折傷』．

解説 通導散は，原典には折傷を治療する薬方とあり，折傷は多くは，瘀血凝滞であるので，駆瘀血薬と理気薬を用いているのである．妊婦や小児は服用してはいけない，と注意書きがある．

疎経活血湯（万病回春）

太陰／虚

適応
ツムラ ・関節痛，神経痛，腰痛，筋肉痛

方意 瘀血と風湿の邪気による疼痛に用いる方剤である．

構成 当帰2g，芍薬2.5g，地黄2g，川芎2g，桃仁2g，牛膝1.5g，防風1.5g，防已1.5g，羌活1.5g，威霊仙1.5g，白芷1g，茯苓2g，蒼朮2g，陳皮1.5g，竜胆1.5g，生姜0.5g，甘草1g

薬方の由来 駆瘀血薬（当帰，芍薬，地黄，川芎，桃仁，牛膝）に去風薬（防風，防已，羌活，威霊仙，白芷），利水薬（茯苓，蒼朮，陳皮，竜胆）を加えたものである．

古典 疎経活血湯　治遍身走痛して刺すが如く，左足痛むこと尤も甚し．左は血に属し，多くは酒色に因りて損傷す．筋脈虚空，風寒湿熱を被り内に感じ，熱は寒を包み，則ち痛筋絡を傷る．是以て昼軽く夜重し．宜しく以て経を疎し血を活かし湿を行らすべし．此れ白虎歴節風に非ざるなり（疎経活血湯は，全身に刺すような痛みが走り，左足の痛みが最もひどい．左は血に属して，多くは酒色の原因で損傷する．筋脈は虚で空となり，風寒湿熱の邪に侵され，熱は寒を包み，痛みは筋肉や経絡を傷る．症状は昼に軽く夜に重い．治療は経絡を通じて血を活かし湿を行らすべきである．これは白虎歴節風ではない）『万病回春・痛風』．

解説 瘀血と風湿の邪気による腰痛や神経痛の治療に用いる．

8 水剤

　水剤は，水や体液（津液）の関係する病気を治療する方剤である．水の病気の症状として，下肢浮腫，尿量減少，関節痛，黄疸などがある．水剤を構成する生薬には，茵蔯蒿，猪苓，滑石，沢瀉，白朮，蒼朮，茯苓，薏苡仁，防已などがある．薬剤には，多面的な作用があり単一の作用で区別は困難であるが，主に水毒（痰飲）による病気を治療するものを治痰飲剤，主に関節の水分に作用するものを治関節剤，津液不足の病気を治療するものを滋陰剤として解説することにする．

治痰飲剤	主要方剤：五苓散，木防已湯，越婢加朮湯，桂枝加朮附湯，苓姜朮甘湯，苓桂朮甘湯，小半夏加茯苓湯，二陳湯，半夏白朮天麻湯 副方剤：茵蔯五苓散，平胃散，茯苓飲，胃苓湯，苓甘姜味辛夏仁湯
治関節剤	主要方剤：桂枝芍薬知母湯，薏苡仁湯，防已黄耆湯 副方剤：二朮湯，麻杏薏甘湯，大防風湯
滋陰剤	主要方剤：六味丸，麦門冬湯 副方剤：滋陰降火湯，滋陰至宝湯

● **治痰飲剤：主要方剤の関連図** ●

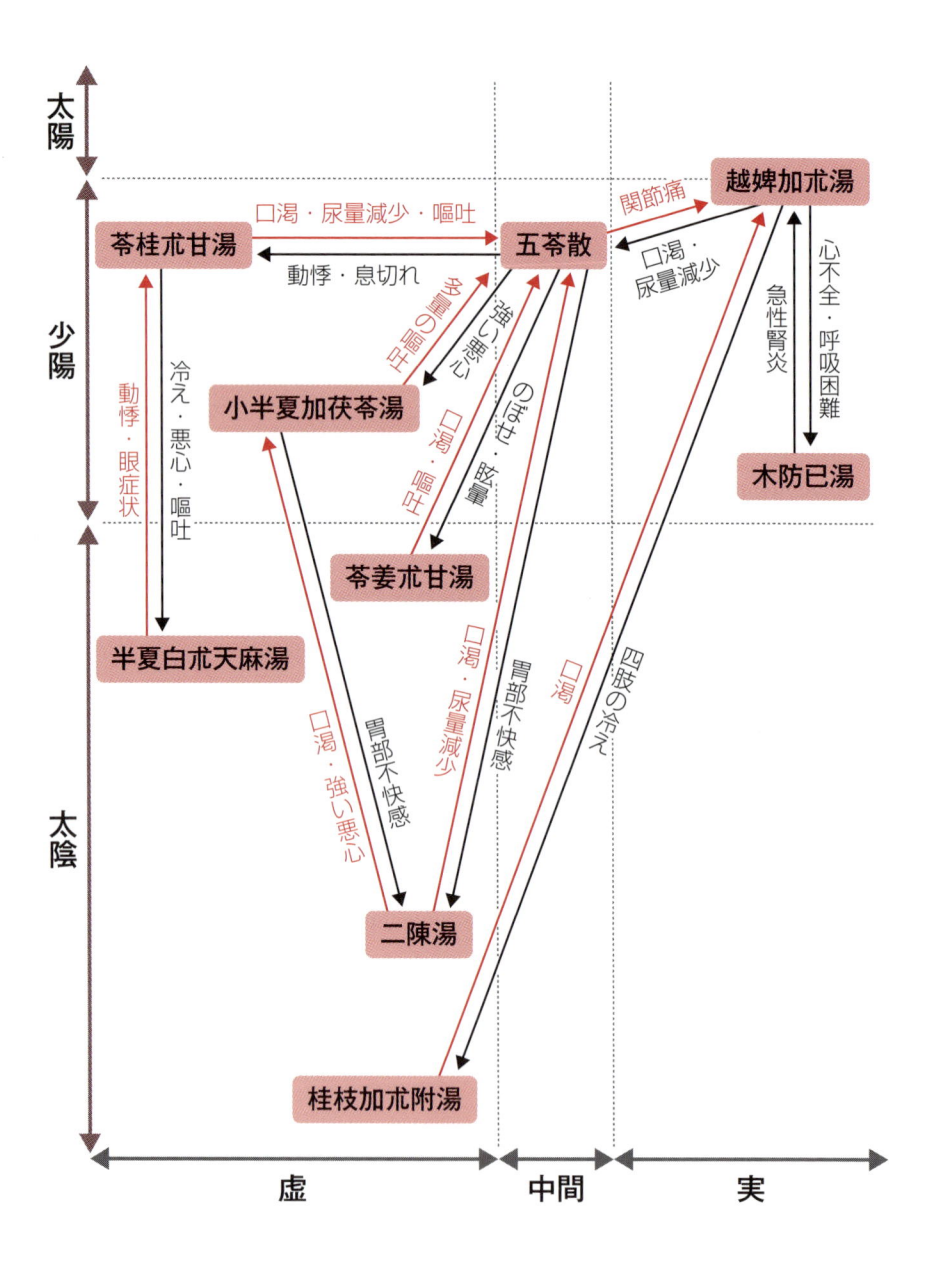

```
太陽
 ↕
        苓桂朮甘湯 ──口渇・尿量減少・嘔吐──→ 五苓散 ──関節痛──→ 越婢加朮湯
              ←──動悸・息切れ──                口渇・          心不全・
                                              尿量減少         呼吸困難
少陽                                                          急性腎炎
                    多量の　強い　のぼせ
         動悸　冷え  下痢    悪心  ・眩暈
         ・眼  ・悪心     口渇　                  木防已湯
         症状  ・嘔吐     ・嘔吐
                    小半夏加茯苓湯
                         ↓↑
                      苓姜朮甘湯
                                  口渇・
                         口渇     尿量減少   口渇    四肢の冷え
         半夏白朮天麻湯   ・強い           胃部
                         悪心            不快感
                              胃部不快感
                         ↓         
                        二陳湯
                         ↓
                      桂枝加朮附湯

 ←───────虛───────→←中間→←──實──→
```

● 治痰飲剤：副方剤の関連図 ●

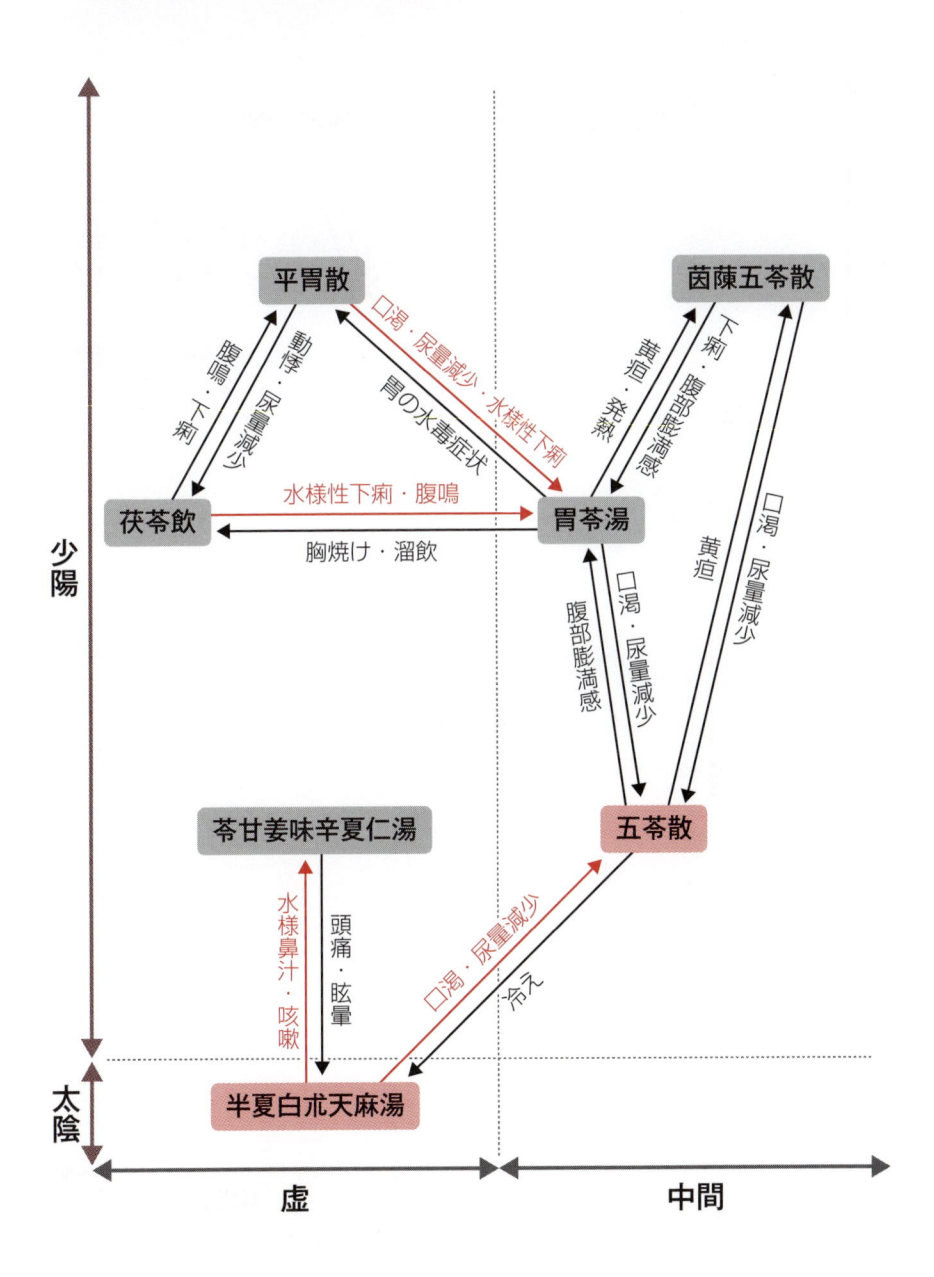

```
                                  平胃散                            茵蔯五苓散
                          腹鳴      動悸    口渇・尿量減少         下痢
                          ・      ・尿量減少                      ・      口渇
                          下痢              水様性下痢            腹部膨満感   ・
                                    胃の水毒症状                   黄疸       尿量減少
                                                        黄疸
                                                        ・
                                                        発熱
                            茯苓飲    水様性下痢・腹鳴    胃苓湯
                                  ←————————————————→
                                  ←————————————————
                                      胸焼け・溜飲        腹部膨満感    口渇
                                                                  ・尿量減少    黄疸

                                                            五苓散

         苓甘姜味辛夏仁湯                            口渇・尿量減少
                      水        頭痛                          冷え
                      様        ・
                      鼻        眩暈
                      汁
                      ・
                      咳
                      嗽
              半夏白朮天麻湯

    少陽
    太陰              虚                    中間
```

203

● 治関節剤の関連図 ●

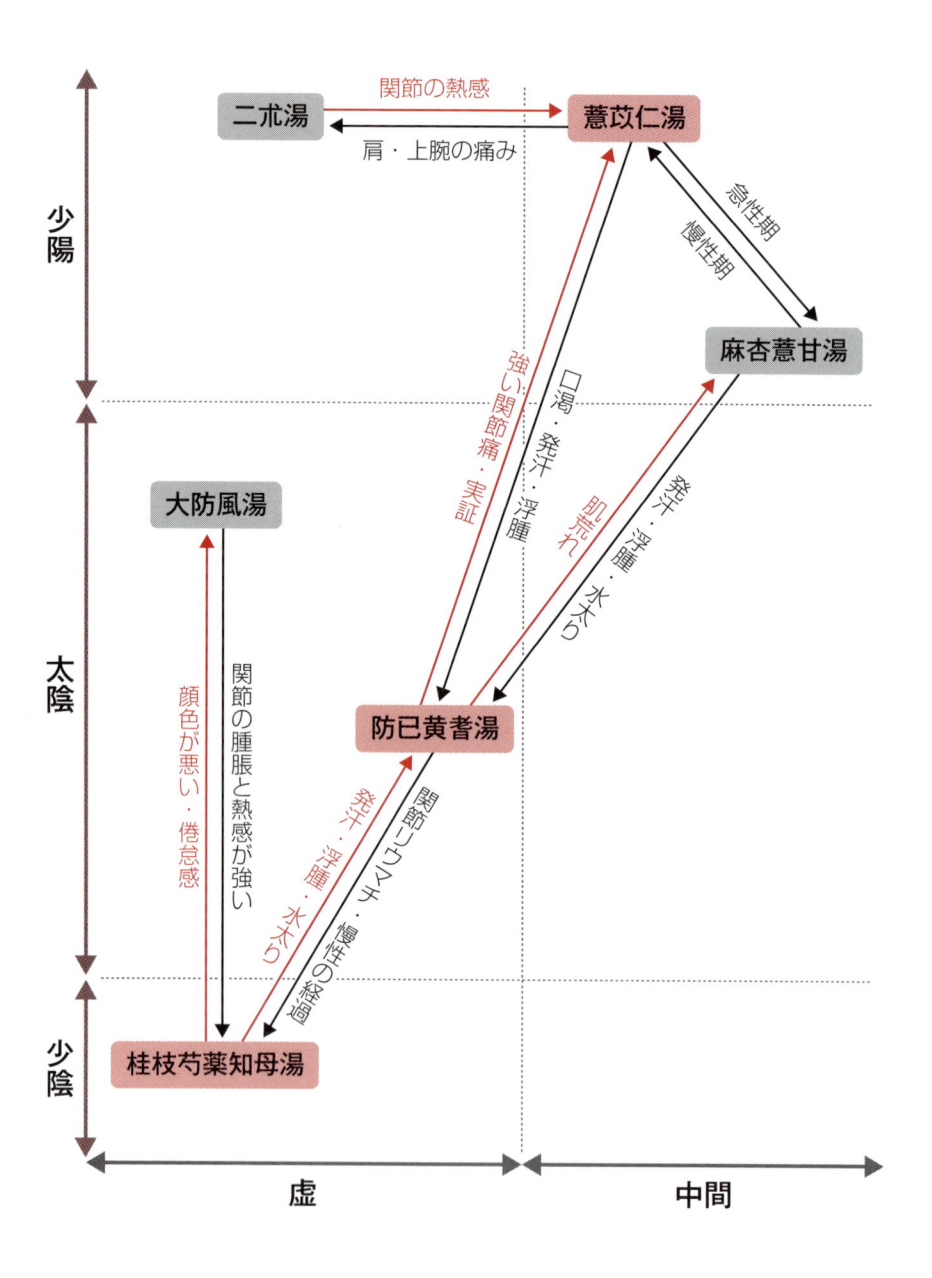

少陽

二朮湯 ←―関節の熱感―→ 薏苡仁湯
　　　　肩・上腕の痛み

薏苡仁湯 ―急性期/慢性期― 麻杏薏甘湯

薏苡仁湯 ―口渇・発汗・浮腫／肌荒れ― 防已黄耆湯

薏苡仁湯 ←強い関節痛・実証―

麻杏薏甘湯 ―発汗・浮腫・水太り― 防已黄耆湯

太陰

大防風湯 ―関節の腫脹と熱感が強い／顔色が悪い・倦怠感― 桂枝芍薬知母湯

防已黄耆湯 ―関節リウマチ／慢性の経過― 桂枝芍薬知母湯

桂枝芍薬知母湯 ―発汗・浮腫・水太り→ 防已黄耆湯

少陰

桂枝芍薬知母湯

虚 ― 中間

● 滋陰剤の関連図 ●

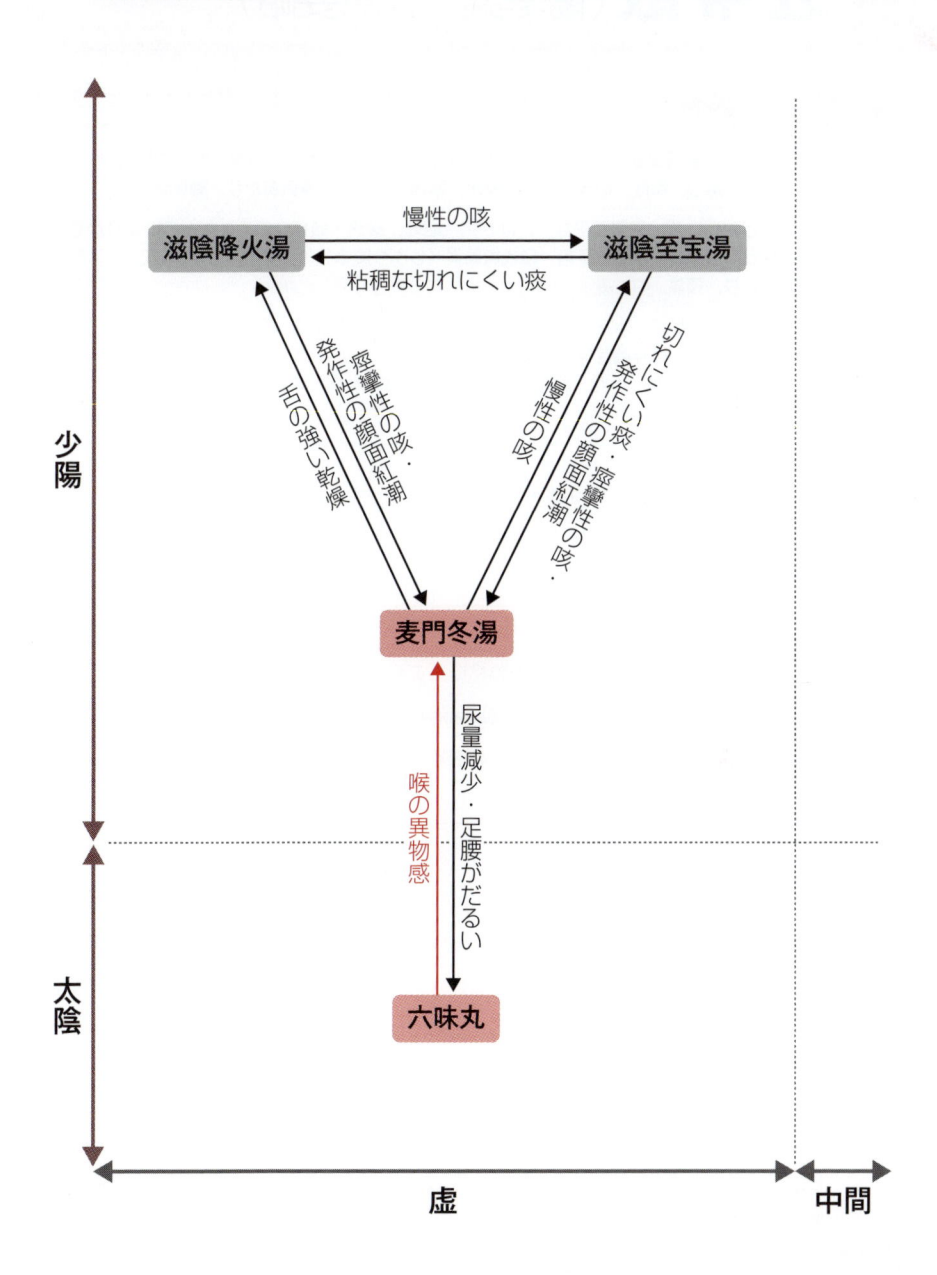

```
                      慢性の咳
       滋陰降火湯 ←――――――――――→ 滋陰至宝湯
              ←―――――――――――
              粘稠な切れにくい痰

        ↑ ↓  舌の強い乾燥              ↑ ↓  慢性の咳
        ↑ ↓  発作性の咳・痙攣性の顔面紅潮  ↑ ↓  切れにくい痰・発作性の顔面紅潮・痙攣性の咳

                      麦門冬湯
                        ↑
                        │ 尿量減少・足腰がだるい
                   喉の異物感
                        ↓
                      六味丸
```

縦軸：少陽 / 太陰
横軸：虚 / 中間

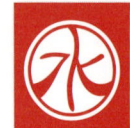

五苓散(傷寒論, 金匱要略)

ごれいさん

適応

ツムラ	・口渇, 尿量減少するものの次の諸症：浮腫, ネフローゼ, 二日酔, 急性胃腸カタル, 下痢, 悪心, 嘔吐, めまい, 胃内停水, 頭痛, 尿毒症, 暑気あたり, 糖尿病
クラシエ	・のどが渇いて, 尿量が少なく, はき気, 嘔吐, 腹痛, 頭痛, むくみなどのいずれかを伴う次の諸症：水瀉性下痢, 急性胃腸炎（しぶり腹のものには使用しないこと）, 暑気あたり, 頭痛, むくみ
コタロー	・咽喉がかわいて, 水を飲むにも拘らず, 尿量減少するもの, 頭痛, 頭重, 頭汗, 悪心, 嘔吐, あるいは浮腫を伴うもの ・急性胃腸カタル, 小児・乳児の下痢, 宿酔, 暑気当り, 黄疸, 腎炎, ネフローゼ, 膀胱カタル

方意 五苓散は尿減少, 口渇を伴う水毒を治す方剤である.

構成 猪苓3（4.5）g, 沢瀉4（5〜6）g, 茯苓3（4.5）g, 桂皮1.5（2〜2.5）g, 蒼朮3 g

分析

君薬	茯苓	気力を益し, 神（精神）を保ち, 中（胃腸）を守る（別録）.
臣薬	猪苓	水道を利す（水のめぐりをよくする）（神農）.
佐薬	蒼朮	胃を暖め, 穀（穀物）を消し, 食を嗜む（別録）.
使薬	沢瀉	風寒湿痺（関節炎）を治す. 水（水毒）を消す（神農）.
	桂皮	中を温め, 筋骨を堅くし, 血脈を通ず（別録）.

（成無己による）

症状 口渇, 尿減少, 下痢, 嘔吐, 発熱.

古典 太陽病, 発汗後, 大いに汗出で, 胃中乾き, 煩躁して, 眠ることを得ず. 水を飲むを得んと欲するものは, 少々与えて之を飲ましめ, 胃気をして和せしむれば則ち癒ゆ. 若し脈浮, 小便不利, 微熱, 消渇する者は, 五苓散之を主る（太陽病で, 発汗した後, 大いに汗が出て, 胃腸の中が乾き, 胸苦しく手足をばたばたして悶えて, 眠ることができない. 病人が水を飲みたい場合には, 少し水を与えると胃腸の働きが改善してすぐ良くなる. もし脈が浮で小便が少なく, 微熱があり, 咽が渇く時には, 五苓散の主治である）『傷寒論・太陽病中篇』.

口訣 五苓散は, 傷寒で渇して, 小便利せざるが正面の症状であるけれども, 水

8 水剤：治痰飲剤

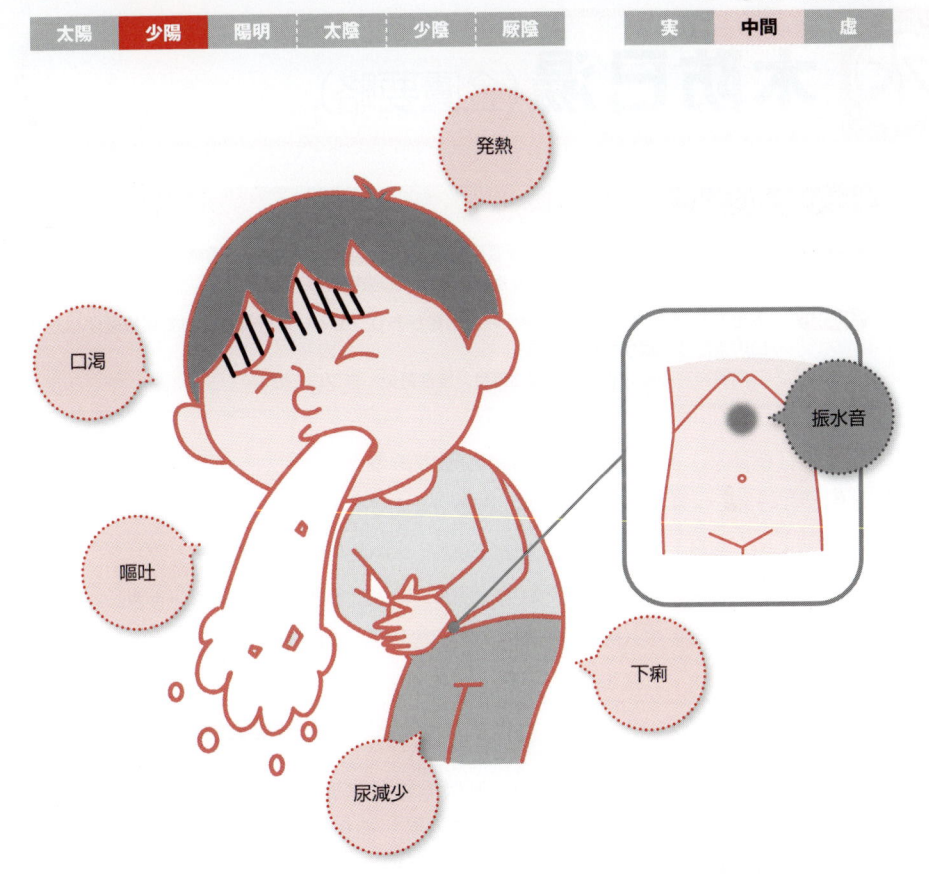

| 太陽 | 少陽 | 陽明 | 太陰 | 少陰 | 厥陰 |

| 実 | 中間 | 虚 |

発熱
口渇
嘔吐
振水音
下痢
尿減少

逆の嘔吐にも用い，また蓄水の顛眩（めまい）にも用いその用は広い．後世にては加味して水気（水毒）に活用する（五苓散は，傷寒病で口渇，尿減少が普通の症状であるが，飲水するとすぐに嘔吐する時に用い，また水毒による眩暈にも用いて応用は広い．後世では五苓散に加味して水毒の治療に活用する）『方函・口訣』．五苓散，消渇，小便不利，或いは渇して水を飲まんと欲し，水入れば則吐く者を治す（五苓散は，口渇，尿減少，口渇して飲水するとすぐに嘔吐する場合を治す）『方極』．

解説 五苓散は，水分の代謝障害（水毒）による尿減少と表証（頭痛，発熱，悪寒など）があるものを治す薬方である．五苓散は，多くの成書には「水を利し，湿を除き，陽を通じ，表を解する」との記載があり，参考になる．感冒性胃腸炎，眩暈，片頭痛，帯状疱疹などに用いる．

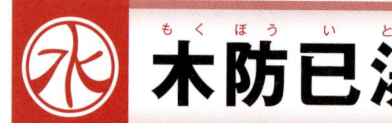

木防已湯（金匱要略）
もくぼういとう

適応

ツムラ
- 顔色がさえず，咳をともなう呼吸困難があり，心臓下部に緊張圧重感があるものの心臓，あるいは，腎臓にもとづく疾患，浮腫，心臓性喘息

コタロー
- みぞおちがつかえて喘鳴を伴う呼吸困難があり，あるいは浮腫があって尿量減少し，口内または咽喉がかわくもの
- 心内膜炎，心臓弁膜症，心臓性喘息，慢性腎炎，ネフローゼ

方意 膈（横隔膜）周囲の水毒を治す方剤である．

構成 防已4g，石膏10g，桂皮3g，人参3g

分析

君薬	防已	水腫，風腫を療す（別録）．大小便を利す（神農）．
臣薬	石膏	中風，寒熱を治す（別録）．三焦（全身）大熱を除く（神農）．
佐薬	桂皮	中（胃腸）を温め，筋骨を堅くし，血脈を通ず（別録）．
使薬	人参	五臓を補う（神農）．中を調う（別録）．

（君臣佐便は高山宏世による）

症状 浮腫，咳嗽，喘鳴，呼吸促迫，呼吸困難，胸痛，心不全症状．

古典 膈間の支飲，其の人喘満し，心下痞堅，面色黧黒，其の脉沈緊，之を得て，数十日，医之を吐下して愈えざるは，木防已湯之を主る．虚の者は則ち愈ゆ．実の者は三日にして復た発す（横隔膜周囲に水毒があり，喘々して胸が張り，胃の辺りが固くなり，顔色は黄色気味の黒色で，脈は沈緊で，数十日続き，医師が吐下法の治療をしても治らない時は，木防已湯の主治である．軽い水毒であればすぐ治癒するが，重い水毒の場合は，3日でまた再発する）『金匱要略・痰飲欬嗽病脉証并治 第十二』．

口訣 木防已湯は，膈間支飲ありて，咳逆倚息，短気，臥することを得ず．その形腫るるが如き者を治す（木防已湯は，横隔膜の周囲の水毒があって，咳込んで苦しく，息切れがあり，横になることができないで，浮腫状のものを治す）『方函・口訣』．

解説 木防已湯は，実証で横隔膜周囲の水毒に用いる．心下痞堅という上腹部が堅くなる腹証がみられる．気管支喘息，うっ血性心不全などに用いられる．

| 太陽 | 少陽 | 陽明 | 太陰 | 少陰 | 厥陰 | 実 | 中間 | 虚 |

8　水剤：治痰飲剤

心不全症状

喘鳴
呼吸困難
（起坐呼吸）

浮腫

心窩部が堅い
（心下痞堅）

横隔膜周囲の水毒　　肺　肺　心臓　胃　横隔膜

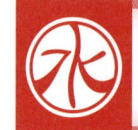

越婢加朮湯（金匱要略）

適応

ツムラ
- 浮腫と汗が出て小便不利のあるものの次の諸症：腎炎，ネフローゼ，脚気，関節リウマチ，夜尿症，湿疹

コタロー
- 咽喉がかわき浮腫または水疱が甚だしく尿量減少または頻尿のもの，あるいは分泌物の多いもの
- 腎炎，ネフローゼ，湿疹，脚気

方意 実証の水毒を治す方剤である．

構成 麻黄6g，石膏8g，蒼朮4g，生姜1（0.8）g，大棗3g，甘草2g

分析

君薬	麻黄	表（身体表面）を発し，汗を出し，邪熱気を去る（神農）．
臣薬	石膏	中風，寒熱を治す（別録）．三焦（全身）大熱を除く（神農）．
佐薬	蒼朮	胃を暖め，穀（穀物）を消し，食を嗜む（別録）．
使薬	生姜	嘔吐を止め，痰を去り，気を下す（別録）．
	大棗	中（胃腸）を補い，気を益す（別録）．
	甘草	気力を倍にする（神農）．百薬の毒を解す（別録）．

（君臣佐使は高山宏世による）

薬方の由来 越婢湯（麻黄，石膏，生姜，大棗，甘草）に蒼朮を加えたものである．

症状 尿の減少，脉沈，全身浮腫．

古典 裏水は，一身面目黄腫，其の脉沈，小便不利，故に水を病ましむ，もし，小便自利するは，此れ津液を亡ぼす．故に渇せしむるなり，越婢加朮湯之を主る（裏水は，全身に浮腫があり，脈は沈で，小便は少ない．これは水毒の病気であり，もし小便が多く出れば，体液が減少して，口渇する．これは越婢加朮湯の主治である）『金匱要略・水気病脉証幷治 第十四』．

口訣 越婢加朮湯は，眼珠膨脹し，熱痛し，瞼胞腫脹し，及び爛瞼風の痒痛羞明し，涙多き者を治す（越婢加朮湯は，眼球が腫れて熱く痛み，眼瞼も腫脹し，結膜炎の痒み，痛み，羞明，涙が多い者を治す）『類聚方廣義』．

解説 越婢加朮湯は，実証の水毒の病気に用いる．虚証の場合には，防已黄耆湯を用いる．実際には，花粉症，変形性膝関節症，眼病変，急性腎炎などに用いられる．

8 水剤：治痰飲剤

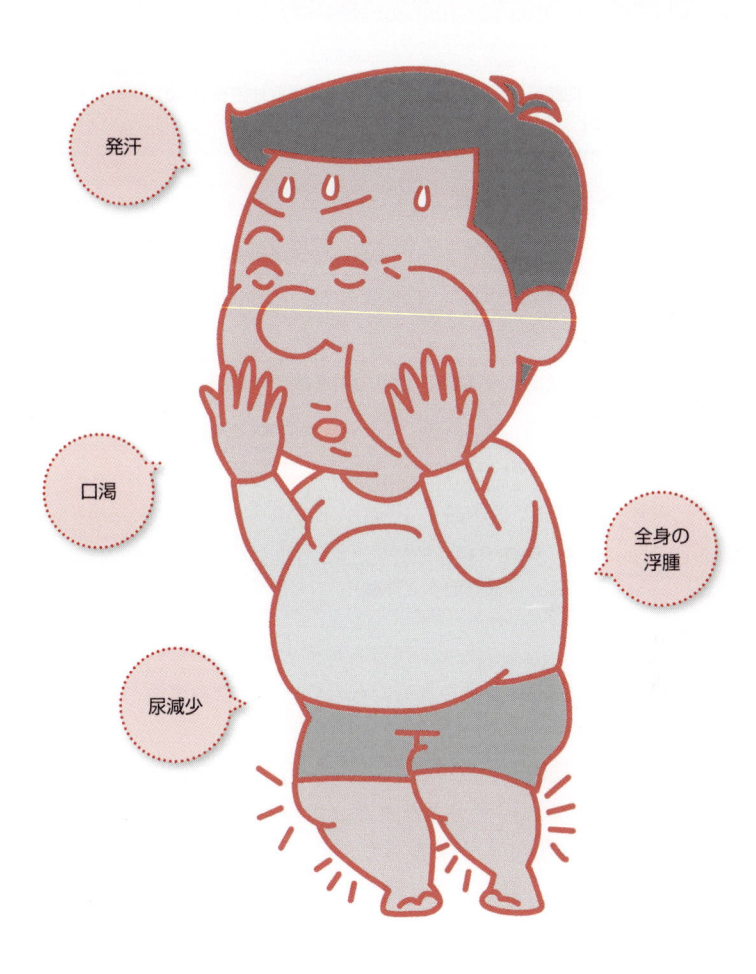

| 太陽 | 少陽 | 陽明 | 太陰 | 少陰 | 厥陰 | | 実 | 中間 | 虚 |

- 発汗
- 口渇
- 全身の浮腫
- 尿減少

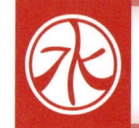

桂枝加朮附湯（吉益東洞）

適応

ツムラ ・関節痛，神経痛

コタロー ・冷え症で痛み，四肢に麻痺感があるもの，あるいは屈伸困難のもの
・神経痛，関節炎，リウマチ

方意 桂枝湯（陽の虚証）に寒と湿の症状を伴う病気を治す方剤である．

構成 桂皮4g，芍薬4g，大棗4g，生姜1g，甘草2g，附子0.5g，蒼朮4g

分析

君薬	桂皮	中（胃腸）を温め，筋骨を堅くし，血脈を通ず（別録）．
臣薬	芍薬	血脈を通順し，中を緩にす（別録）．
佐薬	甘草	気力を倍す（神農）．百薬の毒を解す（別録）．
	蒼朮	胃を暖め，穀（穀物）を消し，食を嗜む（別録）．
使薬	生姜	嘔吐を止め，痰を去り，気を下す（別録）．
	大棗	中を補い，気を益す（別録）．
	附子	風寒，欬逆（咳），邪気を治す．中を温め，寒湿䯒躄，拘攣（引きつること）膝痛を治す（神農）．

（君臣佐使は高山宏世による）

薬方の由来 桂枝湯加附子湯に蒼朮を加えたものである．吉益東洞の経験方である．

症状 神経痛，関節痛，発汗．

古典 太陽病，発汗，遂に漏れ止まず，其の人悪風，小便難，四肢微急し，以て屈伸し難き者は桂枝加附子湯之を主る（太陽病で発汗剤を用いたところ，大量に発汗して汗が止まらなくなった．寒気がしたり，小便が少なくなったり，四肢が少し突っ張ったり，関節が曲がりにくくなった．こういう状態は桂枝加附子湯の主治である）『傷寒論・太陽病上篇』．

解説 桂枝湯の証に，寒（附子）と湿（蒼朮）を兼ねたものに用いる．桂枝湯加附子湯は，太陽病で発汗剤を用いたところ，大量に発汗して汗が止まらなくなり（脱汗），寒けがしたり，尿が減少したり，四肢が少し突っ張ったり，関節が曲がりにくくなったする症状を治す薬方である．桂枝湯加附子湯に，湿の症状が加わったものには桂枝加朮附湯が適応となる．実際は，神経痛，関節痛，関節リウマチなどに用いる．

| 太陽 | 少陽 | 陽明 | 太陰 | 少陰 | 厥陰 | | 実 | 中間 | 虚 |

8　水剤：治痰飲剤

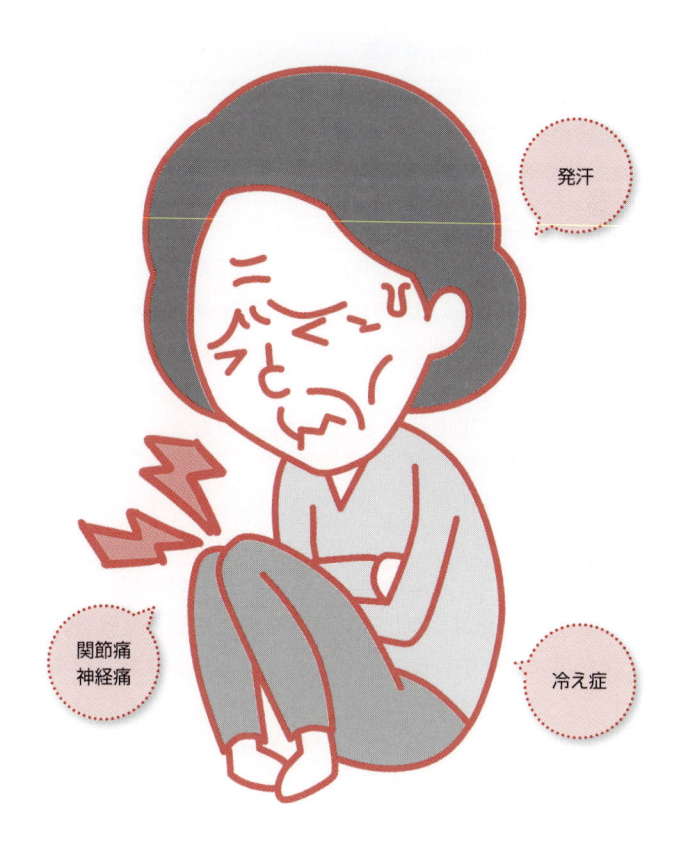

発汗

関節痛
神経痛

冷え症

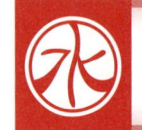

苓姜朮甘湯 (金匱要略)

りょうきょうじゅつかんとう

適応

ツムラ	・腰に冷えと痛みがあって，尿量が多い次の諸症：腰痛，腰の冷え，夜尿症
コタロー	・全身倦怠感，腰部の疼痛，冷感，重感などがあって，排尿回数，尿量ともに増加するもの ・腰冷，腰痛，坐骨神経痛，夜尿症

方意 下焦の寒証の痰飲を治す方剤である．

構成 甘草2g，乾姜3g，白朮3g，茯苓6g

分析

君薬	茯苓	気力を益し，神（精神）を保ち，中（胃腸）を守る（別録）．
臣薬	白朮	胃を暖め，穀（穀物）を消し，食を嗜む（別録）．
佐薬	乾姜	中を温む．風湿痺（関節リウマチ様疾患）を逐う（神農）．
使薬	甘草	気力を倍す（神農）．百薬の毒を解す（別録）．

薬方の由来 甘草乾姜湯に朮と茯苓を加えたものである．

症状 腰痛，冷え，多尿．

古典 腎著の病，其の人身体重く，腰中冷え，水中に坐するが如く，形水状の如くにして，反って渇せず，小便自利し，飲食故の如きは，病，下焦に属す．身労して汗出で，衣裏冷湿し，久久にして之を得．腰以下冷痛し，腹重きこと五千錢を帯ぶる如し．甘姜苓朮湯之を主る（腎著の病は，身体が重く，腰が冷え，水中に座っているようで，浮腫状で，口渇はなく，小便はよく出て，食欲は変わらないのは下焦の病気である．身体が疲労して汗が出て，衣服の裏を汗が濡らすために湿気を帯び，長い時間かかってこの病気になる．腰より下が冷えて痛み，五千銭の重い銭を身につけるほど腹部が重くなるのは，甘姜苓朮湯の主治である）『金匱要略・五臓風寒積聚病脉証并治 第十一』．

口訣 苓姜朮甘湯は，一名腎着湯と云ひて，下部腰間の水気に用ひて効あり（苓姜朮甘湯は，別名は腎着湯といい，身体の下部の腰の間にある水毒に用いて効果がある）『方函・口訣』．

解説 腎著の病は，身体が重く，腰が冷え，水中に座っているようで，多尿，腰痛などを呈する病気であり，苓姜朮甘湯の主治である．

8 水剤：治痰飲剤

| 太陽 | 少陽 | 陽明 | **太陰** | 少陰 | 厥陰 | | 実 | 中間 | **虚** |

腰痛
多尿

冷え症

振水音

臍上に腹部
大動脈拍動を
触知

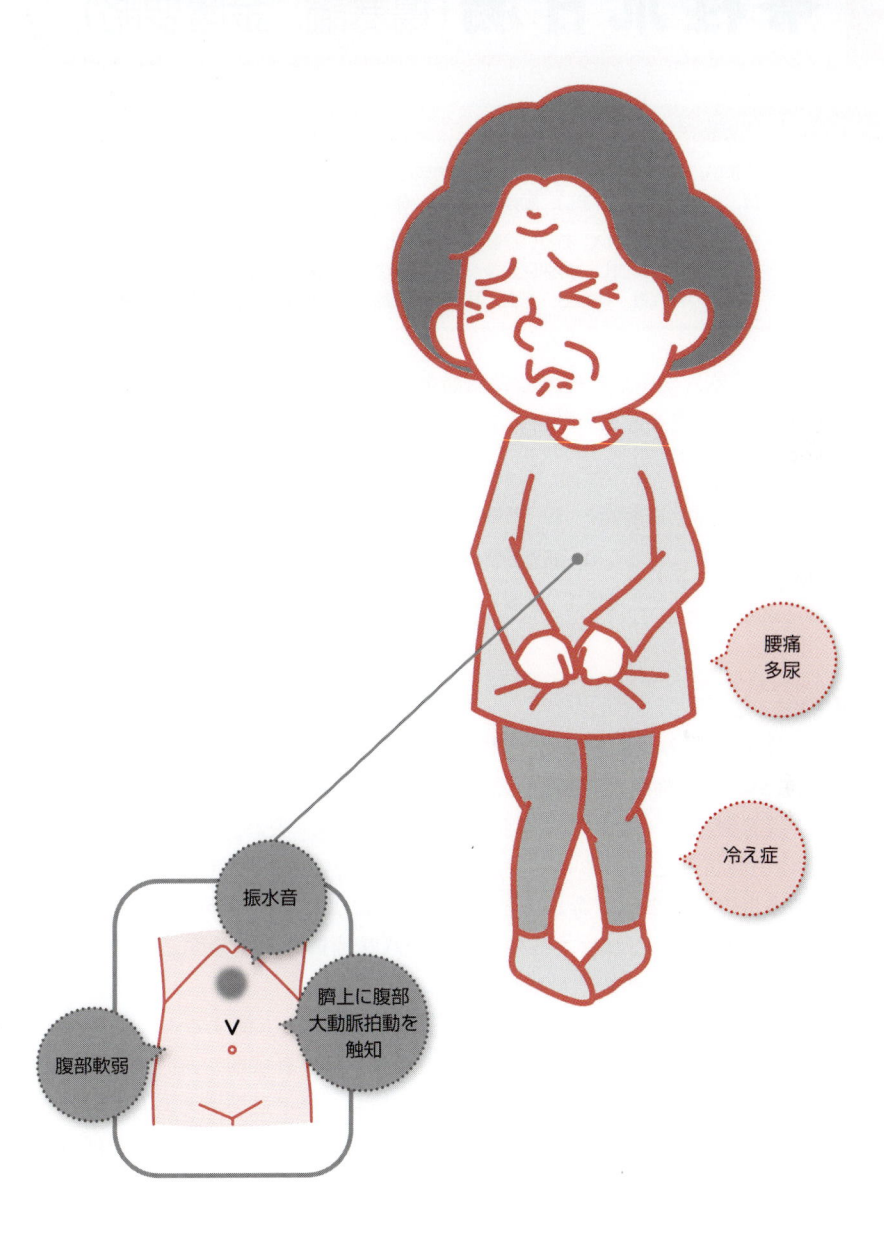

腹部軟弱

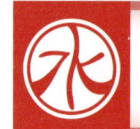

苓桂朮甘湯（傷寒論，金匱要略）

適応

ツムラ / クラシエ
- めまい，ふらつきがあり，または動悸があり，尿量が減少するものの次の諸症：神経質，ノイローゼ，めまい，動悸，息切れ，頭痛

コタロー
- 立ちくらみやめまい，あるいは動悸がひどく，のぼせて頭痛がし，顔面やや紅潮したり，あるいは貧血し，排尿回数多く，尿量減少して口唇部がかわくもの
- 神経性心悸亢進，神経症，充血，耳鳴，不眠症，血圧異常，心臓衰弱，腎臓病

方意 水毒（痰飲）が中焦に停滞した病態を治す方剤である．

構成 茯苓6g，桂皮4g，蒼朮3g，甘草2g

分析

君薬	茯苓	気力を益し，神（精神）を保ち，中（胃腸）を守る（別録）．
臣薬	蒼朮	胃を暖め，穀（穀物）を消し，食を嗜む（別録）．
佐薬	桂皮	中を温め，筋骨を堅くし，血脈を通ず（別録）．
使薬	甘草	気力を倍す（神農）．百薬の毒を解す（別録）．

（『金鏡内台方議』による）

症状 動悸，眩暈．

古典 心下に痰飲有り，胸脇支満，目眩するは，苓桂朮甘湯之を主る（心窩部に水毒があり，胸脇部が膨満し，眩暈がするのは，苓桂朮甘湯の主治である）『金匱要略・痰飲欬嗽病脉証并治 第十二』．夫れ，短気，微飲有り，当に小便より之を去るべし，苓桂朮甘湯之を主る．腎気丸も亦之を主る（呼吸促迫し，少し水毒がある時は，利尿により，小便から水毒を取り除くべきである．これは，苓桂朮甘湯や八味地黄丸の主治するところである）『金匱要略・痰飲欬嗽病脉証并治 第十二』．

口訣 苓桂朮甘湯は，支飲を去るを目的とす．気咽喉に上衝するも，目眩するも，手足振卓するも，皆な水飲によるなり．起きれば則ち頭眩すと云うが大方なれども，臥して居て眩暈する者にても，心下逆満さえあれば用うるなり（苓桂朮甘湯は，水毒を去る効能がある．気が咽喉に衝き上げるのも，眩暈がするのも，手足が揺れるのも，皆な水毒によるものである．起立すると頭眩するというのが普通であるけれども，臥位で眩暈がする者でも，心下逆満さえあれば用いるのである）『方函・口訣』．

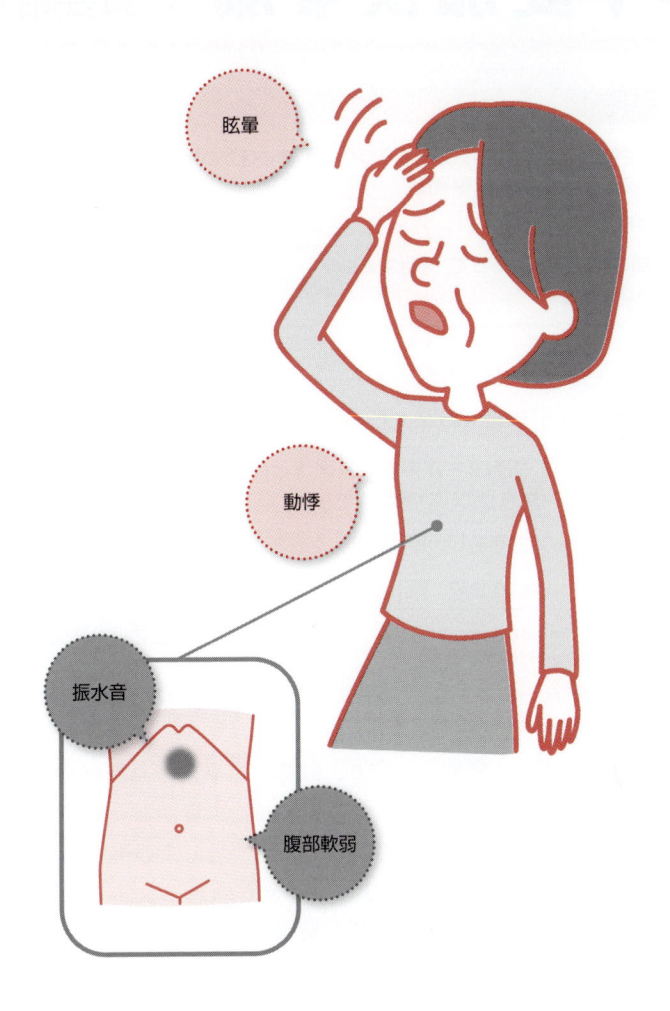

| 太陽 | 少陽 | 陽明 | 太陰 | 少陰 | 厥陰 | | 実 | 中間 | 虚 |

8　水剤：治痰飲剤

- 眩暈
- 動悸
- 振水音
- 腹部軟弱

解説 苓桂朮甘湯は，脾胃の虚証のために水分代謝機能が低下し，その結果として痰飲が生じ，中焦に痰飲が停滞して胸脇支満（胸脇部が膨満）という状態となる，そのような病態を治す薬方である．苓桂朮甘湯は，非回転性の眩暈，眼疾患などに用いられる．苓桂朮甘湯で治らない眩暈は，沢瀉湯を用いる．

217

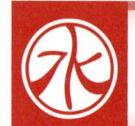

小半夏加茯苓湯（金匱要略）

しょうはんげかぶくりょうとう

適応

ツムラ	・体力中等度の次の諸症：妊娠嘔吐（つわり），そのほかの諸病の嘔吐（急性胃腸炎，湿性胸膜炎，水腫性脚気，蓄膿症）
クラシエ	・つわり，嘔吐，悪心
コタロー	・胃部に水分停滞感があって，嘔吐するもの ・つわり，嘔吐症

方意 胃に停滞した水毒を治す方剤である．

構成 半夏6g，生姜1.5（1.3〜2）g，茯苓5g

分析

君薬	半夏	心腹胸膈，痰熱満結（水毒と熱邪の結合）を消す．欬嗽，上気（喘息様の呼吸困難）を治す．嘔逆を治す（別録）．
臣薬	茯苓	気力を益し，神（精神）を保ち，中（胃腸）を守る（別録）．
佐使薬	生姜	嘔吐を止め，痰を去り，気を下す（別録）．

（君臣佐使は高山宏世による）

薬方の由来 『金匱要略』の小半夏湯（半夏，生姜）に茯苓を加えたものである．

症状 嘔吐，眩暈，動悸，口渇，尿減少．

古典 卒かに嘔吐，心下痞，膈間に水有り，眩悸する者，半夏加茯苓湯之を主る（急に嘔吐し，心窩部がつかえ，横隔膜周囲に水毒があり，眩暈と動悸がある者は，半夏加茯苓湯の主治である）．先ず渇して後嘔するは，水心下に停まるとなす，此れ飲家に属す，小半夏茯苓湯之を主る（口渇があって，その後に嘔吐するのは，水が胃に留まっているからで，水毒があるためである．小半夏茯苓湯の主治するところである）『金匱要略・痰飲欬嗽病脉証并治 第十二』．

解説 小半夏加茯苓湯は，脾胃の虚証により，水毒が生成され，水毒が胃に停滞するために生じた病態を治療する薬方である．小半夏加茯苓湯に，陳皮と甘草を加えたものが二陳湯である．通常は，妊娠悪阻などに用いる．腹診では，振水音が認められる．

8 水剤：治痰飲剤

| 太陽 | 少陽 | 陽明 | **太陰** | 少陰 | 厥陰 | | 実 | 中間 | **虚** |

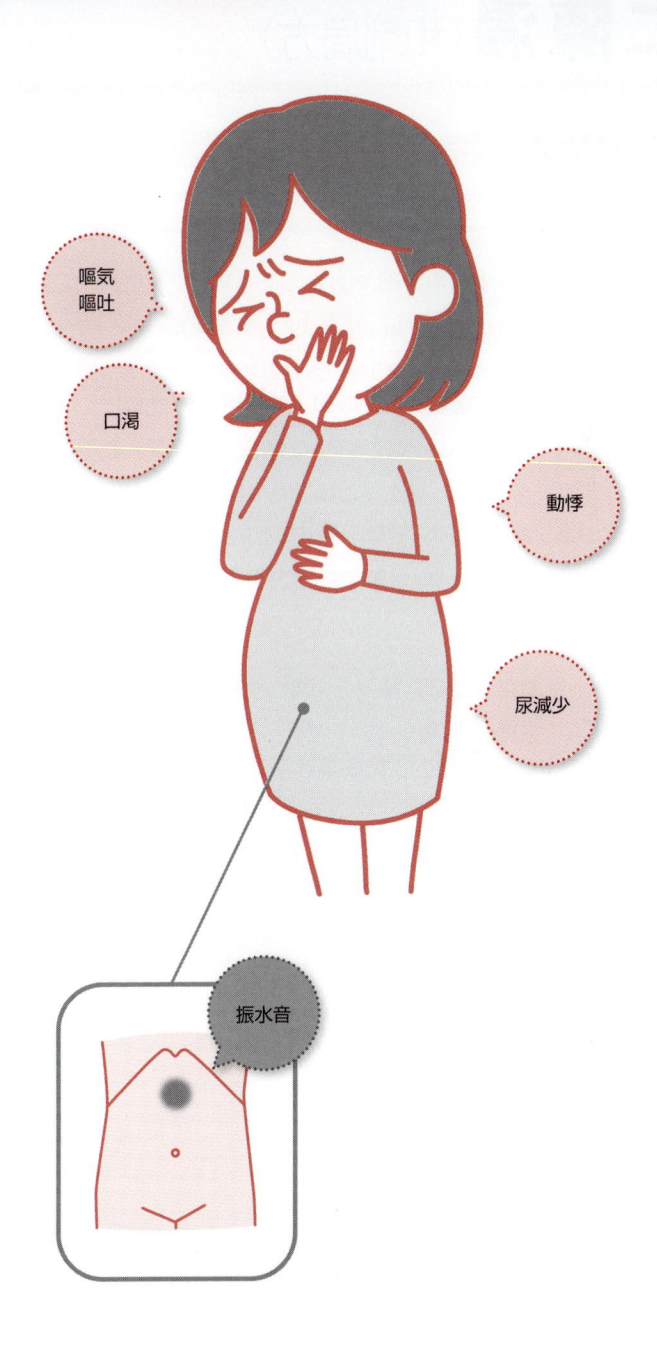

- 嘔気嘔吐
- 口渇
- 動悸
- 尿減少
- 振水音

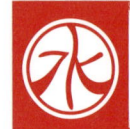

二陳湯（和剤局方）

にちんとう

適応

ツムラ ・悪心，嘔吐

方意 水毒（痰飲）を治す基本方剤である．
構成 半夏5g，陳皮4g，茯苓5g，甘草1g，生姜1g

分析

君薬	半夏	心腹胸膈，痰熱満結（水毒と熱邪の結合）を消す．欬嗽，上気（喘息様の呼吸困難）を治す．嘔逆を治す（別録）．
臣薬	茯苓	気力を益し，神（精神）を保ち，中（胃腸）を守る（別録）．
	陳皮	気を下し，嘔欬（吐き気を伴う咳）を止む（別録）．
佐薬	甘草	気力を倍す（神農）．百薬の毒を解す（別録）．
使薬	生姜	嘔吐を止め，痰を去り，気を下す（別録）．

（『医方集解』による）

薬方の由来 小半夏加茯苓湯に，陳皮と甘草を加えたものが二陳湯である．
症状 悪心，嘔吐，眩暈，動悸．
古典 二陳湯は，痰飲患と為し，或は嘔吐悪心，或は頭眩，心悸，或は中脘不快，或は寒熱を発すと為す，或は生冷を食うに因りて脾胃和せざるを治す（二陳湯は，水毒を治し，嘔吐・悪心，頭眩，動悸，上腹部の不快，悪寒・発熱を生じ，生の冷たい食品を取ることにより生ずる胃腸障害を治す）『太平恵民和剤局方・巻之四 痰飲』．
解説 二陳湯は，痰飲を治す基本症状であり，様々な薬方に合方して使用される．方剤の教科書である『医方集解』の中では「二陳湯は，一切の痰飲，病を為し，咳嗽，脹満，嘔吐悪心，頭眩心悸を治す」とある．

8 水剤：治痰飲剤

| 太陽 | 少陽 | 陽明 | **太陰** | 少陰 | 厥陰 | | 実 | 中間 | **虚** |

嘔気
嘔吐

上腹部不快

振水音

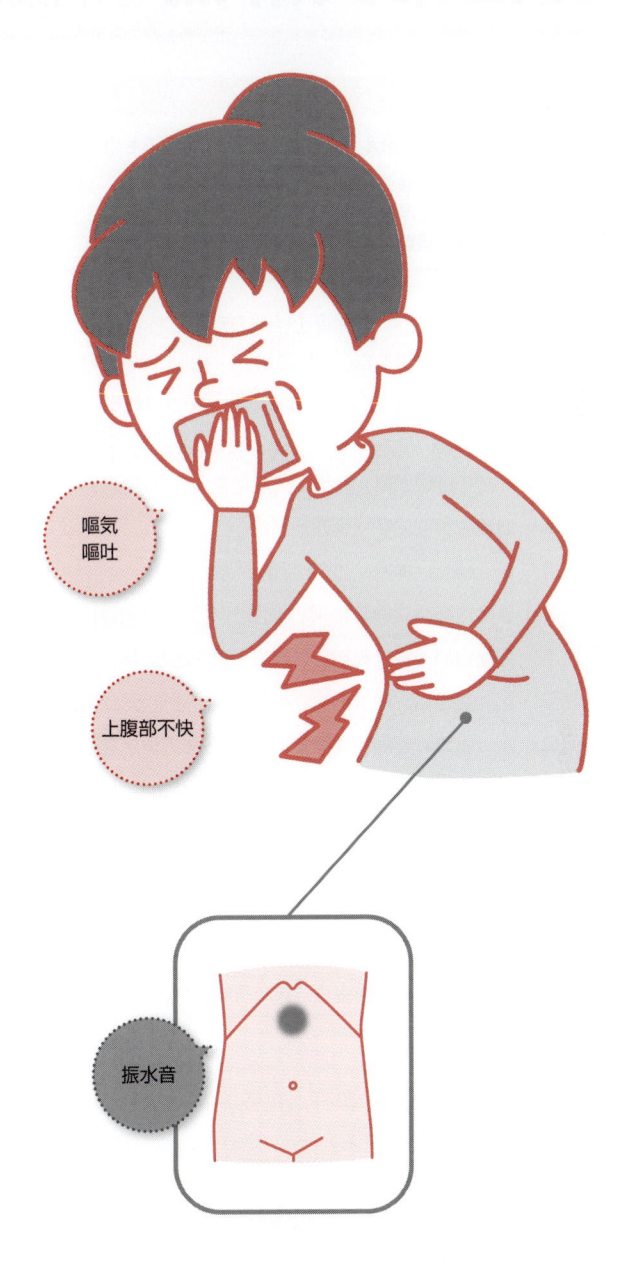

221

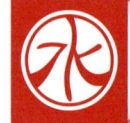

半夏白朮天麻湯(脾胃論)

はんげびゃくじゅつてんまとう

適応

ツムラ **クラシエ** ・胃腸虚弱で下肢が冷え，めまい，頭痛などがあるもの

コタロー ・冷え症，アトニー体質で疲労しやすく，頭痛，頭重，めまい，肩こりなどがあり，ときには悪心，嘔吐などを伴うもの
・胃アトニー症，胃腸虚弱者，または低血圧症に伴う頭痛，めまい

方意 水毒が上部に逆上して生ずる頭痛を治す方剤である．

構成 天麻2g，黄耆1.5g，人参1.5g，半夏3g，白朮3g，陳皮3g，沢瀉1.5g，茯苓3g，麦芽2g，乾姜1g，黄柏1g，生姜0.5（0.65）g

分析

君薬	半夏	心腹胸膈，痰熱満結（水毒と熱邪の結合）を消す．欬嗽，上気（喘息様の呼吸困難）を治す．嘔逆を治す（別録）．
	天麻	諸風眩掉を治す（備要）．
臣薬	黄耆	虚を補う（神農）．気を益す（別録）．
	人参	五臓を補う（神農）．中（胃腸）を調う（別録）．
	白朮	胃を暖め，穀（穀物）を消し，食を嗜む（別録）．
佐薬	茯苓	気力を益し，神（精神）を保ち，中を守る（別録）．
	沢瀉	水（水毒）を消す（神農）．膀胱三焦の停水を逐う（別録）．
	陳皮	気を下し，嘔欬（吐き気を伴う咳）を止む（別録）．
	麦芽	中を和し，気を下す（備要）．
使薬	乾姜	中を温め，血を止め，汗を出し，風湿痺（関節リウマチ様疾患）を逐う（神農）．
	黄柏	五臓，腸胃の結熱を治す（神農）．
	生姜	嘔吐を止め，痰を去り，気を下す（別録）．

（君臣佐使は高山宏世による）

薬方の由来 二陳湯（半夏，陳皮，茯苓，生姜）に，天麻，黄耆，人参，白朮，沢瀉，麦芽，乾姜，黄柏を加えたものである．

症状 頭痛，眩暈，悪心．

古典 半夏白朮天麻湯は，脾胃内傷，眼黒頭眩，頭痛裂るが如く，身重きこと山の如く，悪心煩悶，四肢厥冷，之を謂うに，足太陰痰厥頭痛を治す（半夏

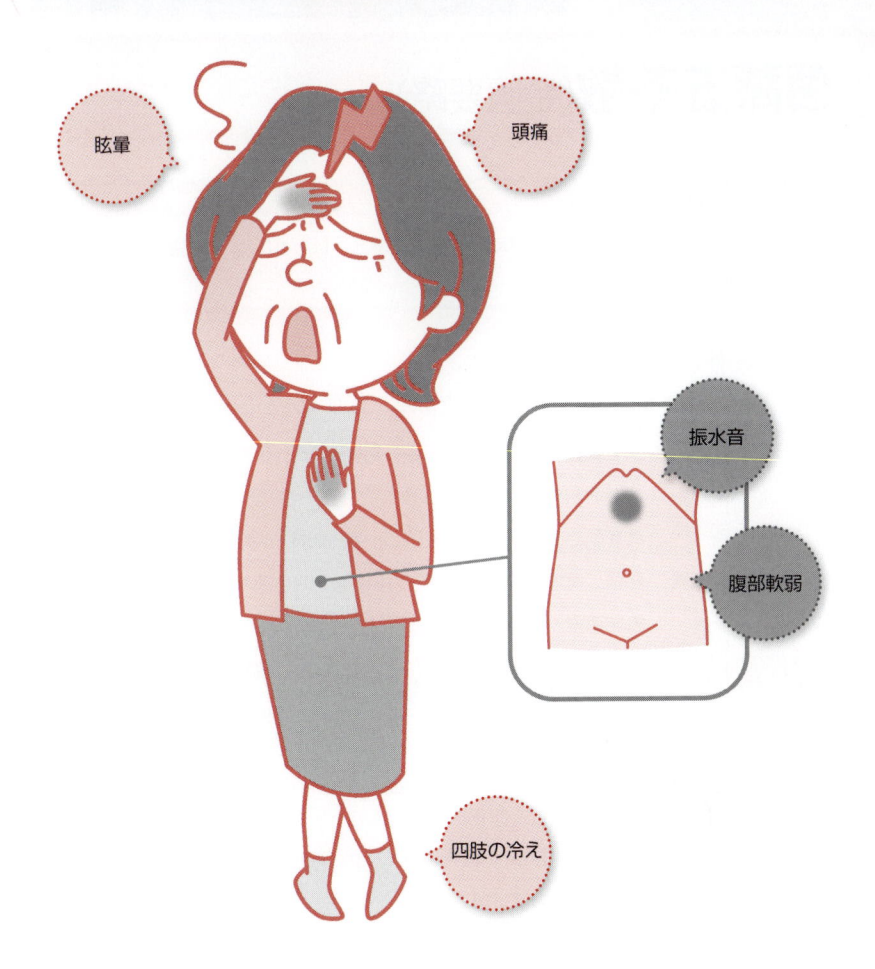

| 太陽 | 少陽 | 陽明 | **太陰** | 少陰 | 厥陰 | | 実 | 中間 | **虚** |

8　水剤：治痰飲剤

- 眩暈
- 頭痛
- 振水音
- 腹部軟弱
- 四肢の冷え

　白朮天麻湯は，胃腸障害，起立性低血圧，激しい頭痛，身体が重く感じ，悪心，いらいらして悶え，四肢が冷え，水毒により生ずる頭痛を治す）『医方集解』．

口訣　半夏白朮天麻湯は，痰飲頭痛が目的なり．その人脾胃虚弱，濁飲上逆して常に頭痛を苦しむ者此方の主なり（半夏白朮天麻湯は，水毒による頭痛が目標である．患者は胃腸虚弱で，水毒が上に昇って常に頭痛が生じる者は，この薬が主治する）『方函・口訣』．

解説　半夏白朮天麻湯は，胃腸虚弱で水毒（痰飲）による頭痛，眩暈に用いる．

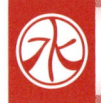

水 茵蔯五苓散（金匱要略）
いんちんごれいさん

少陽　中間

適応

ツムラ　・のどが渇いて，尿が少ないものの次の諸症：嘔吐，じんましん，二日酔のむかつき，むくみ

方意　尿減少を伴う黄疸に用いる方剤である．
構成　猪苓4.5g，沢瀉6g，茯苓4.5g，桂皮2.5g，蒼朮4.5g，茵蔯蒿4g
分析

君薬	茯苓	気力を益し，神を保ち，中（胃腸）を守る（別録）．
臣薬	猪苓	水道を利す（水のめぐりをよくする）（神農）．
佐薬	蒼朮	胃を暖め，穀（穀物）を消し，食を嗜む（別録）．
	茵蔯蒿	熱結，黄疸を治す（神農）．小便を利せざるを治す（別録）．
使薬	沢瀉	風寒湿痺（関節炎）を治す．水（水毒）を消す（神農）．
	桂皮	中を温め，筋骨を堅くし，血脈を通ず（別録）．

（君臣佐便は高山宏世による）

薬方の由来　五苓散方中に，茵蔯蒿を加えたものである．
症状　尿減少，黄疸，口渇，嘔吐，発熱．
古典　黄疸病，茵蔯五苓散之を主る（黄疸病は，茵蔯五苓散の主治である）『金匱要略・黄疸病脉証并治 第十五』．
解説　茵蔯五苓散は，実証から虚実間証の水毒と黄疸の病態を治す．急性肝炎の軽症に用い，尿減少を伴うものに用いる．

8　水剤：治痰飲剤

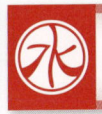

太陽　少陽　陽明　**太陰**　少陰　厥陰　　実　中間　**虚**

水 平胃散（へいいさん）（和剤局方）

適応	
ツムラ	・胃がもたれて消化不良の傾向のある次の諸症：急・慢性胃カタル，胃アトニー，消化不良，食欲不振
コタロー	・消化不良を伴う胃痛，腹痛，食欲減退，あるいは食後腹鳴があり，下痢しやすいもの ・口内炎，胃炎，胃アトニー，胃拡張

方意　脾胃に停滞する水毒を治療する方剤である．
構成　蒼朮4g，厚朴3g，陳皮3g，甘草1g，大棗2g，生姜0.5g

分析		
君薬	蒼朮	胃を暖め，穀（穀物）を消し，食を嗜む（別録）．
臣薬	厚朴	中（胃腸）を温め，気を益し，痰を消し，気を下す（別録）．
佐薬	陳皮	気を下し，嘔欬（吐き気を伴う咳）を止む（別録）．
	甘草	気力を倍にする（神農）．百薬の毒を解す（別録）．
使薬	生姜	嘔吐を止め，痰を去り，気を下す（別録）．
	大棗	中を補い，気を益す（別録）．

（君臣佐便は高山宏世による）

症状　食欲不振，腹満，腹痛，悪心，心下痞，下痢．
古典　平胃散は，脾胃不和，飲食思わず，心腹脇肋，脹満刺痛，口苦味無く，胸満短気，嘔噦悪心，噫気呑酸，面色萎黄，肌体痩弱，怠惰嗜臥，体重節痛するを治す．常に多く自利し，或は霍乱を発し，及び五噎八痞，膈気反胃，並びに宜しく之を服すべし（平胃散は，胃腸障害，食欲不振，腹部・胸脇部が脹満して刺痛があり，口は苦く味なく，胸が張って息切れし，嘔気，噦，悪心，げっぷ，顔色は萎黄色で，体は痩せ弱く，倦怠，臥床を好み，体は重く関節痛を治す．常に下痢し，嘔吐下痢し，胸がふさがりつかえて，嘔吐症には，平胃散を服すとよい）『太平恵民和剤局方・巻之三　治一切気』．
口訣　平胃散は，後世家は賞賛すれども顕効はなし．ただ『金匱』の橘皮大黄芒硝三味方証の軽症に用い，或は傷食の証で備急円にて快下の後，調理に用

いて宜し（平胃散は，後世家は賞賛するがそれほどに効く薬ではない．『金匱要略』の橘皮大黄芒硝湯の軽症に用い，食べ過ぎの証で備急円にて下した後の調理に用いて宜しい）『方函・口訣』．

解説 脾胃の水毒による胃腸症状を治す薬である．胃もたれ，腹満，心下痞などを呈する胃炎に用いる．

太陽 少陽 陽明 **太陰** 少陰 厥陰　　実 中間 **虚**

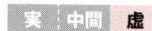

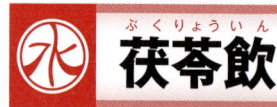

茯苓飲（ぶくりょういん）

適応

ツムラ・吐きけや胸やけがあり尿量が減少するものの次の諸症：胃炎，胃アトニー，溜飲

コタロー・胃部がつかえて膨満感があり，胃液の分泌が過多で悪心，嘔吐や食欲不振があって尿量減少するもの
・胃炎，胃下垂，胃アトニー，胃神経症，胃拡張，溜飲症，消化不良

方意 脾胃の水毒，気滞による病気を治す方剤である．

構成 茯苓5g，人参3g，蒼朮4g，枳実1.5g，陳皮3g，生姜1（0.8）g

分析

君薬	茯苓	気力を益し，神（精神）を保ち，中（胃腸）を守る（別録）．
	蒼朮	胃を暖め，穀（穀物）を消し，食を嗜む（別録）．
臣薬	枳実	胸脇の痰癖（水毒）を除く（別録）．
	陳皮	気を下し，嘔欬（吐き気を伴う咳）を止む（別録）．
佐薬	人参	五臓を補う（神農）．中を調う（別録）．
使薬	生姜	嘔吐を止め，痰を去り，気を下す（別録）．

（君臣佐使は高山宏世による）

症状 嘔吐，腹満，食欲不振．

古典 外台茯苓飲は，心胸中に停痰宿水あり，自ら水を吐出して後，心胸間に虚気満ちて，食すること能わざるを治す．痰気を消して能く食せしむ（『外台秘要』の茯苓飲は，腹部に水毒があり，水を嘔吐した後も，腹部にガスが溜まって，食べることできない者を治療でき，痰飲やガスを消して，よく食事ができるようになる）『金匱要略・痰飲欬嗽病脉証并治 第十二』．

口訣 茯苓飲は，後世いわゆる留飲の主薬なり．人参湯の症にして胸中痰飲ある

者に宜し．南陽は此方に呉茱萸，牡蛎を加えて癖飲の主薬とす（茯苓飲は，後世の水毒の主薬である．人参湯の証で胸中に水毒がある者によい．原南陽は，茯苓飲に呉茱萸，牡蛎を加えて胸脇部の水毒の主薬とする）『方函・口訣』．

解説 茯苓飲は，脾胃の水毒や気滞による消化器症状を治す方剤である．通常は慢性胃炎などに用いる．

太陽 **少陽** 陽明 太陰 少陰 厥陰　実 **中間** 虚

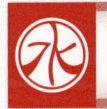

水 胃苓湯（いれいとう）

適応

ツムラ・水瀉性の下痢，嘔吐があり，口渇，尿量減少を伴う次の諸症：食あたり，暑気あたり，冷え腹，急性胃腸炎，腹痛

方意 水毒のあるものの胃腸障害を治す方剤である．

構成 蒼朮2.5g，厚朴2.5g，陳皮2.5g，猪苓2.5g，沢瀉2.5g，白朮2.5g，茯苓2.5g，桂皮2g，甘草1g，生姜1.5g，大棗1.5g

分析

君薬	蒼朮	胃を燥かし，脾を強くし，汗を発し，湿を除く（備要）．
	茯苓	気力を益し，神（精神）を保ち，中（胃腸）を守る（別録）．
臣薬	厚朴	中を温め，気を益し，痰を消し，気を下す（別録）．
	猪苓	水道を利す（水のめぐりをよくする）（神農）．
佐薬	陳皮	気を下し，嘔欬（吐き気を伴う咳）を止む（別録）．
	白朮	湿を燥かし，脾を補い，中を和す（備要）．
使薬	甘草	気力を倍にする（神農）．百薬の毒を解す（別録）．
	生姜	嘔吐を止め，痰を去り，気を下す（別録）．
	大棗	中を補い，気を益す（別録）．
	桂皮	中を温め，筋骨を堅くし，血脈を通ず（別録）．
	沢瀉	風寒湿痺（関節炎）を治す．水（水毒）を消す（神農）．

（君臣佐便は高山宏世による）

薬方の由来 五苓散（猪苓，沢瀉，茯苓，桂皮，白朮）と平胃散（蒼朮，厚朴，

陳皮，甘草，大棗，生姜）の合方である．

症状 嘔吐，下痢，腹痛，口渴．

古典 胃苓湯，脾胃不和，腹痛泄瀉，水穀化せず，陰陽分けざるを治す（胃苓湯は，消化不良や腹痛，未消化の下痢を治す）『万病回春・泄瀉』．

口訣 胃苓湯は，平胃散，五苓散の合方なれば，傷食に水飲を帯ぶる者に用いて宜し．その他水穀化せずして下痢，或は脾胃和せずして水気を発する者に用うべし．（胃苓湯は，平胃散と五苓散の合方なので，傷んだ食品を食べて下痢し水毒を伴う者に用いてよい．そのほか未消化の下痢，消化不良で水毒を伴う者に用いる）『方函・口訣』．

解説 胃苓湯は，五苓散と平胃散の合方であるから，胃もたれ，下痢症を伴う急性胃腸炎に用いる．

太陽　少陽　陽明　**太陰**　少陰　厥陰　　　　実　中間　**虚**

水 苓甘姜味辛夏仁湯（金匱要略）
（りょうかんきょうみしんげにんとう）

適応
- **ツムラ**：貧血，冷え症で喘鳴を伴う喀痰の多い咳嗽があるもの
- **コタロー**：気管支炎，気管支喘息，心臓衰弱，腎臓病

方意 虚証の心下の水毒に用いる方剤である．

構成 茯苓4g，乾姜2g，細辛2g，五味子3g，杏仁4g，甘草2g，半夏4g

分析

君薬	茯苓	気力を益し，神（精神）を保ち，中（胃腸）を守る（別録）．
臣薬	乾姜	中を温め，血を止め，汗を出し，風湿痺（関節リウマチ様疾患）を逐う（神農）．
	細辛	中を温め，気を下し，痰を破り，水道を利す（水のめぐりをよくする）（別録）．
佐薬	五味子	気を益し，欬逆上気（激しい咳）を治す（神農）．
	杏仁	欬逆上気を治す（神農）．
使薬	甘草	気力を倍す（神農）．百薬の毒を解す（別録）．
	半夏	気を下す（神農）．心腹胸膈の痰熱満結（水毒と熱邪の結合）を消す（別録）．

（君臣佐伝は高山宏世による）

薬方の由来 小青竜湯（麻黄，桂皮，芍薬，乾姜，甘草，半夏，細辛，五味子）より麻黄と桂皮を去り，茯苓と杏仁を加えたものである．

症状 咳嗽，痰，鼻汁，くしゃみ．

口訣 苓甘姜味辛夏仁湯は，小青竜湯の心下水気ありという処より変方したるものにて，支飲の咳嗽に用う（苓甘姜味辛夏仁湯は，小青竜湯の心下水気ありというところから変化したもので，水毒の咳嗽に用いる）『方函・口訣』．

解説 苓甘姜味辛夏仁湯は，小青竜湯と生薬構成が似ている．心下の水気の証で，苓甘姜味辛夏仁湯は虚証，小青竜湯は実証に用いる．虚実一対にして理解するとよい．すなわち，小青竜湯を用いたいような病態であるが，胃腸虚弱，虚証の場合に苓甘姜味辛夏仁湯を用いる．咳の時に尿失禁する場合に用いることがある．

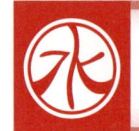

桂枝芍薬知母湯
（けいししゃくやくちもとう）

適応

※医療用製品なし

方意 桂枝芍薬知母湯は，慢性の虚証の関節リウマチなどに用いる方剤である．

構成 桂皮3g，芍薬3g，甘草1.5g，麻黄3g，生姜1g，蒼朮4g，知母3g，防風3g，附子1g

分析

君薬	桂皮	中（胃腸）を温め，筋骨を堅くし，血脈を通ず（別録）．
臣薬	芍薬	血脈を通順し，中を緩にす（別録）．
	麻黄	表（身体表面）を発し，汗を出し，邪熱気を去る（神農）．
佐薬	知母	邪気，肢体浮腫を除き，水を下す（神農）．
	蒼朮	胃を暖め，穀（穀物）を消し，食を嗜む（別録）．
	防風	風周身を行り，骨節疼痺を治す（神農）．
	附子	中を温め，寒湿踠躄，拘攣（引きつること）膝痛を治す（神農）．
	生姜	嘔吐を止め，痰を去り，気を下す（別録）．
使薬	甘草	気力を倍す（神農）．百薬の毒を解す（別録）．

薬方の由来 桂枝加附子湯より大棗を除き麻黄，知母，防風，蒼朮を加えたものである．

症状 関節疼痛，腫張，冷え，羸痩，眩暈，息切れ，吐き気．

古典 諸肢節疼痛，身体尪羸，脚腫れ脱する如し，頭眩，短気し，温温として吐せんと欲するは，桂枝芍薬知母湯之を主る（身体中の関節が痛み，身体は痩せて，下肢はひどく腫れ，眩暈や息切れがして，むかむかして吐きたい状態の時は，桂枝芍薬知母湯の主治である）『金匱要略・中風歴節病脉証并治 第五』．

口訣 桂枝芍薬知母湯は，身体尪羸と云うが目的にて，歴節数日を経て，骨節が木のこぶの如く腫起し，両脚微腫ありてわるだるく，疼痛のために逆上して頭眩乾嘔などの者を治す．また腰痛鶴膝風にも用う．また俗にきびす脚気と称する者は，この方が効がある．脚腫如脱とは，足くびが腫れて，くつ脱するが如く，行歩すること能わざるを云う（桂枝芍薬知母湯は，身体

| 太陽 | 少陽 | 陽明 | 太陰 | 少陰 | 厥陰 | 実 | 中間 | 虚 |

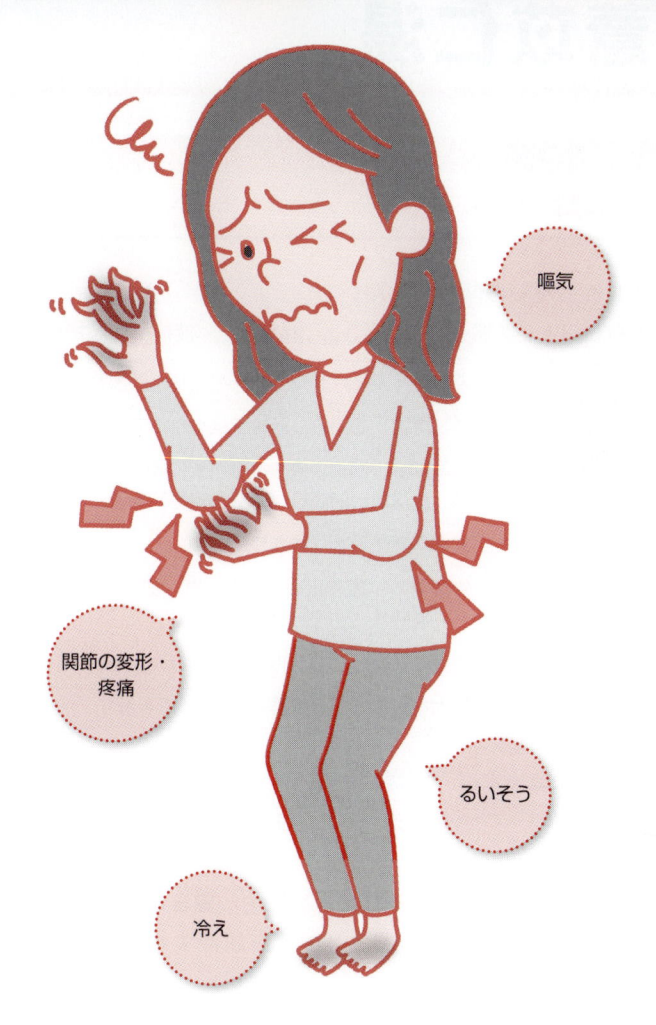

8　水剤：治関節剤

嘔気

関節の変形・
疼痛

るいそう

冷え

が変形して痩せるというのが目標であり，関節が木のこぶのように腫れて，両脚は微腫してだるく，疼痛のために逆上して眩暈やからえずきなどの症状がある者を治す．また腰痛と膝の変形にも用いる．また俗にきびす脚気と称する者は，桂枝芍薬知母湯が効果がある．脚腫如脱とは，足首が腫れて歩行困難な状態をいう）『方函・口訣』．

解説　桂枝芍薬知母湯は，慢性に経過する陰証の関節疾患のために，関節の腫脹，変形がみられる疾患に用いる．関節リウマチによく用いられる．

薏苡仁湯（よくいにんとう）

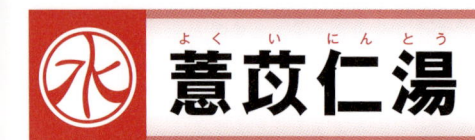

適応

ツムラ **クラシエ** ・関節痛, 筋肉痛

方意 亜急性の実証の関節痛に用いる.

構成 薏苡仁8g, 当帰4g, 芍薬3g, 麻黄4g, 桂皮3g, 甘草2g, 蒼朮4g

分析

君薬	麻黄	表（身体表面）を発し, 汗を出し, 邪熱気を去る（神農）.
臣薬	桂皮	中（胃腸）を温め, 筋骨を堅くし, 血脈を通ず（別録）.
	薏苡仁	筋急拘攣（筋肉が硬くなり引きつること）, 屈伸するべからざるもの, 風湿痺（関節リウマチ様疾患）を治す（神農）.
	蒼朮	風寒湿痺を治す（神農）.
佐薬	当帰	中を温め, 痛を止め, 客血内塞（血液が内に停まって閉塞すること）を除く（別録）.
	芍薬	血脈を通順し, 中を緩にす（別録）.
使薬	甘草	気力を倍にする（神農）. 百薬の毒を解す（別録）.

薬方の由来 麻黄加朮湯（麻黄, 桂皮, 杏仁, 甘草, 蒼朮）より, 杏仁を抜き薏苡仁, 当帰, 芍薬を加えたものである.

症状 四肢疼痛, 関節痛.

古典 手足の流注疼痛, 麻痺不仁, 以て屈伸し難きを治す（手足の関節炎のために痛み, 麻痺, しびれを生じ関節を屈伸することができないのを治す）『明医指掌』.

口訣 薏苡仁湯は, 麻黄加朮湯, 麻杏薏甘湯の一等重き処に用うるなり. その他, 桂芍知母湯の症にして, 附子の応ぜざる者に用いて効あり（薏苡仁湯は, 麻黄加朮湯, 麻杏薏甘湯よりも, 一段重症のものに用いるのである. そのほか, 桂枝芍薬知母湯証で, 附子が効果ない者に用いて効果がある）『方函・口訣』.

解説 種々の関節炎, 関節リウマチなどで, 体力の充実した実証を呈するものに用いる. 亜急性期の関節リウマチなどで関節痛のあるものにしばしば用いる.

8　水剤：治関節剤

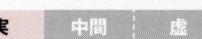

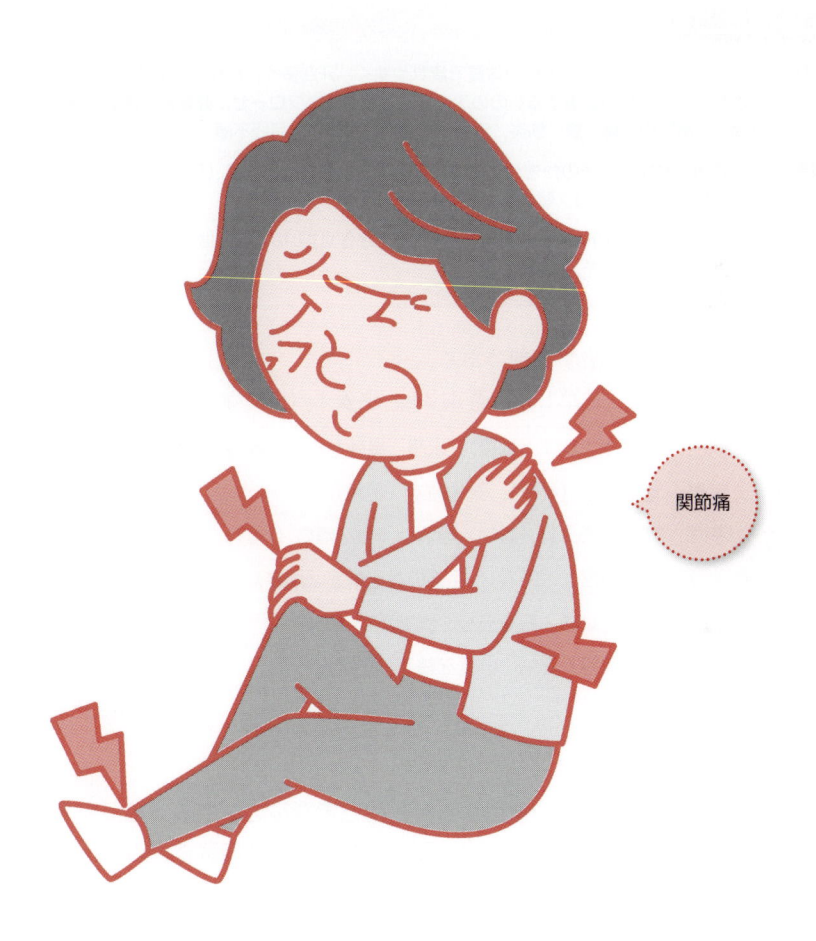

| 太陽 | 少陽 | 陽明 | 太陰 | 少陰 | 厥陰 | 実 | 中間 | 虚 |

関節痛

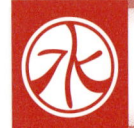

防已黄耆湯（ぼういおうぎとう）

適応

ツムラ
・色白で筋肉軟らかく水ぶとりの体質で疲れやすく，汗が多く，小便不利で下肢に浮腫をきたし，膝関節の腫痛するものの次の諸症：腎炎，ネフローゼ，妊娠腎，陰嚢水腫，肥満症，関節炎，癰，癤，筋炎，浮腫，皮膚病，多汗症，月経不順

クラシエ
・色白で疲れやすく，汗のかきやすい傾向のある次の諸症：肥満症（筋肉にしまりのない，いわゆる水ぶとり），関節痛，むくみ

コタロー
・水ぶとりで皮膚の色が白く，疲れやすくて，汗をかきやすいか，または浮腫があるもの
・関節炎，関節リウマチ，肥満症，多汗症

方意 虚証で体表の水毒を治す方剤である．

構成 防已 5g，黄耆 5g，甘草 1.5g，蒼朮 3g，生姜 1（0.8）g，大棗 3g

分析

君薬	防已	大小便を利す（神農）．水腫，風腫を療す（別録）．
臣薬	黄耆	虚を補う（神農）．気を益す（別録）．
	蒼朮	胃を暖め，穀（穀物）を消し，食を嗜む（別録）．
佐薬	甘草	気力を倍す（神農）．百薬の毒を解す（別録）．
使薬	生姜	嘔吐を止め，痰を去り，気を下す（別録）．
	大棗	中（胃腸）を補い，気を益す（別録）．

（『医方集解』による）

症状 発汗，浮腫，関節痛．

古典 風湿，脉浮，身重く汗出で悪風する者，防已黄耆湯之を主る（風湿の病気で，脈が浮で，身体が重く汗が出て悪風する者は，防已黄耆湯の主治である）『金匱要略・痙湿暍病脉証并治 第二』．

口訣 防已黄耆湯は，風湿表虚の者を治す故，自汗久しく止まず，皮表常に湿気ある者に用いて効あり．蓋し防已黄耆湯と麻杏薏甘湯とは虚実の分あり．麻杏薏甘湯は，脈浮，汗出でず，悪風する者に用いて汗を発す．防已黄耆湯は脈浮にして汗出で，悪風の者に用ひて解肌して癒ゆ．即ち傷寒中風に麻黄，桂枝の分あるが如し．身重は湿邪なり．脈浮，汗出づるは表虚する故なり．故に麻黄を以て発表せず，防已を用いてこれを駆るなり．『金匱

8 水剤：治関節剤

| 太陽 | 少陽 | 陽明 | 太陰 | 少陰 | 厥陰 | | 実 | 中間 | 虚 |

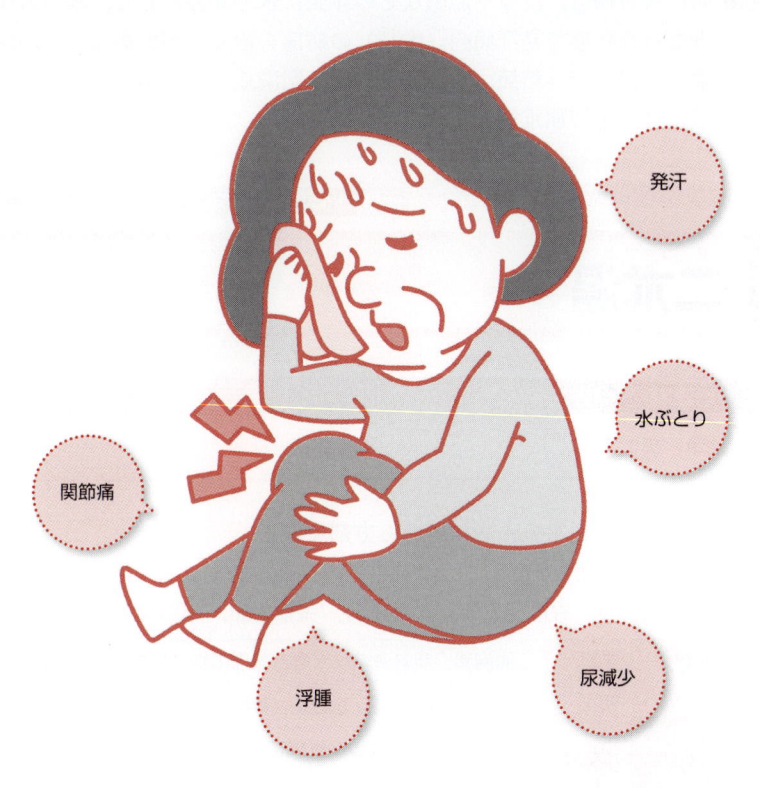

- 発汗
- 水ぶとり
- 関節痛
- 浮腫
- 尿減少

に治水治痰の諸方，防已を用うるもの，気，上に運びて，水能く下に就くに取るなり．服後，虫の行く如く及び腰以下氷の如し云々は，皆な湿気下行の徴と知るべし（防已黄耆湯は，風湿病の表虚の者を治す薬なので，自汗が長期間続き，皮膚が常に湿気ある者に用いて効果がある．防已黄耆湯と麻杏薏甘湯とは虚実の区別がある．麻杏薏甘湯は，脈浮，汗が出ず，悪風する者に用いて汗を発する効果がある．防已黄耆湯は脈浮で汗が出て，悪風する者に用いて発汗して治癒する．傷寒と中風に麻黄湯，桂枝湯の区別があるようなものである．身重は湿邪である．脈浮，汗出づるは表虚を示す．故に麻黄をもって発汗させず，防已を用いて湿邪を除くのである．『金匱要略』に水や痰を治する薬の中で，防已を用いるものは，気を上に運びて，水をよく下に導くのである．薬を服用後，虫の行くごとく，腰以下氷のごとしということは，皆な湿気が下行する徴候であると知るべきで

ある)『方函・口訣』.

解説 防已黄耆湯は，皮膚や筋肉などの体表に水分が停滞して，水分の代謝障害となった状態で発汗傾向（虚証）の病態を治す方剤である．変形性膝関節症，ヘバーデン結節，変形性脊椎症，肥満症などに用いる．より実証の病態には，越婢加朮湯を用いる．

太陽 **少陽** 陽明 太陰 少陰 厥陰　実 **中間** 虚

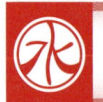

二朮湯 (にじゅつとう)

適応
ツムラ ・五十肩

方意 二朮湯は，通常五十肩に用いる方剤である．

構成 半夏4g, 陳皮2.5g, 茯苓2.5g, 生姜1g, 甘草1g, 蒼朮3g, 白朮2.5g, 天南星2.5g, 香附子2.5g, 黄芩2.5g, 羌活2.5g, 威霊仙2.5g

分析

君薬	半夏	心腹胸膈，痰熱満結（水毒と熱邪の結合）を消す（別録）．
	蒼朮	風寒湿痺（関節炎）を治す（神農）．
臣薬	天南星	風を治し，血を散じ，気温にして燥し，湿に勝ち，痰を除く（備要）．
	白朮	胃を暖め，穀（穀物）を消し，食を嗜む（別録）．
	生姜	嘔吐を止め，痰を去り，気を下す（別録）．
	茯苓	気力を益し，神（精神）を保ち，中（胃腸）を守る（別録）．
	黄芩	痰熱，胃中の熱を療す（別録）．肺火（肺が炎症により熱を持つこと）を泄す（珍珠嚢）．
佐薬	香附子	気を調え，鬱を開く（備要）．
	羌活	風湿相搏ち（風と湿の邪気が相い集まること），本経（太陽膀胱経，足少陰腎経，足獗陰肝経）の頭痛を治す（備要）．
	威霊仙	一切の風湿痰気，冷痛の諸病を治す（備要）．
	陳皮	気を下し，嘔欬（吐き気を伴う咳）を止む（別録）．
使薬	甘草	気力を倍す（神農）．百薬の毒を解す（別録）．

8　水剤：治関節剤

薬方の由来　二陳湯（半夏，陳皮，茯苓，甘草，生姜）に蒼朮，白朮，天南星，香附子，黄芩，羌活，威霊仙を加えたものである．

症状　主に肩関節の運動障害，疼痛，だるさなど．

古典　二朮湯は，痰飲，雙臂痛む者を治す．又手臂痛むを治す．これ上焦の湿痰，経絡中を横行して痛を作すなり（二朮湯は，水毒により両方の腕が痛む者を治す．また手臂が痛むものを治す．これは上半身の水毒が，経絡の中を巡って痛を作すのである）『万病回春・臂痛』．

解説　二朮湯は，痰飲（水毒）によって生ずる肩痛を治す処方である．原典には，上焦の湿痰（水毒）が，経絡の中に存在するために疼痛を生ずるとある．

太陽　少陽　陽明　太陰　少陰　厥陰　　実　中間　虚

麻杏薏甘湯（まきょうよくかんとう）

適応

ツムラ　クラシエ	・関節痛，神経痛，筋肉痛
コタロー	・関節・筋肉リウマチ，神経痛，イボ

方意　麻杏薏甘湯は，体表に存在する風湿の邪気を治す方剤である．

構成　麻黄4g，甘草2g，薏苡仁10g，杏仁3g

分析

君薬	麻黄	表（身体表面）を発し，汗出づ．欬逆上気（激しい咳）を止む（神農）．邪悪の気を泄す（別録）．
臣薬	杏仁	欬逆上気を治す（神農）．
佐薬	薏苡仁	筋骨中の邪気不仁（邪気による知覚障害）を除き，腸胃を利し，水腫を消す（別録）．
使薬	甘草	気力を倍にする（神農）．百薬の毒を解す（別録）．

（君臣佐便は高山宏世による）

症状　関節痛，疣．

古典　病者，一身尽く疼み発熱し，日晡所に劇しき者，風湿と名づく．此の病，汗出でて風に当る傷られ，或は久しく冷を取に傷られて致す所なり．麻黄杏仁薏苡甘草湯を与うべし（病人が，身体中が痛み発熱し，日暮頃になる

とひどくなる病気を風湿と名づける．この病気は，汗が出ている時に風に当たって，傷られ，あるいは長い間，身体を冷やした結果として起こり，治療は麻黄杏仁薏苡甘草湯を与うべきである）『金匱要略・痙湿暍病脉証并治 第二』．

口訣 麻杏薏甘湯は，風湿の流注して痛み解せざる者を治す．蓋しこの症，風湿皮膚にありて，未だ関節に至らざる故に，発熱身疼痛するのみ．この方にて強く発汗すべし（麻杏薏甘湯は，風湿の邪が関節を侵して痛む者を治す．風湿の邪が皮膚にあって，まだ関節に至らざる時には，発熱，身疼痛するだけであり，麻杏薏甘湯で強く発汗すべきである）『方函・口訣』．

解説 実証の関節炎や疣に用いる．

太陽　少陽　陽明　太陰　**少陰**　厥陰　　実　中間　**虚**

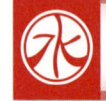

大防風湯（和剤局方）

適応

ツムラ ・関節がはれて痛み，麻痺，強直して屈伸しがたいものの次の諸症：下肢の関節リウマチ，慢性関節炎，痛風

方意 大防風湯は，気血両虚で慢性の関節炎を伴うものを治す方剤である．

構成 当帰 3 g，芍薬 3 g，地黄 3 g，川芎 2 g，蒼朮 3 g，人参 1.5g，甘草 1.5g，黄耆 3 g，大棗 1.5g，乾姜 1 g，附子 1 g，羌活 1.5g，防風 3 g，杜仲 3 g，牛膝 1.5g

薬方の由来 八珍湯（当帰，芍薬，地黄，川芎，蒼朮，人参，甘草，茯苓）から茯苓を去り，黄耆，大棗，乾姜，附子，羌活，防風，杜仲，牛膝を加えたものである．

症状 慢性の関節痛．

古典 大防風湯，風を袪り気を順らし，血脈を活かし，筋骨を壮にし，寒湿を除き，冷気を逐う．又，痢を患うの後，脚痛み痿弱にして行履すること能わず，名づけて痢風という，或は，両膝腫れ大いに痛み，髀脛枯腊して，ただ皮骨存し，拘攣踜臥して，屈伸すること能わず，名づけて曰く鶴膝風という．之を服せば，気血流暢して，肌肉漸く生じ，自然に行履して故の如

し（大防風湯は，風を去り気を巡らし，血脈を活かし，筋骨を壯にし，寒湿を除き，冷気を逐う効能がある．下痢症の後，脚が痛み萎縮して弱り歩行することができないものを，名づけて痺風という．両膝が腫れ大いに痛み，下腿は痩せて皮骨のみの状態で，引きつって横になり，屈伸することができないのを鶴膝風という．大防風湯を服用すると，気血は順調に流れ，筋肉は徐々に生じ，以前のように回復する）『太平恵民和剤局方・巻之一 治諸風』．

口訣 大防風湯は，『百一選方』には鶴膝風の主剤とし，『局方』には麻痺痿軟の套剤とすれども，その目的は脛枯錯とか風湿挟虚とか云ひ，気血衰弱の候がなければ候なし．もし実する者に与ふれば却って害あり（大防風湯は，『百一選方』には鶴膝風の主剤とし，『和剤局方』には麻痺萎縮した下肢の常套の剤であるが，その目標は下腿は痩せている，風湿の邪が虚証を挟んでいる．気血衰弱の候がなければ効果はない．もし実証の者に薬を与えるとかえって害がある）『方函・口訣』．

解説 大防風湯は，八珍湯の加減方に附子と関節の薬を加えたものであり，慢性の冷えがあり気血両虚証を伴う関節炎に用いる方剤である．

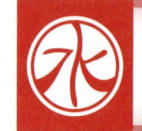

六味丸（六味地黄丸）（小児薬証直訣）

適応

ツムラ **クラシエ** ・疲れやすくて尿量減少または多尿で，ときに口渇があるものの次の諸症：排尿困難，頻尿，むくみ，かゆみ

方意 小児腎陰虚の基本方剤である．

構成 地黄5g，山茱萸3g，山薬3g，沢瀉3g，茯苓3g，牡丹皮3g

分析

君薬	地黄	五臓内傷不足を補い，血脈を通じ，気力を益す（別録）．
臣薬	山茱萸	陰を強くし，精を益し，五臓を安んず（別録）．
	山薬	中（胃腸）を補い，気力を益す（神農）．虚労羸痩（やせ衰えること）を治し，五臓を充たす（別録）．
佐薬	牡丹皮	血を和し，血を生じ，血を涼し，血中の伏火を治す（綱目）．
	茯苓	気力を益し，神（精神）を保ち，中を守る（別録）．
使薬	沢瀉	風寒湿痺（関節炎）を治す．水（水毒）を消す（神農）．

（君臣佐便は高山宏世による）

薬方の由来 『小児薬証直訣』の中で，宋の銭乙が小児の腎虚証に用いるために八味地黄丸より，桂皮と附子を抜いたものである．

症状 腰がだるい，腰痛，尿減少，口渇，耳鳴り，目のかすみ，眩暈．

古典 地黄丸，腎虚失音，囟開不合，神不足，目中白睛多く，面色㿠白等を治す（六味地黄丸は，腎虚で言語遅滞，大泉門の閉鎖遅延，精神遅滞，眼の中の白い睛〔ひとみ〕が多く，顔色が白色であるものを治す）『小児薬証直訣・巻下 諸方』．

解説 清の時代の方剤の教科書『刪補名医方論』巻二では，「六味地黄丸は腎精不足，虚火炎上を治す」とある．現代中国の文献もすべてこれを踏襲している．実際は，足腰がだるく，尿減少，口渇，耳鳴り，目のかすみ，眩暈，踵の疼痛などの腎虚の場合に用いる．脾胃虚証で下痢傾向のあるものには用いるべきではない．

8 水剤：滋陰剤

| 太陽 | 少陽 | 陽明 | 太陰 | **少陰** | 厥陰 | | 実 | **中間** | 虚 |

- 耳鳴り
- 口渇
- 尿減少
- 腰痛
- 臍下不仁

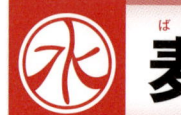

麦門冬湯（金匱要略）

適応

ツムラ **クラシエ**：痰の切れにくい咳，気管支炎，気管支ぜんそく

コタロー：
- こみ上げてくるような強い咳をして顔が赤くなるもの，通常喀痰は少量でねばく，喀出困難であり，時には喀痰に血滴のあるもの，あるいはのぼせて咽喉がかわき，咽喉に異物感があるもの
- 気管支炎，気管支喘息，胸部疾患の咳嗽

方意	全身の津液が障害され呼吸器障害を呈する病態を治す方剤である．	
構成	麦門冬10g，半夏5g，人参2g，甘草2g，粳米5g，大棗3g	

分析

君薬	麦門冬	胃絡脈絶え，羸痩（やせ衰えること），短気（息切れ）するを治す（神農）．陰を強め，精を益し，穀（穀物）を消し，中（胃腸）を調え，神（精神）を保ち，肺気を定む（別録）．
臣薬	半夏	心腹胸膈，痰熱満結（水毒と熱邪の結合）を消す．欬嗽，上気（喘息様の呼吸困難）を治す．嘔逆を治す（別録）．
佐薬	人参	五臓を補う（神農）．中を調う（別録）．
使薬	粳米	気を益し，煩を止め，渇を止める（別録）．
	甘草	気力を倍にする（神農）．百薬の毒を解す（別録）．
	大棗	中を補い，気を益す（別録）．

（君臣佐使は高山宏世による）

症状 咳などに用いる．

古典 大逆上気，咽喉不利，逆を止め，気を下す者，麦門冬湯之を主る（気が大いに上逆して，咽喉の違和感があり，逆を止め，気を下すのは，麦門冬湯の主治である）『金匱要略・肺痿肺癰欬嗽上気病脈証并治 第七』．

口訣 肺痿，咳唾，涎沫止まず，咽燥いて渇する者に用ふる（麦門冬湯は，肺痿〔肺結核様疾患〕，咳や唾液が止まず，咽は乾いて口渇する者に用いる）『方函・口訣』．

解説 喩昌は麦門冬湯は「胃中の津液が枯燥し，虚火上炎の証である」と述べている．痰が咽にへばり付いて，発作性に強く咳き込む時に効果がある．妊娠咳，気管支炎，気管支喘息，花粉症，シェーグレン症候群，感冒などに用いる．葉天士は医案の中で胃の津液の低下した病態を治療している．

| 太陽 | 少陽 | 陽明 | 太陰 | 少陰 | 厥陰 |

8　水剤：滋陰剤

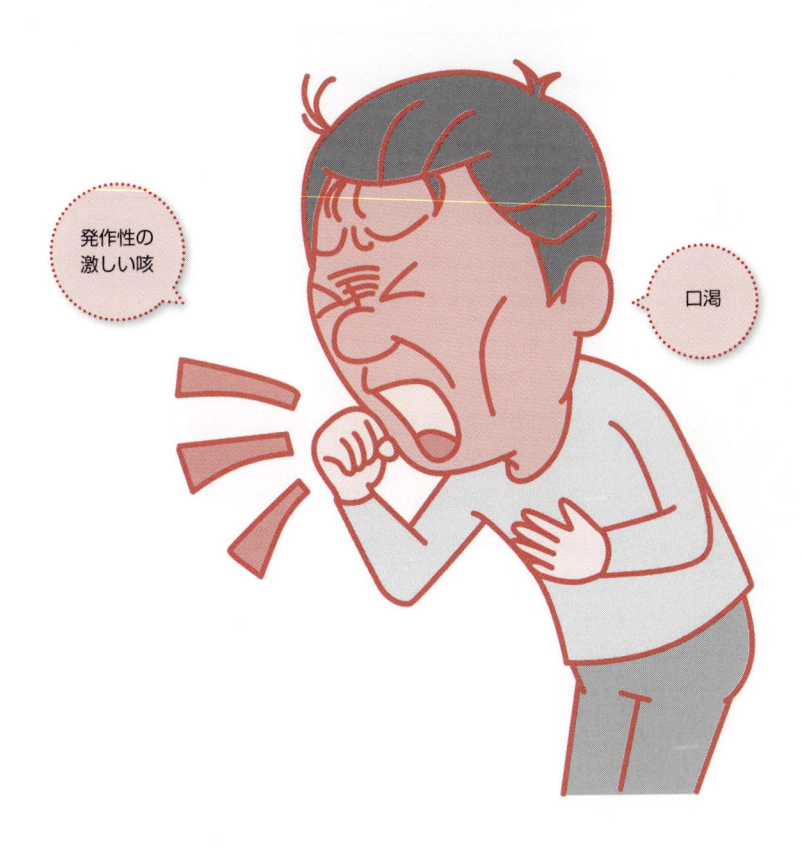

| 実 | 中間 | 虚 |

発作性の
激しい咳

口渇

太陽 少陽 陽明 **太陰** 少陰 厥陰　実 中間 **虚**

滋陰降火湯（万病回春）
（じいんこうかとう）

適応

ツムラ　・のどにうるおいがなく痰の出なくて咳こむもの

方意　血虚と津液欠乏による咳嗽，寝汗，発熱を治す方剤である．
構成　当帰2.5g，芍薬2.5g，地黄2.5g，黄柏1.5g，知母1.5g，陳皮2.5g，蒼朮3g，甘草1.5g，麦門冬2.5g，天門冬2.5g

分析

君薬	地黄	五臓内傷不足を補い，血脈を通じ，気力を益す（別録）．
臣薬	芍薬	血脈を通順し，中（胃腸）を緩にす（別録）．
	当帰	五臓を補い，肌肉を生ず（別録）．
佐薬	麦門冬	陰を強め，精を益し，穀（穀物）を消し，中を調え，神（精神）を保ち，肺気を定む（別録）．
	天門冬	肺火（肺が炎症により熱を持つこと）を瀉し（強く排除する），腎水を補い，燥痰を潤す（備要）．
	知母	消渇（糖尿病），熱中を治し，邪気を除く（神農）．
	黄柏	五臓，腸胃の結熱を治す（神農）．
	陳皮	逆気を治す．水穀を利す（神農）．
使薬	蒼朮	胃を暖め，穀を消し，食を嗜む（別録）．
	甘草	気力を倍す（神農）．百薬の毒を解す（別録）．

（君臣佐便は高山宏世による）

薬方の由来　四物湯から川芎を抜き，黄柏，知母，陳皮，蒼朮，甘草，麦門冬，天門冬を加えたものである．
症状　咳，痰．
古典　滋陰降火湯は，陰虚火動，発熱咳嗽，吐痰喘急，盗汗口乾を治す．此の方と六味地黄丸相兼ねて之を服せば，大いに虚労を補い神効あり（滋陰降火湯は，陰虚により虚火が生じ動，発熱，咳嗽，痰を吐き，喘々して，寝汗や口乾を治す．滋陰降火湯と六味地黄丸を合方して服用すると，虚労病を補い神効がある）『万病回春・虚労』．

8　水剤：滋陰剤

口訣　滋陰降火湯は，虚火上炎して喉瘡を生ずる者を治す．肺痿の末症，陰火喉癬と称するもの一旦は効あれども全治すること能はず（滋陰降火湯は，虚火上炎して喉瘡を生ずる者を治す．肺痿〔肺結核様疾患〕の末期や陰火喉癬〔喉頭結核様疾患〕には一旦は効果はあるが全治することはない）『方函・口訣』．

解説　血虚と津液欠乏による様々な症状に対して有効である．乾燥した咳嗽や寝汗，発熱などの症状を治す．

太陽　**少陽**　陽明　太陰　少陰　厥陰　　実　中間　**虚**

水 滋陰至宝湯（万病回春）
（じいんしほうとう）

適応
ツムラ　・虚弱なものの慢性のせき・たん

方意　虚証の慢性咳嗽に用いる方剤である．
構成　当帰3g，芍薬3g，麦門冬3g，陳皮3g，地骨皮3g，香附子3g，知母3g，貝母2g，甘草1g，薄荷1g，柴胡3g，白朮3g，茯苓3g

分析

君薬	柴胡	心腹腸胃中の結気を治す（神農）．心下の煩熱，諸の痰熱（水毒と熱邪）結実，胸中邪逆（病邪）を除く（別録）．
臣薬	芍薬	血脈を通順し，中（胃腸）を緩にす（別録）．
佐薬	当帰	五臓を補い，肌肉を生ず（別録）．
	白朮	胃を暖め，穀（穀物）を消し，食を嗜む（別録）．
	茯苓	気力を益し，神（精神）を保ち，中を守る（別録）．
	麦門冬	陰を強め，精を益し，穀を消し，中を調え，神を保ち，肺気を定む（別録）．
	貝母	咳嗽，上気（喘息様の呼吸困難）するを療す．煩熱，渇を止める（別録）．
	知母	消渇（糖尿病），熱中を治し，邪気を除く（神農）．
	地骨皮	下焦（臍より下部），肝腎の虚熱を去る（綱目）．
使薬	甘草	気力を倍す（神農）．百薬の毒を解す（別録）．

使薬	陳皮	気を下し，嘔欬（吐き気を伴う咳）を止む（別録）．
	薄荷	頭目を清し，風熱を除く（李東垣）．
	香附子	気を調え，鬱を開く（備要）．

（君臣佐使は高山宏世による）

薬方の由来 逍遙散より，生姜を抜き，麦門冬，貝母，知母，陳皮，地骨皮，香附子を加えたものである．

症状 咳嗽．

古典 滋陰至宝湯は，婦人諸虚百損，五労七傷，經脈不調，肢体羸痩するを治す（滋陰至宝湯は，婦人の諸々の虚証で百損，五労七傷，月経不順，四肢の羸痩するのを治す）『万病回春・虚労』．

口訣 体力低下した人，虚弱体質の人の，慢性に経過した咳嗽に用いる〔山田光胤〕．

解説 虚証の慢性咳嗽の薬であり，間質性肺炎や肺線維症に用いられる．加味逍遙散の証に似ているが，腹証は柴胡桂枝乾姜湯に類似している．

9 皮膚外科剤

　皮膚外科剤は，体表部の病変（主に皮膚疾患）と体内の化膿性病変を治療する方剤に分けることができる．体表部の病変には，化膿性皮膚疾患や湿疹などの皮膚疾患を含み，体内の化膿性病変は，急性虫垂炎などを含んでいる．また，歯科疾患の方剤も本篇にて解説する．大黄牡丹皮湯，排膿散及湯，乙字湯，立効散などが代表薬である．

　皮膚疾患に用いられる方剤は，当帰飲子（血剤），十全大補湯（気剤），黄連解毒湯（涼剤），白虎加人参湯（涼剤），十味敗毒湯（涼剤）、消風散（涼剤），清上防風湯（涼剤），温清飲（涼剤），荊芥連翹湯（涼剤），柴胡清肝湯（涼剤），治頭瘡一方（涼剤），温経湯（温剤），黄耆建中湯（温剤）など多数みられ，血剤，気剤，涼剤，温剤の中で，すでに述べられている．ここでは，そこから漏れた方剤をまとめて解説する．

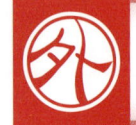

大黄牡丹皮湯（金匱要略）
だいおうぼたんぴとう

適応

ツムラ
- 比較的体力があり，下腹部痛があって，便秘しがちなものの次の諸症：月経不順，月経困難，便秘，痔疾

コタロー
- 盲腸部に圧痛や宿便があり，大便は硬く，皮膚は紫赤色あるいは暗赤色を呈し，鬱血または出血の傾向があるもの
- 常習便秘，動脈硬化，月経不順による諸種の障害，更年期障害，湿疹，蕁麻疹，にきび，腫物，膀胱カタル

方意 大黄牡丹皮湯は，腹部の瘀血と熱を除く方剤である．

構成 大黄2g，牡丹皮4g，桃仁4g，冬瓜子6g，芒硝1.8g

分析

君薬	大黄	瘀血を下す．腸胃を蕩滌（洗い流す）す（神農）．
	牡丹皮	癥堅（腫瘤），瘀血，腸胃に留め舎るを除く（神農）．
臣薬	芒硝	六腑の積聚（腫瘤）を逐う（神農）．
佐薬	桃仁	瘀血，血閉（無月経），癥瘕（腫瘤），邪気を治す（神農）．
使薬	冬瓜子	小腹水脹（下腹部に水毒が溜まって張ること），小便を利し，渇を止む（別録）．

古典 腸癰なる者，少腹腫痞し，之を按じて即ち痛み，淋の如くにして，小便自調し．時時発熱し，自汗出で，復た悪寒す．其の脉，遅，緊なるは，膿未だ成らず．之を下すべし，当に血あるべし．脉洪数なるは，膿已に成る，下すべからざるなり．大黄牡丹湯之を主る（腸癰という病気は，下腹部が腫れてつかえたようになって，これを按圧すると痛み，膀胱炎の排尿痛のような痛みが起こるが，尿は普通に出て，時々発熱し，汗が自然に出て，また悪寒する．脈が遅，緊であるのは，まだ化膿していない．瘀血が存在しているのであり，これは大黄牡丹湯で下すべきである．脈が洪数であるのはすでに化膿しているので，下すべきではない）『金匱要略・瘡癰腸癰浸淫病の脉証并治 第十八』．

口訣 大黄牡丹皮湯，臍下に堅塊あり之を按じて即ち痛み及び便に膿血ある者を治す（大黄牡丹皮湯は，臍下に堅い塊があり，これを按じると痛み，便に膿血ある者を治す）『方極』．大黄牡丹皮湯，腸癰膿潰以前に用いる薬であ

9 皮膚外科剤

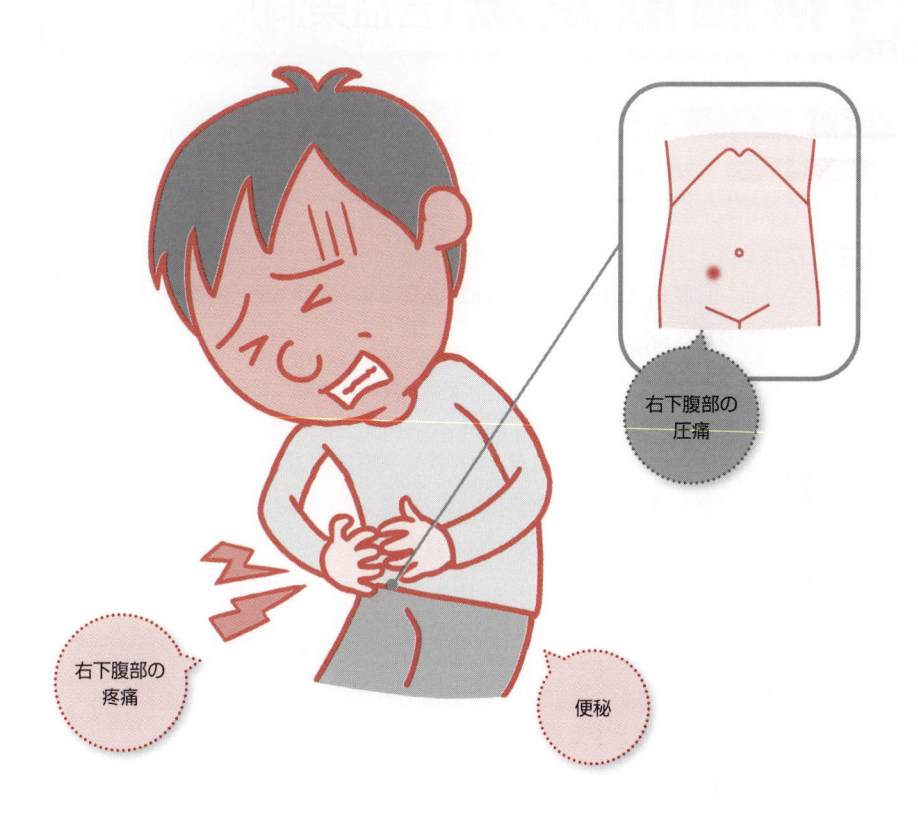

| 太陽 | 少陽 | **陽明** | 太陰 | 少陰 | 厥陰 | | **実** | 中間 | 虚 |

右下腹部の圧痛

右下腹部の疼痛

便秘

　るが，その方は桃核承気湯と相似ている．故に先輩は，瘀血衝逆に運用する．凡そ桃核承気湯の証にして，小便不利する者は，この方に宜し．その他内痔，毒淋，便毒に用いて効あり．皆な排血利尿の効あるが故なり（大黄牡丹皮湯は，急性虫垂炎で膿が破裂して広がり腹膜炎になる前の薬であるが，桃核承気湯と似ている．よって先輩は，瘀血が上に衝き上がった病態に用いた．桃核承気湯証で尿減少するものは此方でよい．その他，内痔，化膿性尿道炎，感染性大腸炎に用いて効果がある．皆な瘀血を除き利尿の効果があるためである『方函・口訣』．

解説 大黄牡丹皮湯は，腸癰（急性虫垂炎）を治療するため作られた方剤である．大黄牡丹皮湯証の要点は，陽性，便秘，右下腹で抵抗と圧痛である．肛門周囲炎や骨盤内感染症にも用いられる．

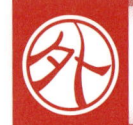

外 排膿散及湯（吉益東洞）

適応
ツムラ **クラシエ** ・患部が発赤，腫脹して疼痛をともなった化膿症，瘍，癤，面疔，その他癤腫症

方意 化膿性疾患に用いる方剤である．

構成 桔梗4g，枳実3（2）g，芍薬3g，甘草3g，大棗3g，生姜1（0.5）g

分析

君薬	桔梗	喉咽痛を利す（別録）．
臣薬	枳実	胸脇の痰癖（水毒）を除き，停水（水毒）を逐い，結実を破り，脹満を消す（別録）．
佐薬	芍薬	堅積（腫瘤）を破る（神農）．気を益す（別録）．
	甘草	気力を倍す（神農）．百薬の毒を解す（別録）．
使薬	大棗	中（胃腸）を補い，気を益す（別録）．
	生姜	嘔吐を止め，痰を去り，気を下す（別録）．

（君臣佐便は高山宏世による）

薬方の由来 『金匱要略』の排膿散と排膿湯の合方であるが，枳実芍薬散と桔梗湯の合方と考えることもできる．

解説 化膿性の皮膚や内臓の病変に用いる．排膿散及湯は，排膿湯と排膿散の合方であるが，排膿湯は，桔梗，甘草，大棗，生姜から成り，化膿性病変の初期に用い，排膿散は，枳実，芍薬，桔梗から成り，化膿性病変のやや進行した病態に用いられる．排膿散及湯は，化膿性病変の時期に関係なく用いられる．にきびなどには，清上防風湯などと合方して用いられる．化膿性扁桃炎では，小柴胡湯加桔梗石膏と合方して使用する場合がある．虫垂炎では，大黄牡丹皮湯と合方する場合がある．

9　皮膚外科剤

| 太陽 | 少陽 | 陽明 | 太陰 | 少陰 | 厥陰 | | 実 | 中間 | 虚 |

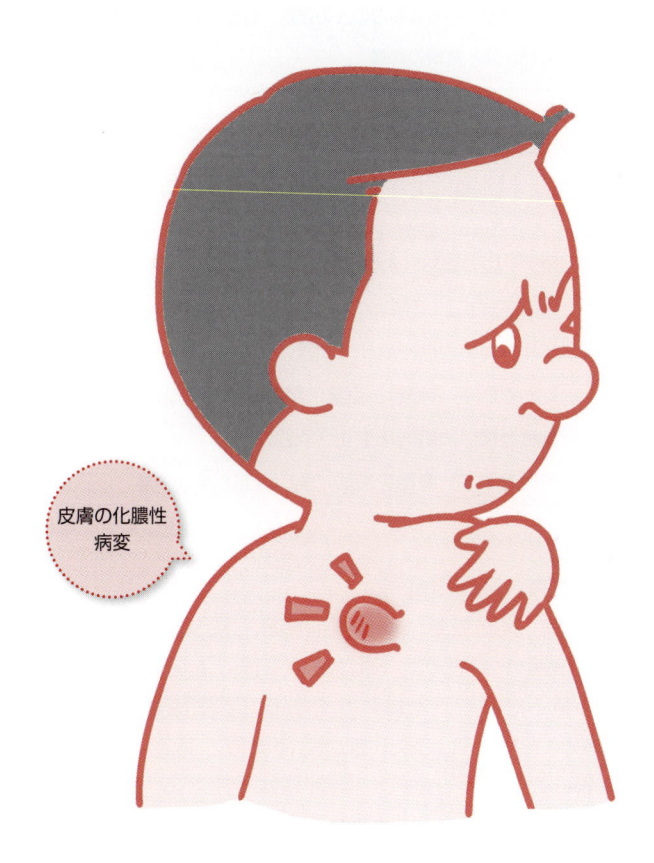

皮膚の化膿性病変

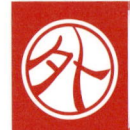

乙字湯 (原南陽)

おつじとう

外

適応

ツムラ	・病状がそれほど激しくなく，体力が中位で衰弱していないものの次の諸症：キレ痔，イボ痔
クラシエ	・大便がかたくて便秘傾向のあるものの次の諸症：痔核（いぼ痔），きれ痔，便秘
コタロー	・痔核，脱肛，肛門出血，痔疾の疼痛

方意 乙字湯は，痔疾患に用いる方剤である．

構成 柴胡5g，大黄0.5（1）g，升麻1（1.5）g，黄芩3g，甘草2g，当帰6g

分析

君薬	柴胡	心腹腸胃中の結気（気が結ばれて滞る状態）を治す（神農）．心下の煩熱，諸の痰熱（水毒と熱邪）結実，胸中邪逆を除く（病邪）（別録）．
臣薬	升麻	百毒を解する（別録）．胃中の清気を升らす（李東垣）．
佐薬	黄芩	痰熱，胃中の熱を療す（別録）．
使薬	甘草	気力を倍す（神農）．百薬の毒を解す（別録）．
	当帰	五臓を補い，肌肉を生ず（別録）．
	大黄	瘀血を下す．腸胃を蕩滌（洗い流す）す（神農）．

（君臣佐便は高山宏世による）

症状 痔核症状，肛門痛，肛門出血．

古典 乙字湯は，痔疾，脱肛痛楚，或は下血腸風，或は前陰痒痛する者を理す．諸瘡疥誤って枯薬にて洗伝し，頓に癒ゆる後，上逆鬱冒気癖の如く，繊憂細慮，或は心気不定の者，並にこれを主る（乙字湯は，痔疾患，脱肛で痛みが強いもの，大腸炎による下血，陰部湿疹，諸々の瘡疥を誤治して洗い，急に改善した後に，上逆して精神症状を生ずるものを主治する）『方函・口訣』．

口訣 乙字湯は，原南陽の経験にて，諸痔疾，脱肛，痛楚甚しく，或は前陰痒痛，心気不定の者を治す．南陽は柴胡・升麻を升提の意に用いたれども，やはり湿熱清解の効に取るがよし．その内升麻は古より犀角の代用にして止血の効あり．此方は甘草を多量にせざれば効なし（乙字湯は，原南陽の経験方であり，諸々の痔疾患，脱肛，痛みが強いもの，あるいは陰部湿疹，精神障害のある者を治す．原南陽は柴胡と升麻を升提の意に用いたけ

9　皮膚外科剤

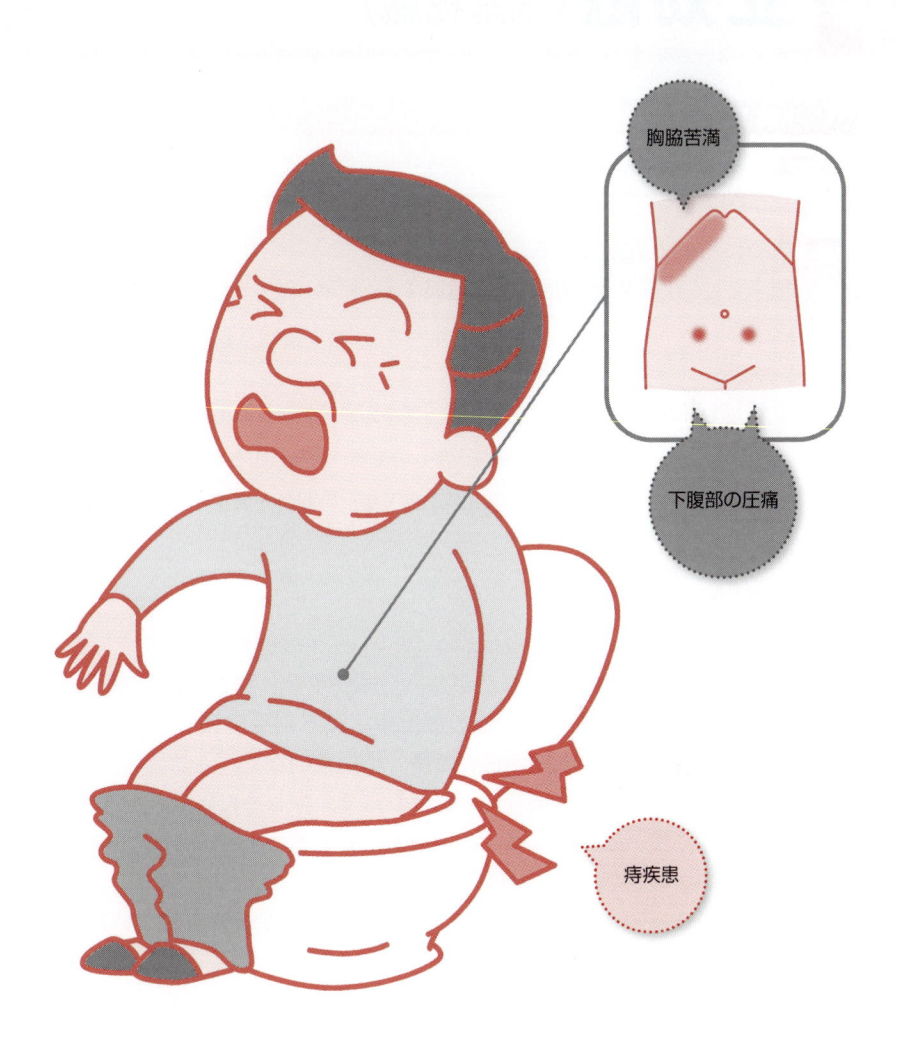

| 太陽 | 少陽 | 陽明 | 太陰 | 少陰 | 厥陰 | | 実 | 中間 | 虚 |

胸脇苦満

下腹部の圧痛

痔疾患

れども，やはり湿熱清解の効果を取る方がよい．その内の升麻は古より犀角の代用に用いて止血の効あり．この方は甘草を多量に用いなければ効はない）『方函・口訣』．

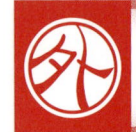

立効散 (蘭室秘蔵)
りっこうさん

適応

ツムラ ・抜歯後の疼痛，歯痛

方意 歯痛に用いる方剤である．

構成 細辛2g，升麻2g，防風2g，竜胆1g，甘草1.5g

分析

君薬	細辛	中（胃腸）を温め，気を下し，痰を破り，水道を利す（水のめぐりをよくする）（別録）．
臣薬	升麻	百毒を解する（別録）．胃中の清気を升らす（李東垣）．
佐薬	防風	上焦（横隔膜より上部）の風邪，頭痛目眩を治す（備要）．
	竜胆	肝胆の火，下焦（臍より下部）の湿熱を瀉す（強く排除する）（備要）．
使薬	甘草	気力を倍にする（神農）．百薬の毒を解する（別録）．

(君臣佐便は高山宏世による)

古典 立効散は，牙歯，痛んで忍びがたく，頭脳項背に及び，微し寒飲を悪み，大いに熱飲を悪むを治す．その脈上中下の三部陽虚にして陰盛なり．これ，五臓内に盛んに六腑陽道の脈微，小便滑数なり（立効散は，虫歯が耐えがたく痛み，頭脳や項背に疼痛は及んで，少し冷たい飲み物を嫌い，また，ひどく熱い飲み物も嫌うのを治す．その脈の上中下の三部の脈の状態は，陽が虚の状態で，陰が盛んな状態である．これは五臓の内が盛んで，六腑の陽を反映する脈は，微であり，小便は滑らかで数が多い）『蘭室秘蔵・口歯論』．

解説 立効散は，虫歯の疼痛の専門の薬であり，「散」であるが，実際は，煎薬として作り，口の中の痛む所に含んで，口の中が乾くまで待つと，疼痛が止まるという．立効散は，『衆方規矩・牙歯門』に引用され，「牙歯疼痛を治するの神なるものなり」と記載され「神のごとく効果がある」としている．

9　皮膚外科剤

| 太陽 | 少陽 | 陽明 | 太陰 | 少陰 | 厥陰 | | 実 | 中間 | 虚 |

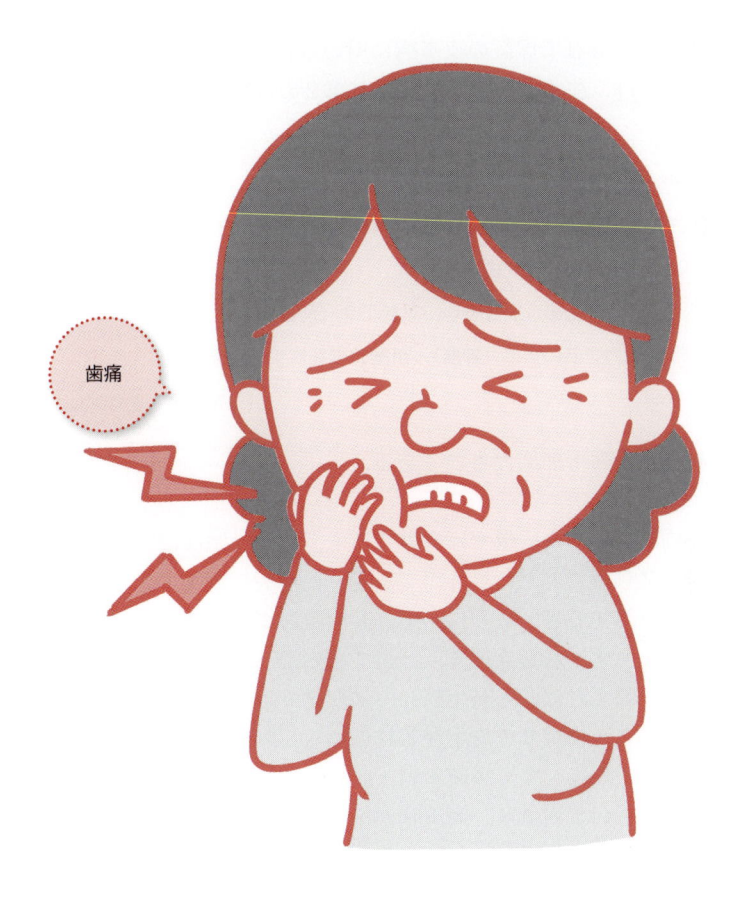

歯痛

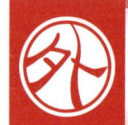

桂枝加黄耆湯（金匱要略）

適応

東洋薬行 ❶ 体力が衰えているもののねあせ，あせも

方意 桂枝加黄耆湯は，陽証で虚証の皮膚病に用いる方剤である．

構成 桂皮4g，芍薬4g，生姜1g，大棗4g，甘草2g，黄耆3g

分析

君薬	桂皮	中（胃腸）を温め，筋骨を堅くし，血脈を通ず（別録）．
臣薬	芍薬	血脈を通順し，中を緩にす（別録）．
	黄耆	虚を補う（神農）．気を益す（別録）．
佐薬	大棗	中を補い，気を益す（別録）．
	生姜	嘔吐を止め，痰を去り，気を下す（別録）．
使薬	甘草	気力を倍にする（神農）．百薬の毒を解す（別録）．

（『医宗金鑑』を参考にした）

薬方の由来 桂枝湯に黄耆を加えたものである．

症状 湿疹．

古典 黄汗の病，両脛自ら冷ゆ，仮令ば発熱するも，此れは歴節に属す．食し已りて汗出で，又身常に暮れに盗汗出づる者，此れ労気なり．若し汗出で已って，反って発熱する者，久々にして，其の身必ず甲錯す．発熱止まざる者，必ず悪瘡を生ず．若し身重く，汗出で已って，輒ち軽き者，久々にして必ず身瞤し，瞤すれば即ち胸中痛む．又腰より以上必ず汗出で，下汗なく，腰髖，弛痛し，物有りて皮中在る状の如し，劇しき者は食すること能わず，身疼み重く頻燥して，小便不利，此れを黄汗となす，桂枝加黄耆湯之を主る（黄汗という病気は，両下腿が冷える．もし発熱すれば，これは歴節という病気である．食後に汗が出て，夕暮れになると盗汗が出る者は，労気である．もし汗が出て発熱する者は，皮膚がかさかさになる．発熱が続く者は，必ず皮膚にでき物が生ずる．もし身体が重く，汗が出て身体が軽くなり，それが長引くと身体がぴくぴくして，胸が痛むのである．また腰から上が必ず汗が出て，腰以下に汗はなく，腰がだるく痛み，何か物が皮膚の中にあるような感じがして，ひどい時は食べることができない

9　皮膚外科剤

| 太陽 | 少陽 | 陽明 | 太陰 | 少陰 | 厥陰 | | 実 | 中間 | 虚 |

アトピー性皮膚炎

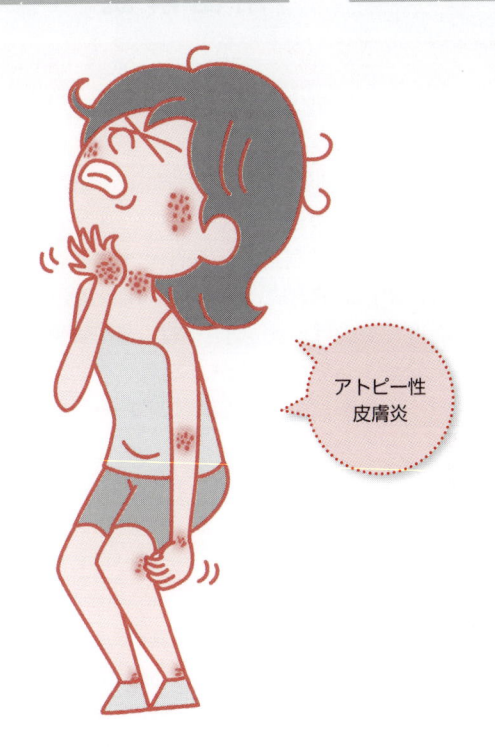

ほどで，身体が痛み重くなって煩燥して，尿は少なくなる，これを黄汗と言う．桂枝加黄耆湯の主治である）『金匱要略・水気病脉証并治 第十四』．諸病黄家，但だ其の小便を利す，仮令ば，脉浮なるは，当に汗を以て之を解す．桂枝加黄耆湯に宜し，之を主る（黄疸病の人の治療には，尿をよく出すとよい．脈が浮であれば，発汗法で治療する．桂枝加黄耆湯で治療するのが宜しい）『金匱要略・黄疸病脉証并治 第十五』．

口訣　桂枝加黄耆湯は，能く盗汗を治す．また当帰を加え芍薬を倍して帰耆建中湯と名づけ，痘瘡及び諸瘡瘍の内托剤とす（桂枝加黄耆湯は，よく寝汗を治す．また当帰を加え芍薬を倍にして帰耆建中湯と名づけ，痘瘡および諸々の瘡瘍の内托剤とする『方函・口訣』．

解説　桂枝加黄耆湯は，陽証で，虚証のアトピー性皮膚炎などの疾患に用いられる〔山田光胤〕．具体的には，体質虚弱で，皮膚に赤みのある熱性の病態があり，痒みを伴うものに効果がある．煎薬では，荊芥末や連翹末を加味すると効果がよい．多くのアトピー性皮膚炎に応用することができる．

用 語 解 説

語　句	解　説
胃気不和（いきふわ）	胃の機能が低下し便秘やうわ言などを言い，調胃承気湯の適応証である．
胃中不和（いちゅうふわ）	胃の働きが低下して，上腹部がつかえて硬くなり下痢をして，生姜瀉心湯の適応証である．
溢飲（いついん）	水毒が四肢に到達し，発汗せずに身体が重く痛むのを言う．
陰陽（いんよう）	古代中国の哲学思想で，あらゆる物は陰と陽に分けられる．太陽の日を受ける側（背中）は，陽であり，日陰の部分は陰である．
鬱冒（うつぼう）	気分がふさいで眩暈がする病気のこと
壊証（えしょう）	誤った治療により病症がくずれた状態
噦（えつ）	しゃっくり
嘔欬（おうがい）	吐き気を伴う咳
往来寒熱（おうらいかんねつ）	悪寒のある時には熱はなく，悪寒が止むと熱が出ること
悪寒（おかん）	風に当たらなくても寒けを感じることを言う．悪寒は，身体の中から寒さを感じる．
瘀血（おけつ）	血液の循環障害と類似した病態と考えられる．全身を正常にめぐるべき血液が局所にうっ滞して病的な状態になるという概念である．瘀血の症状としては，口渇，下腹部痛，肌荒れ，皮膚のしみ，月経異常などがある．現代医学的には，血管の閉塞性病変である脳梗塞や心筋梗塞は瘀血の一種と考えられ，また，打撲，外傷，皮下出血，腫瘍，脂質異常症，子宮内膜症，子宮筋腫などの疾患が瘀血に関係があると考えられている．
欬逆倚息（がいぎゃくきそく）	咳込んで，息苦しく，横になることができないこと
欬逆上気（がいぎゃくじょうき）	激しい咳
客血内塞（きゃくけつないそく）	血液が内に停まって閉塞すること
九竅（きゅうきょう）	耳，目，口，鼻，尿道，肛門の9つの穴を言う．
胸脇苦満（きょうきょうくまん）	季肋部に充満感があって苦しく，按圧すると圧痛や抵抗を認めるもの
胸満（きょうまん）	胸が張って苦しくなること
筋急拘攣（きんきゅうこうれん）	筋肉が硬くなり引きつること
下焦（げしょう）	臍より下の腹部を指す．
血瘕（けっか）	婦人生殖器の腫瘍
結気（けっき）	気が結ばれて，滞る状態
血室（けっしつ）	子宮

語句	解　説
厥陰病（けっちんびょう）	陰証で最も重篤な状態であり，重篤な冷え，下痢，嘔吐，発汗，口渇，多尿，気が心を突き上げる，胸の中が熱く疼くなどの症状がある病気である．
血閉（けっぺい）	月経閉止
厥冷（けつれい）	四肢の末端の冷え
懸飲（けんいん）	水毒が脇下に溜まって，咳や痰が出て，胸が痛むもの．胸膜炎に相当する．
堅積（けんせき）	固定した堅い腹部の疼痛を伴う腫瘤
拘攣（こうれん）	引きつること
穀（こく）	穀物のこと
五心煩熱（ごしんはんねつ）	胸と左右の手掌，左右の足底の煩熱のこと
五臓（ごぞう）	肝臓，心臓，脾臓，肺臓，腎臓の5つを指す．
五内（ごだい）	五臓のこと．五内邪気は，五臓の邪気のこと
五労（ごろう）	五臓労のことを示す．五臓労は，肝労，心労，脾労，肺労，腎労のこと
魂魄（こんぱく）	たましいのこと
三焦（さんしょう）	上焦，中焦，下焦のことを言い，上焦は人体の横隔膜より上部を指す．中焦は横隔膜より下部で臍より上を指す．下焦は，臍より下部を指す．
支飲（しいん）	咳が出て苦しくなり，起坐呼吸の状態で，むくみがある場合を言う．
湿痺（しっぴ）	湿邪によって生じる関節炎
邪逆（じゃぎゃく）	病邪のこと
邪気不仁（じゃきふじん）	邪気による知覚障害
積聚（しゃくじゅ）	腹部の疼痛を伴う腫瘤であり，固定したものを積，固定しないものを聚という．
瀉す（しゃす）	補の反対で，病邪を強く排除すること
少陰病（しょういんびょう）	ただ寝ていたいという症状があり，冷えて下痢する病気
消渇（しょうかつ）	咽が乾いて水分を多くとり尿が多く出，糖尿病に類似した病気
傷寒（しょうかん）	インフルエンザなどの急性熱性疾患
少気（しょうき）	浅い促迫した呼吸のこと．息切れ
上気（じょうき）	喘息様の呼吸困難．気管支炎や気管支喘息に類似する疾患
上焦（じょうしょう）	横隔膜より上部を指す．

語句	解 説
小腹水脹（しょうふくすいちょう）	下腹部に水毒が溜まって張ること
少陽病（しょうようびょう）	口が苦くなったり，咽が渇いたり，眩暈がする病気．病邪が表と裏の間にある半表半裏の状態
神（しん）	精神のこと
心下痞（しんかひ）	心窩部がつかえること
心下痞鞕（しんかひこう）	心窩部の硬くてつかえる感じのあるもの
心肺三焦（しんはいさんしょう）	臓腑としての心肺と三焦（上焦，中焦，下焦）を合わせたものを指す．
心煩（しんぱん）	胸がいらいらして苦しくなること
水道（すいどう）	体内の津液（体液）の通り道を指す．
積血（せっけつ）	瘀血のこと
泄利（せつり）	泄瀉と痢疾を言う．古代では，泄瀉と痢疾の区別はされていない．ここでは，下痢のことを指す．
疝（せん）	腹や腰部の痛む病気
瘡癰（そうよう）	化膿性皮膚疾患のこと
腠理（そうり）	汗腺を指す．
太陰病（たいいんびょう）	腹満，嘔吐，下痢，時々腹痛などの症状がある病気
大風（たいふう）	脳血管障害
太陽病（たいようびょう）	太陽病とは，脈が浮で，頭や後頸部が強ばって痛みを伴い，悪寒がする病気．風邪などの急性熱病の初期によくみられる病状
痰飲（たんいん）	水毒が腸間に溜まったもの
短気（たんき）	息切れ
痰熱（たんねつ）	熱性の水毒（痰飲）のこと
痰熱満結（たんねつまんけつ）	水毒と熱邪が結合すること
痰癖（たんぺき）	脇肋に存在する水毒のこと
中（ちゅう）	胃腸を指す．
癥瘕（ちょうか）	腹内の腫瘍であり，癥は固定したもの，瘕は移動するもの
癥堅（ちょうけん）	硬くて固定した腫瘍
潮熱（ちょうねつ）	発熱が潮水のように一定の時刻に体温が上昇するもの
腸澼（ちょうへき）	血性の下痢便を生ずる急性腸炎や潰瘍性大腸炎様の疾患
腸澼泄利（ちょうへきせつり）	血性の下痢便を生じる病気
腸癰（ちょうよう）	急性虫垂炎
停水（ていすい）	水毒のこと
蕩滌（とうじょう）	洗い流すこと

語句	解　　説
吐逆（とぎゃく）	食物を嘔吐すること
肺痿（はいい）	肺結核様疾患
肺火（はいか）	肺が炎症により熱を持つこと
肺脹（はいちょう）	気管支喘息や気管支炎，肺炎などの疾患
肺癰（はいよう）	肺化膿症
肺を瀉す（はいをしゃす）	肺の病邪を取り除くこと
煩渇（はんかつ）	いらいらして口渇すること
斑疹（はんしん）	蕁麻疹，湿疹
煩躁（はんそう）	胸苦しく手足をばたばたして悶えること
煩熱（はんねつ）	発熱があって胸苦しく感じる状態
皮水（ひすい）	皮膚に水が異常に偏在して浮腫を形成するもの．浮腫の部位を按圧すると指の痕が残る．
表（ひょう）	身体表面を指す．
風寒湿痺（ふうかんしつび）	風と寒と湿の邪気によって生じた関節炎
風湿相搏（ふうしつあいうつ）	風と湿の邪気が相い集まること
風湿痺（ふうしつび）	関節リウマチ様疾患
風傷（ふうしょう）	風邪に破られたこと
風水（ふうすい）	風の邪気が人体を侵し，体内の水の代謝が障害され，浮腫を生じる．急性腎炎に類似した病態
腹皮拘急（ふくひこうきゅう）	腹直筋の攣縮
伏風（ふくふう）	風の邪気が潜んでいること
崩中漏下（ほうちゅうろうげ）	不正性器出血
満結（まんけつ）	いっぱい結びつくこと
陽気下陥（ようきげかん）	陽の気が下へ落ち込むこと
陽明病（ようめいびょう）	便秘，腹痛，腹満，口渇，大汗，腹力は充実し腹部膨満する病気
裏水（りすい）	裏（体内）に存在する水のことで，腹水のような身体の内部にある水である．
癃閉（りゅうへい）	尿閉，排尿困難
淋瀝（りんれき）	淋病，膀胱炎など
羸痩（るいそう）	やせ衰えること
瘰癧（るいれき）	リンパ節結核
冷労（れいろう）	虚労病で虚寒を伴うもの
歴節病（れきせつびょう）	関節リウマチなどの関節疾患

参 考 文 献

1. 吉益東洞：方極, 名著出版, 1981.
2. 浅田宗伯：方函・口訣, 燎原, 1983.
3. 高山宏世：腹証図解 漢方常用処方解説, 三考塾, 1993.
4. 高山宏世：古今名方 漢方処方学時習, 三考塾, 1998.
5. 寺師睦宗訓：臨床百味 本草綱目, 泰晋堂, 1992.
6. 汪 昂：医方集解, 文光図書, 台湾, 1986.
7. 羅 美：古今名医論, 天津科学技術出版社, 中国, 2000.
8. 唐 慎微：経史證類大觀本草, 国立中国医薬研究所出版, 台湾, 1986.
9. 森 立之：神農本草経, 名著出版, 1981.
10. 白井光太郎：李 時珍 国訳本草綱目, 春陽堂, 1979.
11. 呉 謙：医宗金鑑, 新文豊, 台湾, 1985.
12. 呉 儀洛：成方切用, 天津科学技術出版社, 中国, 1999.
13. 湖北中医学院：古今名方発微, 湖北科学技術出版社, 中国, 1986.
14. 北京中医学院：方剤学, 貴州科学技術出版社, 中国, 1983.
15. 許 済群ほか：高等中医薬院校教学参考叢書 方剤学, 第2版, 人民衛生出版社, 中国, 2008.
16. 許 済群ほか：高等医薬院校教材 方剤学, 人民衛生出版社, 中国, 1991.
17. 李 飛：中医薬学高級叢書 方剤学, 人民衛生出版社, 中国, 2008.
18. 黄 栄宗：医方臨床指南, 中国医薬出版社, 中国, 1998.
19. 臧 堃堂：中医臨床方剤学, 人民軍医出版社, 中国, 1996.
20. 朱 建平：中医方剤学発展史, 学苑出版社, 中国, 2009.
21. 王 綿之：方剤学講稿, 人民衛生出版社, 中国, 2006.
22. 劉 喜平：方剤学筆記図解, 化学工業出版社, 中国, 2009.
23. 方 文賢：中医名方臨床秘用, 中国中医薬出版社, 中国, 1993.
24. 連 建偉：歴代名方精編, 浙江科学技術出版社, 中国, 1987.
25. 神戸中医学研究会：中医臨床のための方剤学, 医歯薬出版, 1992.
26. 神戸中医学研究会：中医処方解説, 医歯薬出版, 1982.
27. 吉富 兵衛：和訓万病回春, 緑書房, 1986.
28. 南京中医学院：創医会学術部訳 方剤学, 燎原, 1989.
29. 森 由雄：入門傷寒論, 南山堂, 2007.
30. 森 由雄：入門金匱要略, 南山堂, 2010.
31. 張 元素：珍珠嚢・珍珠嚢補遺薬性賦, 学苑出版社, 中国, 2011.
32. 森 立之：本草経攷注, 学苑出版社, 中国, 2002.
33. 大塚敬節ほか：漢方診療医典, 南山堂, 1988.
34. 大塚敬節：漢方医学, 創元社, 1988.
35. 森 由雄：初学者のための漢方入門, 源草社, 2010.
36. 森 由雄：神農本草経解説, 源草社, 2011.
37. 日本漢方協会学術部：傷寒論雑病論, 東洋学術出版社, 1986.
38. 荒木性次：新古方薬嚢, 方術信和会, 1989.
39. 長谷川弥人：浅田宗伯選集, 谷口書店, 1988.
40. 創医会学術部：漢方用語大辞典, 燎原, 1991.
41. 宮脇浩志：新訂方剤学, 燎原, 1989.
42. 西山英雄：漢方医語辞典, 創元社, 1976.
43. 江蘇新医学院：中薬大辞典, 小学館, 1985.
44. 山田光胤：漢方処方応用の実際, 南山堂, 1990.
45. 何 瑭：医学管見, 人民衛生出版社, 中国, 2003.

漢方方剤索引

あ

安中散 …………………………… 136

い

胃苓湯 …………………………… 227
茵蔯蒿湯 ………………………… 90
茵蔯五苓散 ……………………… 224

う

温経湯 …………………………… 137
温清飲 …………………………… 99

え

越婢加朮湯 ……………………… 210

お

黄耆建中湯 ……………………… 133
黄芩湯 …………………………… 84
黄連解毒湯 ……………………… 78
黄連湯 …………………………… 50
乙字湯 …………………………… 252

か

葛根湯 …………………………… 16
葛根湯加川芎辛夷 ……………… 30
加味帰脾湯 ……………………… 181
加味逍遙散 ……………………… 164
甘麦大棗湯 ……………………… 170

き

桔梗湯 …………………………… 82

帰脾湯 …………………………… 181
芎帰膠艾湯 ……………………… 186

け

荊芥連翹湯 ……………………… 102
桂枝加黄耆湯 …………………… 256
桂枝加葛根湯 …………………… 31
桂枝加芍薬大黄湯 ……………… 70
桂枝加芍薬湯 …………………… 116
桂枝加朮附湯 …………………… 212
桂枝加竜骨牡蛎湯 ……………… 172
桂枝芍薬知母湯 ………………… 230
桂枝湯 …………………………… 20
桂枝人参湯 ……………………… 141
桂枝茯苓丸 ……………………… 196
啓脾湯 …………………………… 155
桂麻各半湯 ……………………… 28

こ

香蘇散 …………………………… 29
五虎湯 …………………………… 34
五積散 …………………………… 139
牛車腎気丸 ……………………… 142
呉茱萸湯 ………………………… 126
五淋散 …………………………… 105
五苓散 …………………………… 206

さ

柴陥湯 …………………………… 55
柴胡加竜骨牡蛎湯 ……………… 174
柴胡桂枝乾姜湯 ………………… 44
柴胡桂枝湯 ……………………… 42

263

柴胡清肝湯･････････････････････110
柴朴湯･････････････････････････54
柴苓湯･････････････････････････55
三黄瀉心湯･････････････････････98
酸棗仁湯･･････････････････････168
三物黄芩湯････････････････････107

し

滋陰降火湯････････････････････244
滋陰至宝湯････････････････････245
四逆散････････････････････････160
四君子湯･･････････････････････148
七物降下湯････････････････････190
四物湯････････････････････････188
炙甘草湯･･････････････････････176
芍薬甘草湯･････････････････････52
十全大補湯････････････････････178
十味敗毒湯･････････････････････92
潤腸湯･････････････････････････72
小建中湯･･････････････････････118
小柴胡湯･･････････････････････ 40
小柴胡湯加桔梗石膏････････････ 54
小青竜湯･･･････････････････････18
小半夏加茯苓湯････････････････218
消風散･････････････････････････96
升麻葛根湯･････････････････････32
辛夷清肺湯･････････････････････80
参蘇飲･････････････････････････32
神秘湯･････････････････････････57
真武湯････････････････････････130

せ

清上防風湯･････････････････････94
清暑益気湯････････････････････155
清心蓮子飲････････････････････103
清肺湯････････････････････････100
川芎茶調散･････････････････････33

そ

疎経活血湯････････････････････199

た

大黄甘草湯･････････････････････62
大黄牡丹皮湯･･････････････････248
大建中湯･･････････････････････120
大柴胡湯･･･････････････････････46
大承気湯･･･････････････････････66
大青竜湯･･･････････････････････26
大防風湯･･････････････････････238

ち

竹筎温胆湯･････････････････････56
治打撲一方････････････････････198
治頭瘡一方････････････････････111
調胃承気湯･････････････････････64
釣藤散････････････････････････167
猪苓湯･････････････････････････88
猪苓湯合四物湯････････････････106

つ

通導散････････････････････････198

と

- 桃核承気湯 …… 194
- 当帰飲子 …… 190
- 当帰建中湯 …… 132
- 当帰四逆加呉茱萸生姜湯 …… 124
- 当帰芍薬散 …… 192
- 当帰湯 …… 135

に

- 二朮湯 …… 236
- 二陳湯 …… 220
- 女神散 …… 166
- 人参湯 …… 122
- 人参養栄湯 …… 180

は

- 排膿散及湯 …… 250
- 麦門冬湯 …… 242
- 八味地黄丸 …… 128
- 半夏厚朴湯 …… 158
- 半夏瀉心湯 …… 48
- 半夏白朮天麻湯 …… 222

ひ

- 白虎加人参湯 …… 86

ふ

- 茯苓飲 …… 226

へ

- 平胃散 …… 225

ほ

- 防已黄耆湯 …… 234
- 防風通聖散 …… 72
- 補中益気湯 …… 152

ま

- 麻黄湯 …… 14
- 麻黄附子細辛湯 …… 22
- 麻杏甘石湯 …… 24
- 麻杏薏甘湯 …… 237
- 麻子仁丸 …… 68

も

- 木防已湯 …… 208

よ

- 薏苡仁湯 …… 232
- 抑肝散 …… 162
- 抑肝散加陳皮半夏 …… 166

り

- 六君子湯 …… 150
- 立効散 …… 254
- 竜胆瀉肝湯 …… 108
- 苓甘姜味辛夏仁湯 …… 228
- 苓姜朮甘湯 …… 214
- 苓桂朮甘湯 …… 216

ろ

- 六味丸 …… 240

著者略歴

森　由雄（もり　よしお）

1981年	横浜市立大学医学部卒業
1983年	横浜市立大学医学部内科学第2講座入局
1991年	森クリニック開業（横浜市金沢区）
2000年	医学博士（横浜市立大学）
2000年	東京大学大学院医学系研究科生体防御機能学講座診療医
2003年	横浜市立大学附属市民総合医療センター総合内科漢方外来担当医師
2007年	横浜市立大学医学部非常勤講師

著書

『症例から学ぶ傷寒論講義』（谷口書店），『漢方処方のしくみと服薬指導』（南山堂），『入門傷寒論』（南山堂），『入門金匱要略』（南山堂），『臨床医のための漢方診療ハンドブック』（日経メディカル開発），『初学者のための漢方入門』（源草社），『神農本草経解説』（源草社）

ひと目でわかる方剤学　　　　　　　　　　　©2014
定価（本体 3,200 円＋税）

2014年7月1日　1版1刷

著　者　　森　　由　雄
発行者　　株式会社　南山堂
　　　　　代表者　鈴木　肇

〒113-0034　東京都文京区湯島4丁目1-11
TEL　編集(03)5689-7850・営業(03)5689-7855
振替口座　00110-5-6338

ISBN 978-4-525-47491-1　　　　　Printed in Japan

本書を無断で複写複製することは，著作者および出版社の権利の侵害となります．

JCOPY　<(社)出版者著作権管理機構　委託出版物>
本書の無断複写は著作権法上での例外を除き禁じられています．複写される場合は，そのつど事前に，(社)出版者著作権管理機構（電話 03-3513-6969，FAX 03-3513-6979，e-mail: info@jcopy.or.jp）の許諾を得てください．

スキャン，デジタルデータ化などの複製行為を無断で行うことは，著作権法上での限られた例外（私的使用のための複製など）を除き禁じられています．業務目的での複製行為は使用範囲が内部的であっても違法となり，また私的使用のためであっても代行業者等の第三者に依頼して複製行為を行うことは違法となります．